国家卫生健康委员会"十四五"规划教材

全国高等中医药教育教材

供康复治疗学、针灸推拿学、中医学等专业用

神经定位诊断学

第 3 版

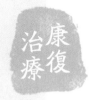

主　编　杨文明

副主编　王东岩　曲　淼　嵇　波　古　联

编　委　（按姓氏笔画排序）

马　萍（哈尔滨医科大学）　　　杨文明（安徽中医药大学）

王东岩（黑龙江中医药大学）　　张晓明（湖北中医药大学）

古　联（广西中医药大学）　　　高燕鲁（山东中医药大学）

石　磊（天津中医药大学）　　　黄　鹏（安徽中医药大学）

曲　淼（首都医科大学）　　　　嵇　波（北京中医药大学）

江名芳（内蒙古医科大学）　　　裘　涛（浙江中医药大学）

秘　书　黄　鹏（兼）

人民卫生出版社

·北　京·

图书在版编目（CIP）数据

神经定位诊断学/杨文明主编. —3 版. —北京：
人民卫生出版社，2024.4
ISBN 978-7-117-36217-7

Ⅰ.①神⋯ Ⅱ.①杨⋯ Ⅲ.①神经系统疾病-定位-
诊断学-高等学校-教材 Ⅳ.①R741.049

中国国家版本馆 CIP 数据核字（2024）第 077392 号

人卫智网	www.ipmph.com	医学教育、学术、考试、健康，
		购书智慧智能综合服务平台
人卫官网	www.pmph.com	人卫官方资讯发布平台

神经定位诊断学
Shenjing Dingwei Zhenduanxue
第 3 版

主　　编：杨文明
出版发行：人民卫生出版社（中继线 010-59780011）
地　　址：北京市朝阳区潘家园南里 19 号
邮　　编：100021
E - mail：pmph @ pmph.com
购书热线：010-59787592　010-59787584　010-65264830
印　　刷：天津市银博印刷集团有限公司
经　　销：新华书店
开　　本：850×1168　1/16　印张：12.5
字　　数：312 千字
版　　次：2012 年 6 月第 1 版　　2024 年 4 月第 3 版
印　　次：2024 年 5 月第 1 次印刷
标准书号：ISBN 978-7-117-36217-7
定　　价：65.00 元

打击盗版举报电话：010-59787491　E-mail：WQ @ pmph.com
质量问题联系电话：010-59787234　E-mail：zhiliang @ pmph.com
数字融合服务电话：4001118166　E-mail：zengzhi @ pmph.com

修 订 说 明

为了更好地贯彻落实党的二十大精神和《"十四五"中医药发展规划》《中医药振兴发展重大工程实施方案》及《教育部 国家卫生健康委 国家中医药管理局关于深化医教协同进一步推动中医药教育改革与高质量发展的实施意见》的要求,做好第四轮全国高等中医药教育教材建设工作,人民卫生出版社在教育部、国家卫生健康委员会、国家中医药管理局的领导下,在上一轮教材建设的基础上,组织和规划了全国高等中医药教育本科国家卫生健康委员会"十四五"规划教材的编写和修订工作。

党的二十大报告指出:"加强教材建设和管理""加快建设高质量教育体系"。为做好新一轮教材的出版工作,人民卫生出版社在教育部高等学校中医学类专业教学指导委员会、中药学类专业教学指导委员会、中西医结合类专业教学指导委员会和第三届全国高等中医药教育教材建设指导委员会的大力支持下,先后成立了第四届全国高等中医药教育教材建设指导委员会和相应的教材评审委员会,以指导和组织教材的遴选、评审和修订工作,确保教材编写质量。

根据"十四五"期间高等中医药教育教学改革和高等中医药人才培养目标,在上述工作的基础上,人民卫生出版社规划、确定了中医学、针灸推拿学、中医骨伤科学、中药学、中西医临床医学、护理学、康复治疗学7个专业155种规划教材。教材主编、副主编和编委的遴选按照公开、公平、公正的原则进行。在全国60余所高等院校4 500余位专家和学者申报的基础上,3 000余位申报者经教材建设指导委员会、教材评审委员会审定批准,被聘任为主编、副主编、编委。

本套教材的主要特色如下:

1. 立德树人,思政教育　教材以习近平新时代中国特色社会主义思想为引领,坚守"为党育人、为国育才"的初心和使命,坚持以文化人,以文载道,以德育人,以德为先。将立德树人深化到各学科、各领域,加强学生理想信念教育,厚植爱国主义情怀,把社会主义核心价值观融入教育教学全过程。根据不同专业人才培养特点和专业能力素质要求,科学合理地设计思政教育内容。教材中有机融入中医药文化元素和思想政治教育元素,形成专业课教学与思政理论教育、课程思政与专业思政紧密结合的教材建设格局。

2. 准确定位,联系实际　教材的深度和广度符合各专业教学大纲的要求和特定学制、特定对象、特定层次的培养目标,紧扣教学活动和知识结构。以解决目前各院校教材使用中的突出问题为出发点和落脚点,对人才培养体系、课程体系、教材体系进行充分调研和论证,使之更加符合教改实际、适应中医药人才培养要求和社会需求。

3. 夯实基础,整体优化　以科学严谨的治学态度,对教材体系进行科学设计、整体优化,体现中医药基本理论、基本知识、基本思维、基本技能;教材编写综合考虑学科的分化、交叉,既充分体现不同学科自身特点,又注意各学科之间有机衔接;确保理论体系完善,知识点结合完备,内容精练、完整,概念准确,切合教学实际。

4. 注重衔接,合理区分　严格界定本科教材与职业教育教材、研究生教材、毕业后教育教材的知识范畴,认真总结、详细讨论现阶段中医药本科各课程的知识和理论框架,使其在教材中得以凸

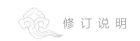

显,既要相互联系,又要在编写思路、框架设计、内容取舍等方面有一定的区分度。

5. **体现传承,突出特色** 本套教材是培养复合型、创新型中医药人才的重要工具,是中医药文明传承的重要载体。传统的中医药文化是国家软实力的重要体现。因此,教材必须遵循中医药传承发展规律,既要反映原汁原味的中医药知识,培养学生的中医思维,又要使学生中西医学融会贯通;既要传承经典,又要创新发挥,体现新版教材"传承精华、守正创新"的特点。

6. **与时俱进,纸数融合** 本套教材新增中医抗疫知识,培养学生的探索精神、创新精神,强化中医药防疫人才培养。同时,教材编写充分体现与时代融合、与现代科技融合、与现代医学融合的特色和理念,将移动互联、网络增值、慕课、翻转课堂等新的教学理念和教学技术、学习方式融入教材建设之中。书中设有随文二维码,通过扫码,学生可对教材的数字增值服务内容进行自主学习。

7. **创新形式,提高效用** 教材在形式上仍将传承上版模块化编写的设计思路,图文并茂、版式精美;内容方面注重提高效用,同时应用问题导入、案例教学、探究教学等教材编写理念,以提高学生的学习兴趣和学习效果。

8. **突出实用,注重技能** 增设技能教材、实验实训内容及相关栏目,适当增加实践教学学时数,增强学生综合运用所学知识的能力和动手能力,体现医学生早临床、多临床、反复临床的特点,使学生好学、临床好用、教师好教。

9. **立足精品,树立标准** 始终坚持具有中国特色的教材建设机制和模式,编委会精心编写,出版社精心审校,全程全员坚持质量控制体系,把打造精品教材作为崇高的历史使命,严把各个环节质量关,力保教材的精品属性,使精品和金课互相促进,通过教材建设推动和深化高等中医药教育教学改革,力争打造国内外高等中医药教育标准化教材。

10. **三点兼顾,有机结合** 以基本知识点作为主体内容,适度增加新进展、新技术、新方法,并与相关部门制定的职业技能鉴定规范和国家执业医师(药师)资格考试有效衔接,使知识点、创新点、执业点三点结合;紧密联系临床和科研实际情况,避免理论与实践脱节、教学与临床脱节。

本轮教材的修订编写,教育部、国家卫生健康委员会、国家中医药管理局有关领导和教育部高等学校中医学类专业教学指导委员会、中药学类专业教学指导委员会、中西医结合类专业教学指导委员会等相关专家给予了大力支持和指导,得到了全国各医药卫生院校和部分医院、科研机构领导、专家和教师的积极支持和参与,在此,对有关单位和个人表示衷心的感谢!为了保持教材内容的先进性,在本版教材使用过程中,我们力争做到教材纸质版内容不断勘误,数字内容与时俱进,实时更新。希望各院校在教学使用中,以及在探索课程体系、课程标准和教材建设与改革的进程中,及时提出宝贵意见或建议,以便不断修订和完善,为下一轮教材的修订工作奠定坚实的基础。

人民卫生出版社

2023 年 3 月

前　言

　　神经科学有着不同于其他学科的特征,症状的多样性、疾病的复杂性都对临床的诊断和治疗提出了更高的要求。神经定位诊断能力是神经科医师的基本功,也是神经科临床思维的重要组成部分,在临床诊疗工作中占有重要地位。神经定位诊断学作为医学临床与基础的桥梁课程,融合神经解剖、神经生理、诊断等多学科知识,是康复治疗学、针灸推拿学、中医学专业本科生必修的基础课。为进一步深化高等中医药教育教学改革,更好地帮助学生熟悉和掌握神经系统病变的定位诊断,提高临床诊断的准确性,更好地制订和实施治疗计划和康复方案,人民卫生出版社启动了《神经定位诊断学》(第3版)的修订工作。

　　本教材延续了上版教材的编写思路、主要内容和编写结构。先叙述绪论、神经系统疾病的常见症状、神经定位诊断的方法和步骤,再阐述运动系统、感觉系统和反射的定位诊断、中枢神经系统病变的定位诊断、脑(脊髓)血管病变的定位诊断和周围神经系统病变的定位诊断等。每章设有学习目标、学习小结和复习思考题,各章节根据需要设有知识链接、拓展阅读、病案分析等模块,以便于学生学习。另外,为加强学生理想信念教育,厚植爱国主义情怀,本教材深入挖掘教学中的思政元素,并将其有机融入教材当中,以推动课程思政建设、落实立德树人职责。

　　《神经定位诊断学》(第3版)参照了国内外神经定位诊断的相关著作,根据最新进展,及时更新、补充了相关章节的知识内容。同时,每章新增"扫一扫 测一测"习题,以便于学生课后巩固,提高学习效果。

　　本书第一章、第二章由杨文明、黄鹏编写,第三章由石磊和曲淼编写,第四章由嵇波编写,第五章由王东岩、马萍、江名芳编写,第六章由裘涛编写,第七章由古联、高燕鲁、张晓明编写。各位编委精心编撰、认真负责,顺利完成了编写任务。同时,教材编写得到了人民卫生出版社、安徽中医药大学及各兄弟院校的大力支持,在此,一并表示诚挚的谢意!

　　尽管编者已竭尽全力,力求精益求精,但由于时间仓促,不妥和疏漏之处实属难免,殷切希望广大师生提出宝贵意见和建议,以便再版时修正。

编者

2023 年 3 月

◇◇◇ 目　　录 ◇◇◇

第一章　绪论 ……………………………………………………………………………… 1

第一节　神经系统疾病的诊断方法 ……………………………………………… 1

第二节　神经定位诊断的意义 …………………………………………………… 2

第三节　神经定位诊断的思路和要求 …………………………………………… 3

第二章　神经系统疾病的常见症状 ……………………………………………………… 6

第一节　意识障碍 ………………………………………………………………… 6

第二节　认知障碍 ………………………………………………………………… 8

第三节　失语和构音障碍 ………………………………………………………… 9

一、失语 ……………………………………………………………………… 9

二、构音障碍 ……………………………………………………………… 11

第四节　失用和失认 …………………………………………………………… 12

一、失用 …………………………………………………………………… 12

二、失认 …………………………………………………………………… 13

第五节　视野缺损和复视 ……………………………………………………… 14

一、视野缺损 ……………………………………………………………… 14

二、复视 …………………………………………………………………… 15

第六节　面瘫 …………………………………………………………………… 16

第七节　听觉障碍和眩晕 ……………………………………………………… 17

一、听觉障碍 ……………………………………………………………… 17

二、眩晕 …………………………………………………………………… 18

第八节　吞咽困难 ……………………………………………………………… 19

第九节　肢体瘫痪 ……………………………………………………………… 20

第十节　感觉障碍 ……………………………………………………………… 21

第十一节　共济失调 …………………………………………………………… 24

第十二节　步态异常 …………………………………………………………… 25

第十三节　不自主运动 ………………………………………………………… 27

第三章　神经定位诊断的方法和步骤 ………………………………………………… 30

第一节　神经系统疾病病史采集 ……………………………………………… 30

一、病史采集内容 ………………………………………………………… 30

二、神经系统疾病常见症状的问诊要点 ··· 31

第二节　神经系统体格检查 ·· 33
　　一、颅骨及脊柱的检查 ·· 33
　　二、脑神经的检查 ·· 34
　　三、运动系统的检查 ·· 39
　　四、感觉系统的检查 ·· 43
　　五、反射的检查 ·· 44
　　六、脑膜刺激征的检查 ·· 48
　　七、自主神经系统的检查 ·· 49
　　八、失语、失认、失用症的检查 ·· 49
　　九、吞咽困难的检查 ·· 51
　　十、意识障碍的检查 ·· 52
　　十一、认知障碍的检查 ·· 52
　　十二、昏迷患者的神经系统检查 ·· 54

第三节　神经系统疾病的辅助检查 ·· 56
　　一、神经系统影像学检查 ·· 56
　　二、神经系统电生理检查 ·· 58
　　三、多普勒超声检查 ·· 60
　　四、脑脊液检查 ·· 61

第四章　运动系统、感觉系统和反射的定位诊断 ·· 64
第一节　运动系统病变的定位诊断 ·· 64
　　一、运动系统的解剖和生理 ·· 64
　　二、运动系统病变的定位诊断 ·· 67
第二节　感觉系统病变的定位诊断 ·· 70
　　一、感觉系统的解剖和生理 ·· 70
　　二、感觉系统病变的定位诊断 ·· 74
第三节　反射异常的定位诊断 ·· 75
　　一、反射的解剖和生理 ·· 75
　　二、反射异常的定位诊断 ·· 78

第五章　中枢神经系统病变的定位诊断 ·· 81
第一节　大脑半球病变的定位诊断 ·· 81
　　一、大脑半球的解剖和生理 ·· 81
　　二、额叶病变的定位诊断 ·· 87
　　三、顶叶病变的定位诊断 ·· 88
　　四、颞叶病变的定位诊断 ·· 89
　　五、枕叶病变的定位诊断 ·· 90
　　六、岛叶病变的定位诊断 ·· 91
　　七、基底节病变的定位诊断 ·· 91

八、内囊病变的定位诊断 ·· 91

九、边缘系统病变的定位诊断 ·· 92

第二节　间脑病变的定位诊断 ··· 93

一、间脑的解剖和生理 ·· 93

二、间脑病变的定位诊断 ·· 95

第三节　小脑病变的定位诊断 ··· 97

一、小脑的解剖和生理 ·· 97

二、小脑病变的定位诊断 ·· 98

第四节　脑干病变的定位诊断 ··· 99

一、脑干的解剖和生理 ·· 99

二、脑干病变的定位诊断 ·· 105

第五节　脊髓病变的定位诊断 ··· 109

一、脊髓的解剖和生理 ·· 109

二、脊髓病变的定位诊断 ·· 112

第六节　脑室系统病变的定位诊断 ··· 120

一、脑室系统的解剖和生理 ·· 120

二、脑室系统病变的定位诊断 ·· 122

第七节　脑(脊)膜病变的定位诊断 ··· 123

一、脑(脊)膜的解剖和生理 ·· 123

二、脑(脊)膜病变的定位诊断 ·· 124

第六章　脑（脊髓）血管病变的定位诊断 ·· 126

第一节　脑血管病变的定位诊断 ··· 126

一、脑血管的解剖和生理 ·· 126

二、脑血管病变的定位诊断 ·· 134

第二节　脊髓血管病变的定位诊断 ··· 139

一、脊髓血管的解剖和生理 ·· 139

二、脊髓血管病变的定位诊断 ·· 140

第七章　周围神经系统病变的定位诊断 ·· 142

第一节　脑神经病变的定位诊断 ··· 142

一、嗅神经病变的定位诊断 ·· 144

二、视神经病变的定位诊断 ·· 145

三、动眼神经、滑车神经和展神经病变的定位诊断 ···································· 147

四、三叉神经病变的定位诊断 ·· 151

五、面神经病变的定位诊断 ·· 153

六、前庭蜗(位听)神经病变的定位诊断 ·· 155

七、舌咽神经病变的定位诊断 ·· 158

八、迷走神经病变的定位诊断 ·· 160

九、副神经病变的定位诊断 ·· 161

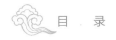

十、舌下神经病变的定位诊断 …………………………………………………………… 162

第二节　脊神经病变的定位诊断 …………………………………………………………… 163

一、颈丛病变的定位诊断 ……………………………………………………………… 164

二、臂丛病变的定位诊断 ……………………………………………………………… 165

三、胸神经病变的定位诊断 …………………………………………………………… 168

四、腰丛病变的定位诊断 ……………………………………………………………… 169

五、骶丛病变的定位诊断 ……………………………………………………………… 170

六、尾丛病变的定位诊断 ……………………………………………………………… 172

第三节　自主神经病变的定位诊断 ………………………………………………………… 172

一、自主神经的解剖和生理 …………………………………………………………… 173

二、自主神经病变的定位诊断 ………………………………………………………… 176

中英文名词对照索引 ……………………………………………………………………… 182

主要参考书目 ……………………………………………………………………………… 187

第一章

绪 论

> 📝 **学习目标**
>
> 掌握定位诊断的概念、神经系统疾病症状分类;神经定位诊断的思路和要求。
>
> 熟悉神经定位诊断的意义。

神经定位诊断学是一门研究神经系统疾病病变部位诊断的学科,涉及神经定位诊断的基本理论、基本知识、基本技能和诊断思维,是基于神经解剖学和神经生理学,与临床诊断学密切关联的课程,也是一门从基础到临床的桥梁课。

第一节 神经系统疾病的诊断方法

神经系统是人体最精细、结构和功能最复杂的系统。按解剖结构分为中枢神经系统(脑、脊髓)和周围神经系统(第 3~12 对脑神经、脊神经),前者主管分析、综合体内外环境传来的信息,并使机体作出适当反应;后者主管传递神经冲动。按功能分为躯体神经系统和自主神经系统,前者调整人体适应外界环境变化,后者稳定内环境。神经系统组成的神经网络调节机体的运动功能、感觉功能和自主神经活动,并参与意识、情感、学习、记忆、综合等高级神经活动,是人体极其复杂的生物学机器的调控中心。

神经系统疾病指脑、脊髓、周围神经由于各种原因所引起的疾病。神经系统疾病的诊断包括定位诊断和定性诊断。定位诊断是解剖诊断,主要根据神经系统受损的病史、症状和体征来推断受损的部位,辅助检查可以证实或帮助准确定位。因此,要准确做出定位诊断,我们不仅需要理解神经系统解剖、生理和病理,还需要掌握这些结构病损后的症状。定性诊断是疾病性质和病因诊断,除根据神经系统受损的病史、症状和体征外,常常需要辅助检查,有时需要病理学检查才能确定。

在神经系统疾病的病史中,发病方式可以为诊断提供重要线索。一般来说,急性起病(几分钟至 1 小时)提示血管病变;亚急性起病(几小时至几天)提示炎症;慢性起病如几周至几个月与肿瘤有关,几个月至几年与变性疾病有关。代谢性疾病、中毒性疾病的起病方式可以是急性、亚急性或慢性。

神经系统疾病的症状和体征是诊断的重要依据。按发病机制,神经系统疾病的症状可分为四类,即缺损症状、刺激症状、释放症状、休克症状。

1. **缺损症状** 指神经组织受损时,其正常功能减弱或丧失。如一侧内囊病变,导致对侧肢体偏瘫、偏身感觉障碍和偏盲。

2. 刺激症状　指神经组织受刺激后，产生过度兴奋表现。如大脑皮质运动区受刺激后产生局灶性起源的对侧运动症状起病的癫痫发作。

3. 释放症状　指高级中枢受损后，原来受其制约的低级中枢因抑制解除而出现功能亢进。如上运动神经元损伤后瘫痪肢体表现为肌张力增高、腱反射亢进、病理征阳性。

4. 休克症状　指中枢神经系统局部的急性严重病变，引起功能上与其密切相关的远隔部位神经功能短暂缺失。如内囊急性出血，引起病灶对侧偏瘫肢体肌张力降低、腱反射消失（脑休克）；脊髓急性病变时，损害平面以下弛缓性瘫痪（脊髓休克）。休克期过后，受损部位逐渐出现释放症状和缺损症状。

神经系统疾病的症状和体征主要包括：意识障碍、认知障碍、言语障碍、失用和失认、视觉障碍、听觉障碍、吞咽困难、运动障碍、感觉障碍、尿便障碍等。这些症状和体征可以提示神经系统病变的部位和性质。

辅助检查是诊断的重要手段，如脑脊液检查、血液生化、基因检测、心电图和心脏超声等辅助检查，主要是"定性"检查；神经影像学、神经电生理和多普勒超声等辅助检查，既是"定位"检查，又是"定性"检查。

神经系统疾病的诊断以神经解剖学、神经生理学和诊断学为基础，详细系统的问诊、认真正确的体格检查、恰当的辅助检查，是获得有价值病史、症状、体征和检查结果的关键。面对不同的患者主诉，神经系统疾病的诊断通常经历三个过程：①通过问诊，获得病史，明晰症状，形成粗略的诊断印象，指导体检的侧重点；②通过体检，特别是重点关注的体征，结合病史和症状，形成临床诊断，指导进一步的辅助检查；③通过辅助检查，结合病史、症状和体征，给出明确的诊断。

第二节　神经定位诊断的意义

神经系统疾病的诊断包括定位诊断和定性诊断。临床上的诊断思路为先确定疾病的病位（定位诊断），再确定疾病的性质和病因（定性诊断），表明定位诊断在临床工作中的重要性和意义。

1. 定位诊断　可以指导进一步的辅助检查。随着现代科学的发展，新的检查方法和检查项目层出不穷。选择什么样的辅助检查，检查什么部位，才是针对性的、合理有效率的，并有可能尽早尽快发现问题，这主要取决于临床上的定位诊断。例如，以步态异常为主诉的患者，其病变部位可以在小脑、大脑，也可以在脊髓、周围神经或肌肉。通过临床上初步定位诊断，可以选择合适的影像学检查或神经电生理检查，以明确疾病的定位和定性。

2. 定位诊断　有利于定性诊断。神经系统某些部位的病变有常见的病因，一旦明确定位诊断，常常能对疾病的性质具有基本认识。如以四肢麻木为主诉的患者，有糖尿病病史，体检发现有末梢型感觉障碍，定位在周围神经，基本上可推断是糖尿病性周围神经病变。

3. 定位诊断　有利于治疗的选择。特别是对于一些疾病涉及是否需要外科干预的问题，定位诊断的正确性尤显重要。

4. 定位诊断　有助于预后的判定，如吞咽困难，病变定位在上运动神经元一般较定位在下运动神经元症状轻、预后好。

5. 定位诊断　是减少误诊、漏诊的必然要求。如果只关注患者的主诉和某一辅助检查,而不仔细分析症状、体征、辅助检查与拟定病灶的责任关系(即定位),就很可能给出错误检查,作出错误诊断。

♡ 思政元素

察其所痛,针对病除

国医大师孙申田教授,年逾耄耋,每日仍坚持出诊。对于每一位前来就诊的患者,孙教授总是亲自详细询问患者的病情,望闻问切四诊合参之后,便拿出一枚已经磨得发亮的叩诊锤对患者进行细致的体格检查。一边查体,一边把具有诊断意义的阳性体征告诉学生,让学生详细记录下来。之后与学生展开讨论,并行针灸治疗。孙教授常教导学生:察其所痛,方能针对病除。

《灵枢·百病始生》云:"察其所痛,以知其应……是谓至治。"就是在告诉后世医家,应仔细对患者进行查体,以便作出准确判断。孙教授出诊六十余年如一日,身体力行,践行《黄帝内经》的教诲。但如今,随着现代医学的发展,检查、检验手段日益丰富,年轻医生在临床上有时过度依赖现代化的检查、检验结果,而忽略了患者的体格检查。而体格检查是每一位医生的基本功,只有现代医学的检查手段结合有效的体格检查,才能更加精准地对疾病做出诊断,以便进行更加有效的治疗。

第三节　神经定位诊断的思路和要求

神经系统疾病的症状复杂多样,表现在:①不同部位病变所表现的症状不同,如额叶病变表现为人格改变、单瘫、排尿障碍、运动性失语等,顶叶病变表现为感觉障碍、体象障碍、失用、视野缺损等;②同一症状也可以由不同部位病变所致,如肢体瘫痪可以是脑部病变所致,也可以是脊髓或周围神经病变所致。如果病变同时累及几个部位,临床症状就会相互重叠,给定位诊断分析带来困难。

针对复杂多样的症状,明晰神经定位诊断的思路和要求,对于提高诊断的正确性非常重要。神经定位诊断的思路和基本要求如下:

1. 重视首发症状　患者的首发症状常具有定位价值,可提示病变的主要部位。如脊髓病变患者早期出现的根性痛,可提示脊髓病变的部位;右侧肢体无力,常提示病变部位在左侧脑(大脑半球或脑干)或右侧颈髓。

2. 明确体征　通过神经系统体格检查,包括脑神经检查、运动系统的检查、感觉系统的检查、反射的检查、脑膜刺激征的检查、意识障碍的检查、认知障碍的检查等,明确神经系统疾病的体征。如以右侧肢体无力为主诉的患者,通过体格检查明确:左眼外展受限,左侧额纹浅,左眼睑裂增大、不能闭合,左侧露齿不能,右侧肢体的肌力减退、肌张力增高、腱反射活跃、病理征阳性,右侧肢体的痛温觉、振动觉及关节位置觉减退。

3. 确认病损范围　根据临床体征,归纳病损范围累及运动系统、感觉系统、脑神经还是高级皮质功能等,或兼而有之。例如上述患者,其体征可以归纳为脑神经(展神经和面神经)受损、运动系统(上运动神经元)障碍和感觉系统(浅感觉和深感觉)障碍。

在分析体征时应注意假定位体征,如颅内压增高时出现的一侧或两侧展神经麻痹,不具有定位意义;患者可能存在的先天性异常体征,也不具有定位意义;患者既往患病遗留的异常体征,对本次发病也不具有定位意义。

4. 分析病变部位类型　神经系统疾病的病变部位可分为:①局灶性病变:指神经系统某一部分的组织结构受损,如面神经炎、局限于内囊的脑梗死;②多灶性病变:指病变分布在两个或两个以上的部位,如多发性硬化,病变可涉及脑、脊髓、视神经;③弥漫性病变:指病变广泛侵犯中枢和/或周围神经系统、肌肉,如病毒性脑炎、中毒及代谢性脑病等;④系统性病变:指传导束的选择性受损,如主管随意运动的锥体束、主管共济运动的脊髓小脑束、传导痛温觉的脊髓丘脑束、传导深感觉的后索等受损。

在分析病变部位类型时,首先考虑局限性病变,如果局限性病变不能解释患者神经系统的全部症状和体征,再考虑多灶性病变、弥散性病变或系统性病变。

例如前述患者,病损累及脑神经、运动系统和感觉系统,脑干的局限性病变可以解释这些病损,因而考虑其病变类型属于局限性病变。

5. 确定病变部位　根据病损范围,结合病变部位分类,分析病变位于神经系统解剖的哪个(哪几个)水平:颅内、脊髓或周围神经,以及在这些水平累及哪些神经结构。

对于颅内病变,分析病变在脑膜还是脑实质。如定位脑膜,要考虑病变在硬膜内,还是在硬膜外、蛛网膜或软膜。如定位脑实质,要判断病变在左侧还是右侧;在小脑幕上(大脑半球、间脑),还是小脑幕下(小脑、脑干)。如定位在大脑半球,要判断在灰质还是白质,哪一个脑叶。如定位在脑干,要判断在中脑,还是脑桥或延髓,并进一步分析是否累及锥体束、脊髓丘脑束、内侧丘系、脊髓小脑束等。

对于脊髓病变,应分析病灶的上界、下界,硬膜内或外,髓内或髓外,以及髓内的神经结构如锥体束、脊髓丘脑束、后索、前角等。

对于周围神经病变,应分析病变是神经根、神经丛,还是神经干;是多发性神经损伤,还是多数单神经或单一神经损伤。

例如上述患者,根据病损范围以及局限性病变类型,其病变部位定位于颅内→脑实质→脑干→左侧脑桥,累及展神经、面神经、锥体束、脊髓丘脑束和内侧丘系。

6. 选择恰当的辅助检查　辅助检查对神经定位诊断是必要的,临床上可能遇到一些无症状疾病,通过辅助检查才得以发现。如无症状性脑梗死是通过 CT 或 MRI 检查才能发现的。对于一些有临床症状,但检查未发现神经系统阳性体征的患者,尤其注意选择恰当的辅助检查,如仅有头痛或仅有耳鸣的患者,头颅 MRI 检查有时会发现占位病变等。

神经定位诊断是神经疾病诊断的重要环节。了解神经定位诊断的思路和要求,熟悉神经系统疾病常见症状,掌握不同神经部位的解剖特点和神经生理、受累后的症状和体征,扎实运用神经系统体格检查技能,了解和选择适合的辅助检查,是保证神经定位诊断正确性的前提,对于神经定位诊断非常重要。

学习小结

1. 学习内容

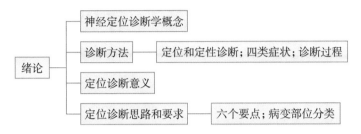

2. 学习方法

本章学习在于理解神经定位诊断的思维贯穿于症状→体征→辅助检查整个诊断过程中。

（杨文明）

复习思考题

1. 什么是定位诊断、定性诊断？

2. 试述神经系统疾病的症状分类。

3. 什么是神经系统疾病的局灶性、多灶性、弥漫性、系统性病变？

ER-1-2

扫一扫
测一测

ER-2-1

第二章
PPT课件

◆◆◆ 第二章 ◆◆◆

神经系统疾病的常见症状

> **✎ 学习目标**
>
> 掌握各种常见症状的定义、临床表现和定位诊断思路。
> 熟悉各种常见症状的解剖和生理基础。

神经系统不同部位的病变会产生不同的症状,症状是患者就诊的主要原因。准确辨识症状可以判定病变的可能部位,是神经定位诊断的重要依据。本章介绍神经系统疾病中常见的,并且在康复、针灸推拿、骨伤等临床工作中常见的症状,包括意识障碍、认知障碍、失语和构音障碍、失用和失认、视野缺损和复视、面瘫、听觉障碍和眩晕、吞咽困难、肢体瘫痪、感觉障碍、共济失调、步态异常和不自主运动。

第一节 意 识 障 碍

意识(consciousness)是中枢神经系统对内、外环境刺激作出应答反应的能力,这种应答能力的减退或消失就是不同程度的意识障碍(disturbance of consciousness)。意识障碍包括意识水平(大脑觉醒程度)受损和意识内容(认知功能)受损,但通常指意识水平受损。本节意识障碍仅讨论意识水平障碍。

(一)解剖和生理基础

脑桥中部以上的脑干上行网状激活系统、丘脑弥散投射系统和大脑皮质是维持正常意识水平的主要神经结构。临床上,延髓和脑桥尾端(三叉神经以下)的病损并不引起昏迷,脑桥首端至中脑尾端的病损可引起昏迷,中脑首端和丘脑的病损常引起深昏迷,双侧大脑皮质广泛性病损引起昏迷,一侧大脑皮质病损不直接导致昏迷,当压迫对侧大脑半球或压迫丘脑、脑干时可引起昏迷。

(二)临床表现

意识障碍以觉醒障碍为特点,根据觉醒程度,表现为嗜睡、昏睡和昏迷。此外,临床上尚见一些特殊类型意识障碍。

1. 嗜睡(somnolence) 最轻的意识障碍,患者处于睡眠状态,可被唤醒,能正确回答,定向力基本正常,配合检查。

2. 昏睡(sopor) 较重的意识障碍,患者处于熟睡状态,可被大声言语或较重疼痛刺激唤醒,模糊回答,旋即熟睡,不能配合检查。

笔记栏

3. 昏迷(coma) 严重的意识障碍,患者处于病理睡眠状态,不能被唤醒,缺乏觉醒-睡眠周期。按严重程度,昏迷可分为浅昏迷、中昏迷、深昏迷,不同程度昏迷的特点和鉴别要点见表2-1。

表2-1 不同程度昏迷的特点和鉴别要点

昏迷程度	唤醒反应	对疼痛反应	无意识自发动作	瞳孔对光反应	腱反射	生命体征
浅昏迷	−	+	可有	+	+	尚稳定
中昏迷	−	重刺激可有	极少	迟钝	−	轻度变化
深昏迷	−	−	−	−	−	显著变化

4. 特殊类型意识障碍

(1) 以意识内容改变为主的意识障碍

1) 意识模糊(confusion):表现为思睡,对外界刺激有反应,但低于正常水平;情感淡漠,定向力障碍,注意力减退,言语不连贯,随意运动减少。

2) 谵妄(delirium):较意识模糊严重,是一种急性、短暂性脑高级功能障碍。表现为意识水平下降,对外界刺激反应低下,睡眠-觉醒周期紊乱;同时有定向力、注意力、记忆力、自知力的障碍;常有丰富的错觉和幻觉,形象生动逼真的错幻觉可引起恐惧、外逃、伤人行为。病情常有波动,夜间加重,白天减轻,常持续数小时或数天。

(2) 微意识状态(minimally conscious state):严重的意识障碍,觉醒度明显降低,意识内容受到严重损害,仅存在有限而肯定的对自身和外界刺激的认知。患者有意识的行为活动间断而不连续,但具有可重复性,或者能维持足够长的时间以区别于原始反射性活动,表现在:①执行简单指令;②用姿势或语言表达是或否(无论是否正确);③表达可理解的言语;④发生有目的的行为,包括偶尔发生的对应于环境刺激的、非反射性的运动或情感活动。

(3) 醒状昏迷(coma vigil):严重的意识障碍,包括去皮质综合征和无动性缄默症。

1) 去皮质综合征(decorticate syndrome):患者双侧大脑皮质广泛损害,而皮质下功能仍保存。能无意识睁眼、闭眼或转动眼球,存在觉醒-睡眠周期,貌似清醒,但对外界刺激无意识反应;瞳孔对光反应和角膜反射,甚至咀嚼、吞咽、防御反射存在,但无言语及有目的动作;四肢肌张力增高,呈去皮质强直(上肢屈曲、下肢伸直),常有病理征。

2) 无动性缄默症(akinetic mutism):患者大脑半球及传出通路无病变,丘脑或脑干上行网状激活系统病变。能无意识睁眼、闭眼或转动眼球,存在觉醒-睡眠周期,貌似清醒,但对外界刺激无意识反应;无言语,四肢不能活动;肌张力降低,呈不典型去大脑强直(四肢伸直),无病理征。

(4) 植物状态(vegetative state):严重的意识障碍,患者大脑半球严重受损而脑干功能相对保留。对自身和外界的认知功能完全丧失,有自发和反射性睁眼,存在觉醒-睡眠周期,但呼之不应,不能与外界交流;有姿势反射,吮吸、咀嚼和吞咽等原始反射,对视觉或听觉刺激有反射性惊觉,能短暂注视或循声,对痛刺激有回避动作,可反射性哭笑,但无情感、无语言交流及有目的动作。

持续性植物状态(persistent vegetative state)指颅脑外伤后植物状态持续12个月以上,非外伤性病因导致植物状态持续3个月以上。

(5) 脑死亡(brain death):指全脑功能不可逆丧失,其判定标准如下。

1）判定先决条件：①昏迷原因明确；②排除各种原因的可逆性昏迷。

2）临床判定标准：①深昏迷；②脑干反射消失（瞳孔对光反射、角膜反射、头眼反射、前庭眼反射、咳嗽反射）；③无自主呼吸：依赖呼吸机维持通气，自主呼吸激发试验证实无自主呼吸。以上三项临床判定标准必须全部符合。

3）确认试验标准：①脑电图显示电静息；②短潜伏期体感诱发电位（short-latency somatosensory evoked potential，SLSEP）：正中神经 SLSEP 显示双侧 N9 和/或 N13 存在，P14、N18 和 N20 消失；③经颅多普勒超声显示颅内前循环和后循环血流呈振荡波、尖小收缩波或血流信号消失。以上三项确认试验至少符合两项。

现代医学观点认为一旦发生脑死亡，即意味着生命的终止。

（三）定位诊断思路

昏迷的定位诊断需结合神经系统定位体征（瞳孔变化、眼球活动、呼吸形式、运动功能、反射、病理征等），以及有无颅内压增高、脑膜刺激征等临床资料。定位诊断思路如下：

1. 分析引起昏迷的脑部病变累及脑干、丘脑，还是大脑皮质。

2. 如果累及脑干、丘脑，分析脑干、丘脑受累是原发病变还是继发损害。

3. 如果累及大脑皮质，分析是双侧大脑病变所致，还是一侧大脑病变继发脑疝压迫对侧大脑所致。

4. 如果是双侧大脑广泛性病变，分析是发生于脑部的疾病所致，还是脑部以外的疾病所致。

第二节　认 知 障 碍

认知（cognition）是指人脑接受外界信息，经过加工处理，转换成内在的心理活动，从而获取知识或应用知识的过程。认知包括定向力、记忆力、语言能力、注意力、知觉（视、听、感知）、计算力、应用能力和执行能力等。认知障碍（cognitive disorder）是各种原因所致脑功能障碍而引起上述一项或几项认知功能受损的临床综合征，其严重程度从轻度认知障碍到痴呆，可伴有人格、情感、精神和行为的异常，并可导致日常生活能力、社会交往和工作能力减退。

（一）解剖和生理基础

认知的结构基础主要是大脑皮质。额叶与语言表达、书写、记忆力、注意力、计算力、思维、判断、执行等复杂的智力活动以及人格、情感有关；顶叶与阅读、运用、触觉认识等有关；颞叶与语言理解、记忆、情感、听觉认识等有关；枕叶与视觉认识等有关。此外，丘脑与记忆、情感有关，边缘叶与记忆、情绪、行为等有关。

（二）临床表现

认知障碍分为先天性认知障碍和获得性认知障碍两种。①先天性认知障碍：指认知功能从未发展到相当水平，如精神发育迟滞；②获得性认知障碍：指认知功能达到相当水平之后再出现减退，往往隐匿起病，进行性发展，也可以是急性发病。痴呆是最常见的获得性认知障碍，常隐匿起病、进行性加重。

认知障碍按照病情严重程度，可分为轻度认知障碍和痴呆。

1. 轻度认知障碍（mild cognitive impairment）　是介于正常衰老和痴呆之间的一种状态，

与年龄和教育程度匹配的正常老人相比,患者存在轻度认知功能减退,日常能力没有明显影响。

患者有轻度认知功能减退,依据大脑受损部位的不同,可以累及记忆、执行、注意、语言、视空间功能等一项或几项,表现为相应的临床症状。

轻度认知障碍的分类方法主要有两种:

一种以记忆功能受损为主进行分类,分为:①遗忘型轻度认知障碍:患者表现为记忆力损害。根据受累的认知领域数量,又可分为单纯记忆损害型和多认知领域损害型。②非遗忘型轻度认知障碍:患者表现为记忆力以外的认知领域损害,记忆功能保留。也可以进一步分为非记忆单一认知领域损害型和非记忆多认知领域损害型。

另一种以执行功能受损为主进行分类,分为:①执行型轻度认知障碍:患者表现为执行力损害。根据受累的认知领域数量,又可分为单纯执行力损害型和多认知领域损害型。②非执行型轻度认知障碍:患者表现为执行力以外的认知领域损害,执行功能保留。也可以进一步分为非执行单一认知领域损害型和非执行多认知领域损害型。

2. 痴呆(dementia) 是获得性和进行性的智能障碍综合征,与轻度认知障碍相比,患者有两种或两种以上的认知障碍,可伴人格、情感、精神和行为的异常,并导致患者日常生活能力、社会交往和工作能力明显减退。

痴呆患者临床表现为:①记忆障碍:起初为近期记忆减退,以后发展为远期记忆障碍,严重的记忆障碍可造成定向力障碍。②其他认知障碍:起初表现为学习和掌握新知识能力减退;随着病情发展,已掌握的知识和技能亦减退;再后来,出现时间、地点、人物定向障碍,言语障碍;最后出现一般常识性认知困难。③人格改变,伴有情感、精神和行为的异常:多数患者表现为原有性格特点的病态演变,如开朗者趋向浮夸,谨慎者趋向退缩;少数患者呈现与原有性格相反的个性。情感以轻度抑郁较多见,也可表现为情绪高涨、易受激惹,并可有幻听等精神症状和怪异行为。④社会角色退化:日常生活能力、社会交往和工作能力减退。

痴呆按病因可分为以下几种。①变性病性痴呆:包括阿尔茨海默病、额颞叶痴呆、路易体痴呆、帕金森病痴呆等。②非变性病性痴呆:包括血管性痴呆、正常颅压脑积水、脑外伤性痴呆、感染性疾病所致痴呆、脑肿瘤和占位病变所致痴呆、代谢与中毒所致痴呆等。

（三）定位诊断思路

认知障碍的定位诊断需结合认知功能测试和神经系统体征,明确:①是全面的认知功能障碍,还是斑片状认知功能障碍(一个或某几个认知功能障碍);②是否伴有局灶性神经定位体征。定位诊断思路如下:

1. 分析导致认知障碍的脑部病变,是局限性病变,还是弥漫性病变所致。

2. 如果是脑局限性病变,分析病变的部位是额叶、顶叶、颞叶、枕叶,还是丘脑等。

3. 如果是脑弥漫性病变,分析是发生于脑部的疾病所致,还是脑部以外的疾病所致。

第三节　失语和构音障碍

一、失语

失语(aphasia)是指脑部病变导致的语言交流能力障碍,包括理解、形成和表达语言(口语、文字等)的能力减退或丧失,但并不是由于意识水平障碍、严重认知功能障碍、精神障碍、视觉或听觉障碍,以及口、咽喉、舌等发音器官肌肉瘫痪或共济失调所致。患者能听到言语的声音和看见文字的形象,却不能理解其含义;口部肌肉能咀嚼、吞咽,手能握物持筷,却不能说话、书写。

（一）解剖和生理基础

语言是大脑皮质的功能,语言功能定位在优势半球,与左、右利手有关。90%～99% 的右利手者左侧大脑为其优势半球,50% ～ 70% 的左利手者优势半球仍为左侧。优势半球中,额下回后部的布罗卡区(Broca's area)与语言的表达有关,颞上回后部的韦尼克区(Wernicke's area)与语言的理解有关,语言区(Broca 区与 Wernicke 区)之间的神经连接(弓状纤维)及缘上回皮质与复述有关,颞中回后部与对物体的命名有关,额中回后部与文字书写有关,顶叶角回与文字的理解有关(图 2-1)。此外,优势半球的丘脑和基底节也参与语言活动。

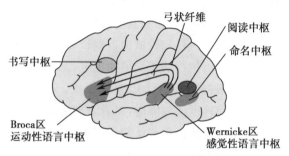

图 2-1 大脑半球的语言功能区

（二）临床表现

失语的临床特点可表现为听理解、自发说话、复述、命名、阅读、书写等六种基本障碍。

1. 感觉性失语(sensory aphasia) 以口语理解障碍为突出表现。患者听力正常,但对他人和自己的语言不能理解或部分理解,不能对他人提问或指令作出正确反应;虽然言语表达流利,但用词错误凌乱、缺乏逻辑、难以理解,答非所问,也称流利性失语(fluent aphasia)。见于优势半球颞上回后部的 Wernicke 区病变。

2. 运动性失语(motor aphasia) 以口语表达障碍为突出表现。患者能够理解他人语言,理解书面文字,能够发音;但言语产生和表达困难,表现为表达不流畅、语量少、语言贫乏、讲话费力、找词困难等,严重者不能言语,也称非流利性失语。见于优势半球额下回后部的 Broca 区以及相应皮质下及脑室周围白质病变。

3. 传导性失语(conduction aphasia) 以复述不成比例受损为突出表现。患者口语相对流利,但常有语音错误;听理解正常,但不能复述检查者所说的字句,也不能复述自发讲话时轻易说出的字句,或以错语复述。见于优势半球缘上回皮质或深部白质内弓状纤维病变。

4. 命名性失语(nominal aphasia,anomic aphasia) 以命名不能为突出表现。患者对语言的理解正常,自发语言和言语的复述较为流利,但对物体的命名发生障碍,能叙述某物体的形状和用途,也能对他人命名的对错给出正确判断。见于优势半球颞中回后部病变。

5. 失读(alexia) 以阅读障碍为突出表现。患者无失明,但不能辨识文字,不能理解文字的意义,轻者虽然能朗读文字,但常出现语义错误。见于顶叶角回病变。

6. 失写(agraphia) 以书写障碍为突出表现。患者手部运动功能正常,抄写能力保留,但丧失书写的能力,或写出的内容存在词汇、语义和语法方面的错误。见于额中回后部病变。

7. 经皮质运动性失语(transcortical motor aphasia) 临床表现类似于运动性失语,但复述相对保留。见于 Broca 区附近病变。

8. 经皮质感觉性失语(transcortical sensory aphasia) 临床表现类似于感觉性失语,但复述相对保留。见于 Wernicke 区附近病变。

9. 完全性失语(global aphasia) 所有语言功能均严重障碍,听、说、命名、复述、写和读完全受影响;口语表达障碍可仅表现为哑或刻板性语言,如发出"吗""嗯""哎"等声音,预后差。患者可逐渐学会结合语境,通过非语言如表情、手势、语调等进行交流,又称混合性失语。见于优势半球大脑中动脉分布区大面积病变。

（三）定位诊断思路

语言交流的基本形式是口语理解(听),口语表达(说)包括自发说话、复述、命名,文字理解(读)和文字表达(写)。失语的定位诊断应该先判断患者是哪种语言交流形式发生障碍,然后诊断病变部位。

二、构音障碍

构音障碍(dysarthria)是指神经肌肉病变引起与言语有关的肌肉麻痹或运动不协调所导致的言语障碍,表现为说话含糊不清和不流利,包括发音不准、咬字不清、声响、音调、速度、节律、韵律异常和鼻音过重等言语听觉特性的改变。患者具有进行语言交流所必需的语言符号系统,具有语言形成、语言接受的能力,因而词法和语法正常。

（一）解剖和生理基础

构音是通过发音器官的活动,形成声音的过程。人的发音器官包括肺、气管、喉(包括声带)、咽、鼻和口,这些器官共同形成一条形状复杂的管道,其中喉以上的部分称为声道。正常呼吸时肺部呼出的稳定气流,冲击声带产生振动,通过声道响应变成语音。发不同音时,声道的形状不同,产生不同的语音。

构音障碍的机制是言语肌肉运动障碍。支配言语肌肉的神经包括舌咽神经、迷走神经和舌下神经(后组脑神经,下运动神经元),这些神经又受其上运动神经元的控制。因而,双侧大脑皮质运动神经元或双侧皮质延髓束病变致上运动神经元联系中断,或一侧后组脑神经合并病变、一侧迷走神经病变、双侧舌咽神经病变、双侧舌下神经病变以及言语肌肉本身病变,均可导致发音器官活动异常而产生构音障碍。一侧舌咽神经病变,以及一侧舌下神经病变时,构音障碍可不明显。

（二）临床表现

构音障碍患者除言语能力受损外,常伴有咀嚼、吞咽困难及流涎。言语损害程度与神经肌肉受损程度一致,言语肌群的收缩速度、力量、协调性及累及的范围是影响言语清晰程度的关键,若言语肌群严重受损,就不能产生任何可被理解的语音。构音障碍根据神经解剖和言语声学特点,分为六种类型。

1. 弛缓性构音障碍(flaccid dysarthria) 因言语肌肉的肌张力过低、肌力减退而不能正常言语,表现为鼻音重、语句短促、字音含糊不清,常伴有吞咽困难、进食呛咳。见于言语肌肉病变或支配这些肌肉的后组脑神经病变。

2. 痉挛性构音障碍(spasmodic dysphonia) 因言语肌肉的肌张力增高、肌力减退而不能正常言语。表现为声母不清、说话缓慢费力、声音嘶哑、音调低而单一,声响无变化和鼻音浓重。多见于两侧皮质延髓束受损。

3. 运动过少性构音障碍(hypokinetic dysarthria) 因言语肌肉肌张力增高、活动减少而声响降低、音调减少、音调和声响单一。见于基底节病变中肌张力增高-运动减少综合征,如帕金森病等。

4. 运动过多性构音障碍（hyperkinetic dysarthria）　因言语肌肉有不随意运动而口语韵律改变，说话速度、音响、字词间隔变化大。见于基底节病变中肌张力降低-运动增多综合征，如小舞蹈病。

5. 共济失调性构音障碍（ataxic dysarthria）　因言语肌肉运动不协调，表现为发音不准、字音突然发生（暴发性言语），过重的重音、音节缓慢拖延、停顿延长（吟诗状言语），音调和声响缺乏变化、声音粗糙。见于小脑疾患。

6. 混合性构音障碍（mixed dysarthria）　因多种运动障碍混合或合并出现，表现为各种构音障碍症状的混合存在。

（三）定位诊断思路

依据构音障碍的特点和吞咽功能，可初步判定构音障碍的类型，推断病变的可能部位，结合神经系统其他体征，可进一步明确病变的定位。

第四节　失用和失认

一、失用

失用（apraxia）是指因脑部疾病，患者不能有目的地执行一些原先已掌握的动作。这种运用不能不是由于意识障碍、理解困难、肌力减退、肌张力异常、共济失调和感觉障碍所致。

（一）解剖和生理基础

正常有目的的动作是一个感觉-精神-运动的过程。习惯上认为，左侧顶叶的缘上回是运用功能皮质代表区，其发出纤维至同侧中央前回，并通过胼胝体前部到达右侧中央前回。左侧缘上回病变产生双侧失用症，左侧缘上回与左侧中央前回之间病变产生右侧失用症，胼胝体前部或其至右侧中央前回之间病变产生左侧失用症。现在研究发现，额叶的运动前区和辅助运动区，基底节等结构也参与运用功能。运动前区在运动计划中起作用，辅助运动区在运动的计划、准备和开始方面起重要作用，基底节参与动作计划向动作的转换。

（二）临床表现

1. 观念运动性失用（ideomotor apraxia）　患者可以自动、反射性地完成动作，但不能按指令完成随意或模仿动作。如可以无意地伸舌、握拳，但不能按指令或模仿伸舌、握拳。多见于左侧顶叶病变。

2. 观念性失用（ideational apraxia）　患者能完成复杂动作中的单一或分解动作，却不能将各分解动作有序组合完成一套完整动作。如点火吸烟，患者会点火、吸烟动作，但执行完整动作时，却不能完成，如把火柴棒放入口中，用香烟划火柴盒。模仿动作一般无障碍。观念性失用总表现为双侧，见于大脑半球弥漫性病变。

3. 结构性失用（constructional apraxia）　患者涉及空间结构关系的运用能力障碍，不能按要求将物体或线条在空间构成一定的形状。如模仿画花、房子时，不能画出完整的花或房子；画钟时，能写出数字1~12，但这些数字的空间位置关系错误（图2-2）。多见于右侧顶叶或顶枕联合区病变。

4. 肢体运动性失用（limb kinetic apraxia）　患者肢体，通常为上肢远端，失去执行精细、熟练动作的能力，执行口令、模仿及自发动作均受影响。如患者不能书写、弹琴、编织等。见

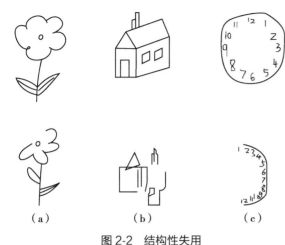

图 2-2　结构性失用

于双侧或对侧皮质运动区。

5. 穿衣失用(dressing apraxia)　患者不理解衣服各个部分与身体各部位的相应关系,从而不能正确穿、脱衣服。多见于右侧顶叶病变,可合并结构性失用、失语等。

6. 步态失用(gait apraxia)　患者下肢丧失正常的功能如步行,但这种失用不是下肢运动和感觉功能障碍所致。见于双侧额叶病变。

7. 言语失用(apraxia of speech)　不能规划和协调说话时的必要动作而导致表达错误,如 potato 说成 topato。言语失用可以独立出现,而无言语理解、阅读理解、写作,发音或韵律等方面的问题。见于左侧岛叶上部的中央前回病变。

（三）定位诊断思路

失用的定位诊断,关键在于失用类型的判定;根据失用类型,结合神经系统其他体征,可进一步明确病变的定位。

二、失认

失认(agnosia)是指因脑部疾病,患者不能通过某一种感觉辨认以往熟悉的物体,却能通过其他感觉识别;这种认识不能不是由于意识障碍、理解困难、视觉、听觉和躯体感觉障碍所致。

（一）解剖和生理基础

认识活动由大脑的不同区域参与完成。大脑的枕叶视觉区、颞叶听觉区、顶叶躯体感觉区接受不同的刺激;刺激引起的冲动传到相邻的视觉联络皮质、听觉联络皮质、躯体感觉联络皮质,成为能感受的知觉;顶叶后部将各种信息加以整合,并与经验记忆对照比较,得到较完整的知觉。感觉联络皮质、顶叶后部病变,患者能感受到刺激,但对这些感觉不能理解,出现失认。

（二）临床表现

1. 视觉失认(visual agnosia)　患者视力能看到物品,却不能辨认视觉对象。包括物体失认、颜色失认、脸面失认、图像失认等。如患者看到手机不认识,却能通过触摸或手机来电声音辨认;患者看到既往熟悉的家人或朋友的脸面不能辨识,却能通过声音辨认。多见于双侧枕叶病变。

2. 听觉失认(auditory agnosia)　患者听力能够闻及,却不能辨别原来熟悉的声音。包括:①非口语声听觉失认:即不能辨认动物呼叫声、铃声等,见于双侧听觉联络皮质病变;②口语声听觉失认:既不理解口语,也不能复述和听写,见于双侧颞上回中部,或单侧颞叶皮质下白质。

3. 触觉失认(tactile agnosia)　患者触觉、温度觉、本体觉正常,却不能通过触摸辨认原来熟悉的物品。如患者闭眼后不能通过触摸辨识钥匙、钢笔,但睁眼看到后却能辨认。见于双侧顶叶病变。

4. 体象障碍（body image disturbance） 患者基本感知功能正常，却对躯体各部位的存在、空间位置、各部分间的关系认识障碍。主要表现为：①自体部位失认：患者否认病灶对侧肢体的存在或认为病灶对侧肢体不是自己的；②偏侧肢体忽视：患者对病灶对侧的肢体不关心、不注意；③病觉缺失：患者对病灶对侧的瘫痪肢体缺乏识别能力，否认瘫痪的存在；④幻肢现象：患者认为自己的肢体缺如，或感觉自己的肢体多出了一个或数个（幻多肢），多见于右侧顶叶病变。

（三）定位诊断思路

失认的定位诊断首先是判定失认的类型，根据失认的类型，结合神经系统体征，可进一步明确病变的定位。

第五节　视野缺损和复视

一、视野缺损

当眼球保持居中位置，平视前方某一点时所见到的全部空间，叫视野。视野缺损（visual field defect）是指视野的某一区域出现视力障碍而其他区域视力正常。

（一）解剖和生理基础

视野的解剖基础是视觉传导径路（图2-3）。视觉传导径路：视网膜视杆细胞和视锥细胞（感受器）→视网膜双极细胞→视网膜神经节细胞→视神经→视交叉（鼻侧视网膜神经纤维交叉）→视束→外侧膝状体→视辐射（内囊后肢后部）→枕叶纹状区。视觉传导径路中不同部位病变，将产生不同的视野缺损。

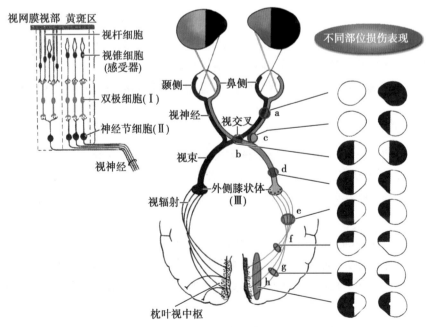

图2-3　视觉传导径路及其病变所致的视野变化

a. 视神经；b. 视交叉；c. 视交叉外侧；d. 视束；e. 视辐射；f. 视辐射下部（颞叶）；g. 视辐射上部（顶叶）；h. 视中枢

（二）临床表现

视野缺损范围依据视觉传导径路中病变部位的不同而有所不同（图2-3），常见的视野缺损包括以下几种：

1. 全盲（total blindness） 指眼睛视野全部缺失。单眼全盲常见于病眼视交叉前病变。双眼全盲可见于皮质盲，其特征是：①双眼全盲；②瞳孔对光反应完好；③眼底正常。皮质盲提示外侧膝状体以上双侧病变，常见于双侧大脑后动脉闭塞。

2. 偏盲（hemianopsia） 指视野缺失占据整个视野的一半。①单眼偏盲：一侧眼睛鼻侧或颞侧偏盲，常见于病眼视交叉前病变。②异向偏盲：双侧眼睛颞侧或鼻侧偏盲。双侧眼睛颞侧偏盲，见于视交叉处病变；双侧眼睛鼻侧偏盲，提示双侧视交叉外部病变。③双眼同向偏盲，一侧眼睛鼻侧偏盲和另一侧眼睛颞侧偏盲，见于视交叉后病变，包括对侧视束、视辐射或视中枢病变。一侧视中枢病变时，中心视野常保留，视力可大致正常，称为黄斑回避，此因黄斑区的纤维终止于视皮质深部，且分布于范围较大的双侧视皮质。

3. 象限盲（quadrantanopsia） 指视野缺失占据整个视野的四分之一。①上象限盲：提示对侧视辐射下部（颞叶）病变；②下象限盲：提示对侧视辐射上部（顶叶）病变。

（三）定位诊断思路

视野缺损的定位诊断主要依据视野缺损的范围，关键在于视野的检查。

二、复视

复视（diplopia）是指某一眼外肌麻痹时，眼球向麻痹肌收缩的方向运动不能或受限，出现视物双影。复视是眼外肌麻痹时经常出现的症状。

（一）解剖和生理基础

复视是眼外肌麻痹所致，每一眼球由上直肌、下直肌、内直肌、外直肌、上斜肌和下斜肌共6条肌肉附着，协调运动完成眼球运动（图2-4）。当某一眼肌麻痹时，眼球不能向麻痹肌作用方向运动，且不能拮抗其他眼外肌的作用而使眼球向对侧偏斜。双眼注视时，注视物的映像不能同时投射到双侧黄斑区，由于视网膜和枕叶皮质间有着固定的空间定位关系，不对称的视网膜视觉刺激在皮质上引起两个映像的冲动，产生复视。其中来自健眼黄斑区的影像清晰，为实像（真像）；来自病眼黄斑区以外的影像不清晰，为虚像（假像）。

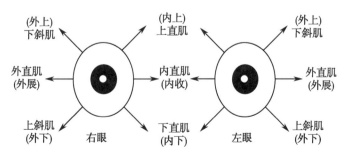

图2-4 眼外肌作用方向

（二）临床表现

复视总是出现在麻痹眼肌作用方向上，表现为双眼向麻痹眼肌作用方向注视时出现双重影像，并随着移动幅度的增大，两影像之间的距离也相应增宽，假像通常影像模糊。

复视时,真假影像左右排列,提示内直肌或外直肌受累。一侧外直肌麻痹时,眼球偏向内侧,虚像位于实像的外侧;一侧内直肌麻痹时,眼球偏向外侧,虚像位于实像的内侧。

真假影像上下排列,与上直肌或下直肌、下斜肌、上斜肌麻痹有关。上直肌或下斜肌麻痹时,眼球向下移位,虚像位于实像之上,上直肌麻痹时虚像向内上方倾斜,下斜肌麻痹时虚像向外上方倾斜。下直肌或上斜肌麻痹时,眼球向上移位,虚像位于实像之下,下直肌麻痹时虚像向内下方倾斜,上斜肌麻痹时虚像向外下方倾斜。

（三）定位诊断思路

复视的定位诊断先确定虚实影像是左右排列还是上下排列,以及向什么方向注视时复视最明显,以判定可能受累的眼肌;再根据虚像属于哪个眼睛,判定受累眼和眼肌。例如:虚实影像左右排列,提示内直肌或外

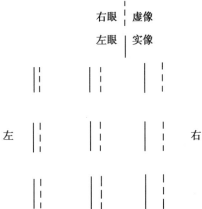

图 2-5　右眼外直肌麻痹复视图
双眼向左→向右注视时,实像和虚像的距离逐渐增大

直肌受累;若向右注视时复视最明显,提示右眼外直肌或左眼内直肌受累;根据虚像属右眼,则判定右眼外直肌受损(图 2-5)。

第六节　面　瘫

面瘫(facial palsy)是指面部肌肉随意运动功能减退或丧失。

（一）解剖和生理基础

面瘫是面神经运动功能障碍的表现。面神经由运动和感觉等纤维组成,运动纤维发自脑桥下部的面神经运动核,其中支配面上部各肌肉的神经元受双侧皮质核束控制,支配面下部各肌肉的神经元受对侧皮质核束控制。感觉纤维在面神经近端与运动纤维伴行。当面神经损伤或支配面神经的皮质核束、皮质中枢(中央前回下部)病变时,出现面瘫。

（二）临床表现

面瘫临床上可表现为周围性面瘫和中枢性面瘫。

1. 周围性面瘫(peripheral facial palsy)　为一侧面上部各肌(额肌、皱眉肌、眼轮匝肌)和面下部各肌(颊肌、口轮匝肌)瘫痪。面上部各肌瘫痪表现为:患侧额纹变浅或消失、皱眉不能、睑裂变大、眼睑闭合无力,用力闭眼时眼球向上外方转动,露出白色巩膜,称为 Bell 征。面下部各肌瘫痪表现为:患侧鼻唇沟变浅、口角下垂、露齿差或不能、鼓腮漏气、不能吹口哨,进食时食物易滞留于颊部和牙龈之间。周围性面瘫的伴发症状,因面神经受损的部位而不同,可有患侧舌前 2/3 味觉障碍、听觉过敏、唾液和泪液分泌障碍、乳突疼痛、耳郭和外耳道感觉减退、外耳道或鼓膜疱疹等。见于同侧面神经核或核以下周围神经病变,属下运动神经元损伤所致。

2. 中枢性面瘫(central facial palsy)　为一侧面下部各肌瘫痪,面上部各肌不受影响。表现为患侧鼻唇沟变浅、露齿差或不能等面下部各肌瘫痪的症状和体征,通常较周围性面瘫的症状轻。见于对侧中央前回下部或皮质延髓束病变,属上运动神经元损伤所致。

（三）定位诊断思路

面瘫的定位诊断先根据有无面上部表情肌瘫痪,判定其属于周围性面瘫还是中枢性面瘫,再根据其他神经症状和体征,进一步明确其病变部位。

第七节　听觉障碍和眩晕

一、听觉障碍

听觉障碍(impairment of hearing)指感测或理解声音的能力完全或部分减退。

（一）解剖和生理基础

听觉的解剖基础是听觉传导径路。听觉传导径路:耳郭(收集声波)→外耳道(传送声波)→中耳鼓膜(在声波作用下,产生振动)→听小骨(将振动传到内耳)→内耳耳蜗 Corti 器(听觉感受器,产生冲动)→蜗神经→蜗神经前后核(脑桥)→外侧丘系→四叠体下丘(听反射中枢)→内侧膝状体→听辐射(内囊后肢)→听觉中枢(颞上回、颞横回后部)。听觉传导径路中的任一环节发生障碍,都会导致听觉障碍。

（二）临床表现

听觉障碍常见的临床症状有耳聋、耳鸣和听觉过敏。

1. 耳聋(deafness)　指听力减退,是听觉障碍最常见的症状,分为传导性、神经性以及混合性耳聋。

（1）传导性耳聋(conductive deafness):也称传音性耳聋,指"外耳道→中耳鼓膜→听小骨"的声波传导径路损伤,使声波不能或很少进入内耳 Corti 器而引起的听力减退。听力减退以低音频为主,不伴眩晕;Rinne 试验气导小于骨导,Weber 试验音响偏向患侧;由于声波还可以由颅骨通过骨传导传至内耳引起听觉,因而传导性耳聋患者听力不完全消失。常见于中耳炎、外耳道耵聍堵塞等。

（2）感觉神经性耳聋(sensorineural deafness):也称感音性耳聋,指"内耳耳蜗→蜗神经前后核→听觉中枢"的神经传导径路损害引起的听力减退。听力减退以高音频为主,常伴有眩晕;Rinne 试验气导大于骨导,Weber 试验音响偏向健侧;感觉神经性耳聋患者听力可完全消失。常见于内耳迷路炎、听神经瘤等。

（3）混合性耳聋(mixed deafness):传导性耳聋与感觉神经性耳聋并存。

2. 耳鸣(tinnitus)　指患者在无外界声音刺激时主观听到的持续性声响,是由听觉传导径路上的病理性刺激所致。高音调耳鸣提示神经传导径路(内耳耳蜗→听觉中枢)病变,低音调耳鸣提示声波传导径路(外耳、中耳)病变。

3. 听觉过敏(hyperacusis)　指听觉的病理性增强,患者听到的声音比实际声源的强度大。常见于面神经麻痹引起的镫骨肌瘫痪,微弱的声波使鼓膜振动增强,导致内淋巴强烈震荡所致。

（三）定位诊断思路

耳聋的定位诊断在于先区分是传导性耳聋还是感觉神经性耳聋,两者的鉴别主要依据 Rinne 试验和 Weber 试验(表 2-2)。

表2-2 传导性耳聋和感觉神经性耳聋的鉴别

检查方法	正常	传导性耳聋	感觉神经性耳聋
Rinne 试验	气导＞骨导	气导＜骨导	气导＞骨导
Weber 试验	居中	偏向患侧	偏向健侧

二、眩晕

眩晕(vertigo)是一种对自身或外界物体的运动性或位置性错觉,是自身的平衡感觉障碍,或空间位象觉的自我体会错误,患者主观感觉自身或外界物体呈旋转、升降、摆动、倾斜等。

（一）解剖和生理基础

眩晕的产生是由于空间位象觉的自我体会错误。维持正常的空间位象觉需要以下结构:①视觉:识别物体的方位以及物体与自身的关系;②触觉和深感觉:感知自身的姿势、位置、运动;③前庭系统:感知身体和头部在空间移动时产生的冲动。这些结构感知的冲动经大脑皮质和皮质下结构整合,不断调整偏差,以维持躯体的稳定。

前庭系统病变是产生眩晕的主要原因,前庭神经的传导路径:内耳三个半规管的壶腹、椭圆囊和球囊(感受器,产生冲动)→前庭神经→前庭神经核群(脑桥和延髓)→内侧纵束、小脑、颞上回,并与脊髓前角细胞、脑干迷走神经核有联系。

当一侧前庭神经传导路径出现障碍时,由于两侧传入冲动不平衡,在大脑皮质产生眩晕感觉;由于前庭神经通过内侧纵束与眼球运动神经联系,可出现眼球震颤;由于前庭神经通过前庭脊髓束与脊髓前角细胞联系,小部分前庭神经纤维直接与小脑联系,可产生平衡障碍;由于前庭神经与脑干的迷走神经核相联系,可出现恶心、呕吐等迷走神经兴奋表现。

（二）临床表现

临床上,眩晕按性质可分为真性眩晕和假性眩晕。①真性眩晕:自身或外界物体存在运动性或位置性错觉;②假性眩晕:仅一般的头晕,无自身或外界物体的运动性或位置性错觉。

按病变解剖部位,可分为系统性眩晕和非系统性眩晕。①系统性眩晕:由前庭系统病变引起;②非系统性眩晕:由前庭系统以外的全身各系统疾病引起。

1. 系统性眩晕 临床表现为真性眩晕,患者主观感觉自身或外界物体呈旋转、升降、摆动、倾斜等,常伴有恶心、呕吐、面色苍白、出汗等迷走神经兴奋表现,耳鸣、听力下降等听觉障碍,以及行走偏斜、步态不稳等平衡障碍。体检可发现眼震、闭目难立征、睁闭眼均感摇晃不稳等表现。

系统性眩晕见于内耳前庭感受器、前庭神经、前庭神经核群、核上纤维、内侧纵束、小脑、颞叶等部位病变。依据病变部位不同,又可分为周围性眩晕和中枢性眩晕,两者的鉴别见表2-3。

2. 非系统性眩晕 临床表现为假性眩晕,仅头晕眼花、轻度站立不稳,通常无自身或外界物体的运动性或位置性错觉,很少有恶心、呕吐等迷走神经兴奋表现,一般不伴发耳鸣、听力下降等听觉障碍,体检无眼震。

非系统性眩晕主要见于眼部疾病致视觉系统损伤,头部、下肢肌肉和关节的本体感受器受损致深感觉系统损伤,心血管系统疾病(高血压、低血压、心律不齐等)、内分泌代谢疾病(糖尿病、低血糖、尿毒症)、中毒、感染、贫血等全身疾病,以及前庭系统以外的脑部疾病。

表2-3 周围性眩晕和中枢性眩晕的鉴别

临床特点	周围性眩晕	中枢性眩晕
病变部位	前庭感受器、前庭神经颅外段	前庭神经颅内段、前庭神经核群、核上纤维、内侧纵束、小脑、颞叶等
眩晕	发作性、症状重、持续时间短（数分钟至数日）、与头位或体位有关	持续性、症状轻、持续时间长（数周至数年）、与头位或体位无关
眼震	幅度细小、水平或水平加旋转、持续短（小于3周）、快相向健侧	幅度粗大、形式多样、持续较长（2~3周以上）、快相向健侧
自主神经症状	明显（恶心、呕吐等）	少有或不明显
听觉障碍	常有、明显（耳鸣、听力减退）	少有、不明显
平衡障碍	向患侧倾倒，与头位有关	倾倒方向不定，与头位无关
前庭功能试验	无反应或反应减弱	反应正常
其他脑功能损伤	无	常有（脑干、小脑、大脑损伤体征等）

（三）定位诊断思路

眩晕的定位诊断，首先需确定眩晕的性质是真性还是假性，真性眩晕通常是系统性眩晕，应结合症状和体征进一步明确是周围性眩晕还是中枢性眩晕；假性眩晕往往是非系统性眩晕，一般由全身疾病所致，需结合临床表现进一步确定是视觉、深感觉、全身疾病，还是脑部病变所致。

第八节 吞 咽 困 难

吞咽困难（dysphagia）是指食物由口腔进入食管至胃贲门的过程受到阻碍。吞咽困难可由神经系统疾病、食管炎症或肿瘤、口咽部病变所致。本节讨论神经系统疾病所致的吞咽困难。

（一）解剖和生理基础

吞咽动作的完成需要参与吞咽的肌肉（舌、软腭、咽、喉）协同运动，吞咽肌肉由下运动神经元支配，即后组脑神经，包括舌咽神经、迷走神经和舌下神经；而后组脑神经又受其上运动神经元的控制，因而，双侧大脑皮质运动神经元或双侧皮质延髓束病变致上运动神经元联系中断，或一侧后组脑神经合并病变，一侧迷走神经病变、双侧舌咽神经病变等下运动神经元病变，以及吞咽肌肉病变均可产生吞咽困难。一侧舌咽神经病变，以及双侧舌下神经病变时，吞咽困难可不明显。

（二）临床表现

吞咽困难表现为咽下困难，吞咽液体食物比固体食物更困难，饮水呛咳甚至反流入鼻腔。

若伴有语音嘶哑、鼻音，咽反射消失，舌肌萎缩、纤颤，则考虑延髓后组脑神经病变。

若伴或不伴语音嘶哑、鼻音，但咽反射存在，无舌肌萎缩、纤颤，吮吸反射、下颌反射、掌颔反射亢进，强哭、强笑等，考虑双侧大脑皮质运动神经元或双侧皮质延髓束病变。

（三）定位诊断思路

吞咽困难的定位首先应判定是由神经系统疾病所致，还是其他疾病所致。神经系统疾病所致的吞咽困难，往往吞咽液体更困难；而其他疾病所致的吞咽困难，常常吞咽固体食物更困难。其次，根据吞咽困难的伴随症状和体征，判定是下运动神经元病变，还是上运动神经元病变所致。

第九节 肢 体 瘫 痪

肢体瘫痪（paralysis）是指肢体肌力减弱或丧失而致随意运动功能减退或丧失，可分为神经源性、神经肌肉接头性、肌源性等类型。本节仅讨论神经源性瘫痪。

（一）解剖和生理基础

肢体瘫痪是支配肢体肌肉的运动神经元（上运动神经元和下运动神经元）损害所致。支配肢体肌肉的上运动神经元即额叶中央前回运动区的大锥体细胞及其轴突组成的皮质脊髓束，而下运动神经元即脊髓前角细胞及其发出的神经轴突。

（二）临床表现

肢体瘫痪的临床表现有不同程度、性质和形式，与病变的程度和部位有关。

1. 按瘫痪程度　肢体瘫痪可分为完全性瘫痪和不完全性瘫痪。①完全性瘫痪：指肌力完全丧失；②不完全性瘫痪：指肌力减弱。

2. 按瘫痪性质　肢体瘫痪可分为上运动神经元性瘫痪和下运动神经元性瘫痪（表2-4）。

表2-4　上运动神经元性瘫痪和下运动神经元性瘫痪的比较

体格检查	上运动神经元性瘫痪	下运动神经元性瘫痪
瘫痪分布	整个肢体为主	肌群为主
肌萎缩	无	明显
肌张力	增高	降低
腱反射	增强	减弱
病理征	阳性	阴性

（1）上运动神经元性瘫痪：除肌力减弱或丧失外，尚有肌张力增高，腱反射增强，病理征阳性，通常无肌肉萎缩，病程长时可出现失用性肌肉萎缩，又称痉挛性瘫痪或中枢性瘫痪。见于中央前回运动区、经由皮质下-内囊-脑干-脊髓的皮质脊髓束病变。

（2）下运动神经元性瘫痪：除肌力减弱或丧失外，另有肌张力降低，腱反射减弱或消失，无病理征，但有肌肉萎缩，亦称弛缓性瘫痪或周围性瘫痪。见于脊髓前角、前根、神经丛和周围神经病变。

3. 按瘫痪形式　可分为单瘫、截瘫、交叉瘫、偏瘫、四肢瘫痪（图2-6）。

（1）单瘫（monoplegia）：指一个肢体的瘫痪。病变可位于大脑皮质运动区、周围神经或脊髓前角。

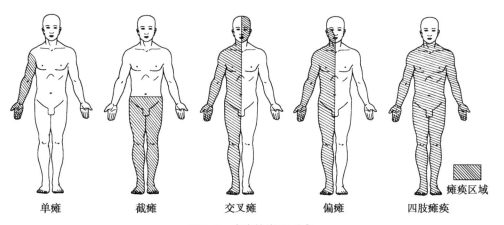

				瘫痪区域
单瘫	截瘫	交叉瘫	偏瘫	四肢瘫痪

图 2-6 瘫痪的常见形式

（2）截瘫（paraplegia）：指双下肢瘫痪，常伴有传导束型感觉障碍及尿便障碍。病变多位于胸段、腰段的脊髓，如截瘫为上运动神经元性瘫痪，则病变在胸段脊髓；如截瘫为下运动神经元性瘫痪，则病变在腰段脊髓。

（3）交叉瘫（crossed hemiplegia）：指一侧脑神经麻痹和对侧肢体瘫痪。病变在脑干。

（4）偏瘫（hemiplegia）：指一侧上、下肢体瘫痪，常伴有同侧中枢性面瘫和舌瘫。病变多位于对侧大脑半球内囊附近。

（5）四肢瘫痪（quadriplegia）：指四肢均瘫痪。病变可位于双侧大脑、脑干、颈髓，亦可见于多发性周围神经疾病。四肢瘫痪伴有意识、语言、吞咽困难等，则多见于双侧大脑或脑干病变。四肢瘫痪伴传导束型感觉障碍及尿便障碍，见于颈髓病变；若四肢均为上运动神经元性瘫痪，则多为高位颈髓病变；若双上肢为下运动神经元性瘫痪，双下肢为上运动神经元性瘫痪，则病变在颈膨大处。四肢瘫痪为下运动神经元性瘫痪，伴手套、袜套型感觉障碍，则考虑为多发性周围神经病变。

（三）定位诊断思路

肢体瘫痪的定位，应先根据肌张力、腱反射、病理征、肌萎缩等判定瘫痪的性质是上运动神经元性瘫痪，还是下运动神经元性瘫痪；再根据瘫痪的形式是单瘫、截瘫、交叉瘫、偏瘫、四肢瘫痪，确定瘫痪的可能部位；进一步结合感觉障碍、自主神经功能等，明确病变部位；确诊需依据影像学、电生理等证据。

第十节 感 觉 障 碍

感觉（sense）是各种形式的刺激作用于感受器后在人脑的反映。感觉障碍（sensory disorder）是指人体在反映刺激物个别属性的过程中出现困难和异常。临床上感觉通常分为两类：

1. 特殊感觉 包括视、听、嗅、味觉。

2. 一般感觉 包括以下几种。①浅感觉：指痛觉、温度觉、触觉，来自皮肤、黏膜；②深感觉：指运动觉、位置觉和振动觉，来自肌腱、肌肉、骨膜和关节；③复合感觉（皮质感觉）：指定位觉、两点辨别觉、图形觉、实体觉、重量觉等，由大脑顶叶皮质对深、浅感觉进行分析、比较和整合而形成。

（一）解剖和生理基础

各种感觉的传导通路，由3个向心的神经元连接而成，终止于对侧顶叶中央后回的大脑皮质。传导躯体感觉的第一级神经元位于脊髓后根神经节内，第二级神经元位于脊髓后角灰质内（传导浅感觉）或延髓背部薄束核及楔束核内（传导深感觉），第三级神经元位于丘脑内。传导面部一般感觉的第一级神经元位于三叉神经半月神经节，第二级神经元位于三叉神经感觉核内，第三级神经元位于丘脑内。

传导感觉的各级神经元及其神经纤维或神经传导束、中央后回的大脑皮质损害均会产生感觉障碍。

（二）临床表现

感觉障碍的临床表现有不同性质和形式，与病变的性质和部位有关。

1. 根据病变性质，感觉障碍可分为刺激性症状和抑制性症状。

（1）刺激性症状：感觉径路受到刺激或兴奋性增高时，引起感觉过敏、感觉倒错、感觉过度、感觉异常、疼痛等。

1）感觉过敏（hyperesthesia）：指轻微刺激引起强烈感觉。常见于浅感觉障碍，与机体对触觉、痛温觉的敏感性增加或感觉阈降低有关。

2）感觉倒错（dysesthesia）：指对刺激产生错误感觉，如非疼痛性刺激引发疼痛。常见于顶叶病变或癔症。

3）感觉过度（hyperpathia）：指刺激阈值增高与反应时间延长，即刺激必须达到很强的程度，且须经潜伏期才能感到强烈的、定位不明确的不适感觉，这种不适感觉有"后作用"，即持续一段时间才消失。见于周围神经或丘脑病变。

4）感觉异常（paresthesia）：指没有外界刺激而发生的感觉，如烧灼感、麻木感、肿胀感、沉重感、痒感、蚁走感、针刺感、电击感、束带感、冷热感等，具有定位价值。常见于周围神经病变。

5）疼痛（pain）：指感觉纤维受刺激时的躯体感受，是机体的防御机制。感觉传导通路受到刺激，或对痛觉起抑制作用的正常结构受到损害时，均可发生疼痛。不受外界刺激而感觉到的疼痛称为自发性疼痛，系由机体内的病灶刺激所致。明显的疼痛常见于周围神经、脊髓后根、脑脊膜、丘脑等部位损伤。

疼痛依据病变部位及疼痛特点分为以下几种。①局部性疼痛：病变部位的局限性疼痛，如神经炎时的局部神经痛；②放射性疼痛：疼痛除出现在刺激部位外，尚沿该受累感觉神经扩散到其支配区，见于神经根或神经干受病变刺激；③扩散性疼痛：疼痛由神经的一个分支扩散到另一分支，如三叉神经的一支受累疼痛扩散到其他分支；④牵涉性疼痛：由于内脏和皮肤的传入纤维都汇聚到脊髓后角神经元，内脏病变引起的疼痛可扩散到相应体表节段，产生疼痛，如心绞痛引起左侧胸及上肢内侧痛，胆囊病变引起右肩痛。

（2）抑制性症状：感觉传导路径受到破坏而出现感觉减退或缺失。

1）感觉减退（hypesthesia）：指患者在清醒状态下，对强刺激产生弱的感觉。

2）感觉缺失（anesthesia）：指患者在清醒状态下，对刺激无任何感觉。感觉缺失有痛觉缺失、温度觉缺失、触觉缺失、深感觉缺失、皮质感觉缺失。同一部位各种感觉均缺失称为完全性感觉缺失。同一部位痛温觉缺失，而触觉及深感觉保存，称为分离性感觉障碍。同一部位只有深感觉缺失，而浅感觉仍存在，称为分裂性感觉障碍。

2. 根据病变部位的不同，感觉障碍可分为以下形式（图2-7）：

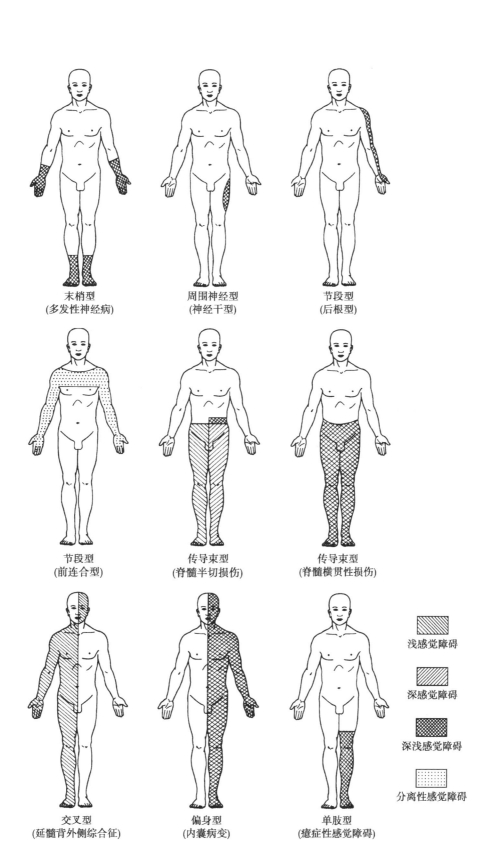

图 2-7　感觉障碍的常见形式

（1）末梢型：肢体远端对称性各种感觉障碍，呈手套袜子形分布，伴运动及自主神经功能障碍。见于多发性周围神经末梢受损。

（2）周围神经型：某一周围神经支配区各种感觉障碍，呈条、块状分布。见于某一周围神经干受损，如桡神经损伤、股外侧皮神经炎。若由多数神经干组成的神经丛受损，则该丛的神经干所支配区域亦发生各种感觉障碍，如臂丛神经损伤，组成臂丛的正中神经、尺神经、桡神经等神经支配区可出现各种感觉障碍。

（3）节段型：节段性带状分布的感觉障碍，见于后根、后角或前连合病变。后根型表现为病变侧节段性各种感觉障碍，常伴发神经根痛。后角型表现为病变侧节段性痛温觉缺失，而触觉及深感觉保存的分离性感觉障碍。前连合型表现为双侧节段性分离性感觉障碍。

（4）传导束型：病变平面以下感觉障碍，见于脊髓病变。脊髓后索病变时，患侧病变平面以下深感觉障碍，并伴感觉性共济失调。脊髓侧索病变影响脊髓丘脑束时，对侧病变平面以下痛温觉缺失，而触觉和深感觉仍保存。脊髓半切损伤时，病变平面以下对侧痛温觉缺失，同侧深感觉缺失。脊髓横贯性损伤时，病变平面以下双侧各种感觉障碍。

（5）交叉型：同侧面部和对侧躯体痛温觉减退或缺失。见于延髓外侧病变同时累及三叉神经脊束核和交叉的脊髓丘脑束。

（6）偏身型：对侧的面部和躯体深浅感觉障碍。见于脑桥、中脑、丘脑及内囊等处病变。脑桥、中脑病变还可引起交叉瘫。丘脑病变深感觉障碍重，常伴自发性疼痛和感觉过度。内囊病变还可引起偏瘫、偏盲。

（7）单肢型：对侧上肢或下肢感觉障碍。若复合感觉障碍，而痛温觉障碍轻，见于大脑皮质中央后回感觉中枢病变。一侧下肢深浅感觉障碍亦可见于癔症。

（三）定位诊断思路

感觉障碍的定位，应先根据感觉障碍的分布范围，判定其形式是末梢型、周围神经型、节段型、传导束型、交叉型、偏身型或单肢型，以确定可能的病变部位；再根据运动障碍、自主神经功能等，结合感觉障碍的性质是单一感觉缺失、完全性感觉障碍、分离性感觉缺失等，进一步明确受损部位和神经传导束；最后确诊需要影像学、电生理等证据。

第十一节　共济失调

共济运动是指调节运动控制以保证身体动作精确协调。共济失调（ataxia）指不能自主地协调肌肉运动，表现为运动笨拙和不协调，可累及四肢肌肉、躯干肌、咽喉肌和眼肌，从而影响肢体运动、步态、言语、眼球活动等自主运动。共济失调是一种非特异性的临床表现，提示与协调运动有关的神经系统（如小脑系统、本体感觉、前庭系统）功能失调。

（一）解剖和生理基础

共济运动需要小脑系统、本体感觉、前庭系统的共同参与。

小脑通过传入纤维和传出纤维，与大脑皮质、脑干、脊髓以及脑神经核及脊髓前角细胞相联系，协调全身随意运动的准确性。小脑系统病变是共济失调最主要的原因。

本体感觉传导关节、肌肉、肌腱等运动器官的位置觉、运动觉。本体感觉通路受损，则患者在闭眼时不能辨别肢体及关节的位置和运动方向,出现感觉性共济失调。

前庭神经传导机体的方位和运动方向,前庭神经核通过前庭脊髓束与脊髓前角细胞联系,构成前庭脊髓通路,反射性调节机体的平衡。前庭神经系统受损可产生平衡障碍,从而出现前庭性共济失调。

（二）临床表现

共济失调主要有三种形式:小脑性共济失调、感觉性共济失调、前庭性共济失调。

1. 小脑性共济失调（cerebellar ataxia） 表现为随意运动的速度、幅度、力量和节律的不规则,可累及以下肌肉。①眼外肌:引起眼外肌运动失调,表现为双眼水平性、垂直性或旋转性粗大眼震;②咽喉肌等言语相关肌肉:引起言语相关肌肉运动失调,表现为共济失调性构音障碍,呈暴发性言语或吟诗状言语;③躯干肌:引起躯干肌共济失调,表现为站立（或坐位）不稳、向前或向后倾倒,行走时两脚分开、蹒跚不稳;④四肢肌肉:引起病变同侧肢体共济失调,表现为辨距不良（不能正确判断距离或运动范围）、意向性震颤（动作愈接近目标时震颤愈明显）、轮替动作障碍（不能进行快速交替运动）,反击征（见第三章）。往往上肢重于下肢,远端重于近端、精细动作重于粗大动作。主要见于小脑病变,亦见于小脑的传入、传出通路（如大脑皮质、脑桥、脊髓等）病变。

2. 感觉性共济失调（sensory ataxia） 表现为站立不稳,行走时迈步的远近无法控制,落脚的深浅不知,自觉踩棉花感,呈现不稳的足跟沉重踩地面的"踩脚样"步态。睁眼时,症状较轻;黑暗中或闭眼时,症状加重。感觉性共济失调无眼震和构音障碍,主要见于脊髓后索病变,亦见于本体感觉传导通路中其他神经结构的病变。

3. 前庭性共济失调（vestibular ataxia） 表现为站立不稳,改变头位可使症状明显,伴明显的眩晕、恶心、呕吐、眼球震颤,无构音障碍。见于急性或单侧前庭系统病变,慢性或双侧病变时共济失调症状不明显。

（三）定位诊断思路

临床上结合患者本体感觉（位置觉、运动觉）,睁眼时共济失调能否减轻,共济失调与头位变化的关系,共济失调的具体表现,可以明确不同类型的共济失调,再结合相应的辅助检查可明确定位诊断。

第十二节 步态异常

步态异常（abnormal gait）是指患者步行时的姿势异常。步态异常由神经系统和肌肉的疾病所致,也可由骨骼畸形、骨关节、血管皮肤及皮下组织等病变引起。神经系统不同疾病可有不同的特殊步态,因而,不同步态可提供许多神经系统疾病的诊断线索。

（一）解剖和生理基础

步态是一种复杂的运动,正常步态的维持需要神经系统、肌肉、骨骼系统的正常功能。在神经系统,又和周围神经、脊髓、脑所涉及的运动系统和感觉系统以及许多脊髓反射、各种姿势反射有关。

（二）临床表现

临床上常见的步态异常有以下几种（图2-8）:

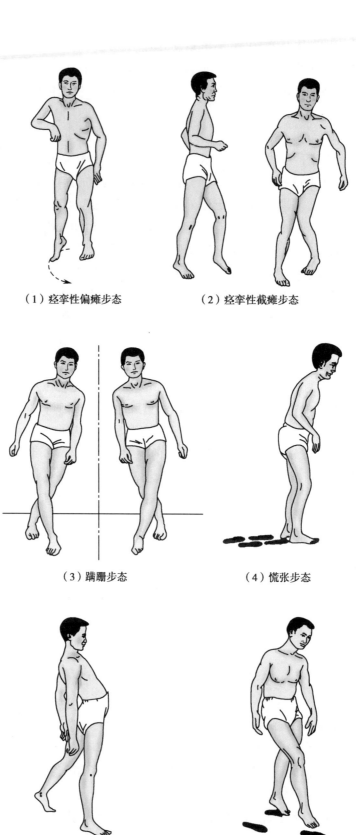

（1）痉挛性偏瘫步态　　　　（2）痉挛性截瘫步态

（3）蹒跚步态　　　　　　　（4）慌张步态

（5）摇摆步态(肌病步态)　　　（6）跨阈步态

图 2-8　常见的异常步态

1. 痉挛性偏瘫步态　一侧肢体有痉挛性轻瘫,偏瘫下肢因伸肌收缩而显得较长,并呈现屈曲困难,表现为伸直、外旋;行走时将患侧骨盆部位提得较高,或患侧下肢向外作半圆形画圈动作;偏瘫上肢协同摆动缺失,通常呈屈曲、内收姿势,腰部向健侧倾斜。见于一侧皮质脊髓束病变,多由脑血管病变所致。

2. 痉挛性截瘫步态　双侧下肢有痉挛性轻瘫,双下肢伸肌收缩,附加股内收肌收缩,表现为双下肢伸直内收,行走时每一步都交叉到对侧,形成"剪刀样步态"。见于双侧皮质脊髓束病变,多由脊髓横贯性病变或两侧大脑半球病变所致。

3. 蹒跚步态　行走时,步基增宽,左右摇晃,前赴后跌,不能走直线,犹如醉酒者,又称"醉汉步态"。见于小脑、前庭或深感觉障碍。小脑蚓部或弥散性病变时,蹒跚步态不能被视觉纠正。小脑半球和前庭病变时,步态蹒跚,行走向患侧倾斜,视觉可部分纠正。深感觉障碍时,步态蹒跚,常以目视地,视觉可部分纠正;闭目时,站立不能,摇晃易跌,步态明显异常。

4. 慌张步态　行走时头略俯屈,躯干前倾,髋、膝、踝弯曲,躯干重心前移;小步加速擦地而行,似慌张不能自制,呈前冲状;起步慢,止步难,转身困难,易跌倒;双上肢协同摆动少。见于锥体外系病变,如帕金森病。

5. 摇摆步态　躯干和骨盆带肌无力导致脊柱前凸,行走时臀部左右摇摆,状如鸭步。见于进行性肌营养不良症等所致的骨骼肌病变。

6. 跨阈步态　胫骨前肌、腓肠肌无力导致足下垂,行走时过度抬高患肢,以免足趾摩擦地面,如跨越门槛或涉水步行之姿势。见于腓总神经病变。

（三）定位诊断思路

不同步态可提供神经疾病定位诊断的线索,但不是确诊的依据。临床上依据步态所提示的定位线索,结合神经系统体征和病史,以及相应的辅助检查可明确定位诊断。

第十三节　不自主运动

不自主运动(involuntary movement)是指患者意识清醒时出现不能控制的骨骼肌不正常运动,表现形式多样,一般在情绪激动时加重,睡眠时停止,为锥体外系病变所致。

（一）解剖和生理基础

不自主运动的解剖基础是锥体外系,包括基底节、小脑和脑干中诸多核团,以基底节最重要。基底节中与运动有关的主要结构是纹状体,纹状体与大脑运动皮质的联系环路,以及不同的神经递质(多巴胺、谷氨酸等)是基底节实现运动调节功能的主要基础。

（二）临床表现

1. 震颤(tremor)　是人体某部位的主动肌与拮抗肌交替收缩引起的有节律的振荡运动。震颤可为生理性、功能性和病理性,病理性震颤分为静止性震颤和动作性震颤。

（1）静止性震颤(static tremor):指人体某部位静止时发生的震颤,频率4~6次/s,静止时出现,紧张时加重,随意运动时减轻,睡眠时消失。可见于四肢,以手的静止性震颤最为常见,如搓丸样动作;还可见于下颌和头部。常见于帕金森病。

（2）动作性震颤（kinetic tremor）：包括姿势性震颤和意向性震颤。

1）姿势性震颤（postural tremor）：指随意运动时不出现，当运动完成，人体某部位主动保持某种姿势时出现的震颤。如患者双上肢平举，手指分开，当保持这种姿势时出现双上肢震颤。姿势性震颤以上肢为主，亦见于头部和下肢，紧张时震颤明显。多见于特发性震颤。

2）意向性震颤（intention tremor）：又称运动性震颤，指肢体有目的接近某个目标时，在运动过程中出现的震颤。往往越接近目标震颤越明显，在达到目标并保持姿势时，震颤有时仍可持续存在。多见于小脑病变。

2. 舞蹈症（chorea） 指一种无目的、无节律、不规则、不对称、运动幅度大小不等、快速多变的不自主运动。可发生在面部、肢体及躯干，表现为挤眉弄眼、歪嘴伸舌、转颈、耸肩、上下肢舞动、屈伸手指或足趾。随意运动或情绪激动时加重，安静时减轻，入睡后消失。多见于小舞蹈病、肝豆状核变性。

3. 手足徐动症（athetosis） 是肢体远端游走性肌张力增高与减低动作，出现缓慢如蚯蚓爬行的扭转样蠕动。肢体远端过度伸展，随意运动严重扭曲，表现为奇怪姿势和动作。如：指过伸，且手指缓慢地逐个相继屈曲，呈现各种奇异姿态，似"佛手"，足趾也可有相似表现。可见于肝豆状核变性等。

4. 偏侧投掷症（hemiballismus） 指一侧肢体猛烈的投掷样的不自主运动，肢体近端重，运动幅度大。见于对侧丘脑底核及与其联系的苍白球外侧部病变。

5. 肌张力障碍（dystonia） 指持续或间断肌肉收缩引起的不正常运动（通常是重复的）和/或姿势，常常重复出现。肌张力障碍可波及肢体和躯干的不同部位，而呈现不同的临床表现。可见于原发性遗传性疾病、药物不良反应等。

（1）局限性肌张力障碍：指肌张力障碍造成的不自主运动限于身体的某一部位。如波及眼轮匝肌，表现为眼睑间歇或持久的不自主瞬目；波及口-下颌肌，表现为不自主嚼嘴、张口、咬牙、缩唇、伸舌、扮"鬼脸"；波及喉部发音肌，表现为声音嘶哑、音量变低；波及颈部，表现为痉挛性斜颈，头向一侧、或前、或后倾斜；波及上肢或手部肌群，可表现为书写痉挛，或打字、弹奏、做某种动作时出现困难（特殊任务性肌张力障碍）。

（2）节段性肌张力障碍：指肌张力障碍造成的不自主运动波及肢体或躯干的邻近数个部位。如累及一侧上肢和躯体，或双侧上肢等。

（3）偏身肌张力障碍：指单侧上、下肢的肌群出现肌张力障碍，而呈现异常姿势。

（4）全身肌张力障碍：指躯干和多个肢体出现肌张力障碍和异常姿势，又称为扭转痉挛。

6. 抽动症（tic） 指固定性或游走性的单个或多个肌肉突发的、快速的重复收缩动作。如挤眉、眨眼、牵嘴、歪唇、弄舌、转头、耸肩，或肢体的重复、刻板的收缩动作。见于基底节病变，有些是精神因素引起的习惯性动作，也有些属医源性，与药物有关。抽动秽语综合征除面肌的抽动症外，尚有喉部痉挛、发音肌抽动及秽语等，多见于儿童。

（三）定位诊断思路

患者在意识清醒时出现面部、躯干或肢体的不自主运动时，提示锥体外系病变。若不自主运动在情绪激动时加重，在睡眠时停止，更支持锥体外系病变。

笔记栏

学习小结

1. 学习内容

神经系统疾病的常见症状			解剖和生理基础	临床表现		神经定位诊断思路
	1	意识障碍		嗜睡;昏睡;昏迷;特殊类型		
	2	认知障碍		认知障碍分类;表现;严重程度		
	3	失语症		9种失语		
		构音障碍		6类构音障碍		
	4	失用		5种失用		
		失认		4种失认		
	5	视野缺损		单眼全盲;偏盲;象限盲		
		复视		复视方向;真假影像排列		
	6	面瘫		周围性面瘫;中枢性面瘫		
	7	听觉障碍		耳聋;耳鸣;听觉过敏		
		眩晕		系统性眩晕;非系统性眩晕		
	8	吞咽困难		吞咽困难特点;伴随表现		
	9	肢体瘫痪		瘫痪程度;瘫痪性质;瘫痪形式		
	10	感觉障碍		感觉障碍性质;感觉障碍形式		
	11	共济失调		3种共济失调		
	12	步态异常		6种异常步态		
	13	不自主运动		6种不自主运动		

2. 学习方法

常见症状各自独立,抓住共性的方法,即熟记定义,熟悉解剖和生理基础,这些是掌握常见症状临床表现和神经定位的基础。

———— ● （杨文明　黄　鹏）

ER-2-2

扫一扫
测一测

复习思考题

1. 根据觉醒程度,意识障碍可分为哪几种类型,如何判断?
2. 试述失语的分类、主要临床特点和定位。
3. 上运动神经元性瘫痪和下运动神经元性瘫痪如何区别?
4. 试述感觉障碍不同的分布形式,以及病变定位。
5. 试述常见的异常步态及其定位。

◆◆◆ 第三章 ◆◆◆

神经定位诊断的方法和步骤

学习目标

掌握病史采集和神经系统体格检查的基本技能;神经定位诊断的方法和步骤。
熟悉神经系统疾病的辅助检查。

详细的病史采集和神经系统体格检查对于神经系统疾病的定位诊断至关重要。根据患者的症状和体征,结合既往史、个人史和家族史等资料进行综合分析,提出可能的定位诊断,再有针对性地选择辅助检查,最后明确定位诊断。本章介绍神经系统疾病的病史采集、神经系统体格检查和辅助检查。

第一节　神经系统疾病病史采集

一、病史采集内容

病史采集(history taking)在神经系统疾病的诊断中最为重要,超过任何检查手段。某些神经系统疾病,如三叉神经痛、晕厥及偏头痛等,病史可能是诊断的唯一依据。病史采集必须完整准确,实事求是,不可主观臆断,妄自揣度。接待患者时要耐心和蔼,让患者充分表述自己的真实情况,提问时应系统完整、重点突出、避免诱导和暗示。

（一）一般项目

一般项目(general data)包括:姓名、性别、年龄、出生地、居住地、民族、婚姻、通信地址、电话号码、工作单位、职业、入院日期、记录时间、病史陈述者及可靠程度等。

（二）主诉

主诉(chief complaint)是患者在疾病过程中感受最痛苦或不适,并促使其就医的最主要原因,包括主要症状、发病时间和疾病演变情况。主诉往往是疾病的主要矛盾所在,是疾病定位和定性诊断的第一线索,医生在询问病史过程中,应围绕主诉进行提问。

（三）现病史

现病史(history of present illness)是病史中最重要的部分,是临床分析和疾病诊断最重要的途径。询问现病史可按以下内容和程序进行。

1. 起病情况　包括初发症状的时间和所处状态、起病急缓、发病前有无明显的致病因素和诱发因素等。

2. 主要症状的特点　包括症状的部位、范围、性质和严重程度等。

3. 病情的发展与演变　包括主要症状的变化(加重、减轻或无变化)和新症状的出现，以及可能的原因和影响因素。

4. 伴随症状　除主要症状外还可伴有其他症状，这些伴随症状的特点可作为鉴别诊断的依据。另外，还要注意有鉴别意义的阴性症状的询问，例如怀疑运动神经元疾病时，应注意询问患者有无感觉障碍。

5. 诊治经过　包括病程中各阶段的检查结果，诊断和治疗过程，具体的治疗用药、方法和疗效等。

6. 与现病有关的其他疾病　合并存在的与现病有关的其他系统疾病，以及其与现病发生、发展和变化的关系。

7. 病程中的一般情况　包括饮食、睡眠、大小便、体重及精神状态等。

（四）既往史

既往史(past history)包括患者既往的健康状况和过去曾经患过的疾病、外伤手术、预防接种、过敏史等。特别是既往神经科疾病、与神经科疾病有密切关系的疾病和因素，如：高血压、糖尿病、心脏病、传染病、癌症、高脂血症、吸烟、饮酒及中毒史等。

（五）个人史

个人史(personal history)主要包括婚姻生育史、社会经历、职业及工作环境、习惯与嗜好、有无冶游史等。

（六）家族史

家族史(family history)包括双亲、兄弟姐妹、子女的健康与疾病情况，特别应询问家族成员是否患有相同的疾病，是否患有遗传性疾病等。

二、神经系统疾病常见症状的问诊要点

神经系统疾病常常以各种各样的症状表现出来，且患者就诊提供的信息往往也是症状，这就需要临床医师能够围绕主要症状，抓住问诊要点，有针对性地询问，从而提高病史采集的效率及诊断的准确性。

（一）意识障碍

意识障碍以觉醒障碍为特点，表现为嗜睡、昏睡、昏迷，临床上尚见一些特殊类型的意识障碍，如意识模糊、谵妄等。问诊要点：①发病的急缓；②是觉醒程度改变还是意识内容改变：可否被唤醒，可否正确对答，有无幻觉、错觉等；③发病前后的伴随症状：有无发热、头痛、眩晕、呕吐以及运动、感觉、语言、尿便的障碍等；④既往病史：有无癫痫、高血压、糖尿病、酒精中毒史，有无服药过量、感染、严重的全身疾病等。

（二）认知障碍

认知包括定向力、记忆力、语言能力、注意力、知觉(视、听、感知)、计算力、应用和执行能力等。问诊要点：①发病的急缓，进展速度，有无波动。②认知障碍的具体表现、程度及发生顺序：是记忆减退、执行能力障碍，还是视空间障碍，或语言、注意力、计算力等障碍；出现的先后顺序；是否对日常生活及社交产生影响。③伴随症状：有无精神、行为异常，运动、感觉及尿便障碍等神经系统症状。④既往病史：有无脑血管病、中枢神经系统感染、中毒、外伤、严重的全身疾病等病史。

笔记栏

（三）失语和构音障碍

失语表现为自发谈话、听理解、复述、命名、阅读和书写等功能障碍。构音障碍主要是音响、音调、语速、清晰度等言语听觉特性的改变。问诊要点：①发病的急缓；②是否有构音障碍：有无音调、语速、清晰度等改变；③是否有失语及具体表现：自发谈话、听理解、复述等有无障碍；④伴随症状：有无运动和感觉障碍、共济失调等。

（四）失用和失认

失用是运用不能，主要有观念运动性失用、观念性失用、结构性失用、肢体运动性失用、穿衣失用等。失认是辨认不能，主要有视觉失认、听觉失认、触觉失认、体象障碍等。问诊要点：①发病的急缓；②若是运用不能，是哪种运用不能：能否按指令完成或模仿动作，能否完成复杂动作，能否正确穿脱衣服等；③若是辨认不能，是哪种辨认不能：是否可通过单一视觉、听觉或触觉认知以往熟悉的物体，有无偏侧忽视、手指失认等；④伴随症状：有无运动、感觉、语言障碍等。

（五）复视和视野缺损

复视表现为视物双影。视野缺损有全盲、偏盲、象限盲。问诊要点：①发病的急缓；②若为复视，复视的方向、实像与虚像的位置关系如何；③若为视野缺损，缺损的范围（全盲、偏盲、象限盲），单眼还是双眼，同向性还是双颞侧；④伴随症状：有无眩晕、恶心、呕吐、运动和感觉障碍、共济失调等神经系统症状。

（六）面瘫

面瘫可分为周围性面瘫和中枢性面瘫。问诊要点：①发病的急缓；②病前有无受凉、病毒感染、疱疹史；③闭目是否严紧，鼓腮、示齿是否正常，有无听觉、味觉障碍，是否不自主流泪；④伴随症状：有无眩晕、复视、运动和感觉障碍等，有无耳后疼痛，外耳道及耳后有无疱疹。

（七）听觉障碍和眩晕

听觉障碍表现为耳聋、耳鸣和听觉过敏。眩晕是一种主观症状，是对自身或外界物体的运动性或位置性错觉。问诊要点：①发病的急缓；②若为听觉障碍，是听力减退、耳鸣还是听觉过敏，单侧还是双侧，严重程度；③若为眩晕，为持续性还是发作性，发作持续时间，严重程度，有无听力减退、耳鸣等听觉障碍，有无恶心、呕吐、汗出等，有无站立不稳，眩晕与体位变动及睁闭眼有无关系；④伴随症状：有无运动、感觉及语言障碍等。

（八）吞咽困难

吞咽困难主要表现为咽下困难，可由神经系统疾病、食管或口咽部病变所致。问诊要点：①发病的急缓；②易食液体食物还是固体食物，有无进食呛咳、吞咽时疼痛，口腔、咽部有无食物残留，症状有无晨轻暮重；③伴随症状：有无声音嘶哑等构音障碍，有无强哭、强笑、共济失调、运动和感觉障碍等。

（九）肢体瘫痪

瘫痪是指随意运动功能的减低或丧失。问诊要点：①发病的急缓、诱因、进展和波动情况；②瘫痪的部位：四肢瘫痪、偏瘫、单瘫、截瘫，还是部分肌群的瘫痪；③瘫痪的程度：是否影响坐、立、行或精细动作；④伴随症状：有无抽搐、麻木、疼痛、肌肉萎缩、尿便障碍等。

（十）感觉障碍

感觉障碍可表现为刺激性症状（感觉过敏、感觉异常、疼痛等）或抑制性症状（感觉减退或缺失）。问诊要点：①发病的急缓、诱因，持续性还是发作性，进展和波动情况。②类型：是特殊感觉(视、听、味及嗅觉)异常,还是对冷热、疼痛、接触等刺激的一般感觉异常。③部位:面部、肢体还是躯干,偏侧、单个肢体还是四肢末端,是否对称。④性质和程度:感觉减退、消失,还是感觉过敏、过度;有无麻木、疼痛。⑤伴随症状:有无肢体瘫痪、尿便障碍、精神症状等。⑥既往史:有无糖尿病、毒物接触史、酒精及药物中毒史等。

(十一)共济失调

共济失调指由小脑、本体感觉以及前庭功能障碍所致的运动笨拙和不协调。问诊要点:①起病的形式:急性、亚急性、慢性、隐匿性,还是发作性;②共济失调的部位及特点:是躯干为主,还是肢体为主,肢体是单侧还是双侧,有无向前、向后或向一侧倾倒,睁眼、闭眼(或黑暗中)及头位变化对其有无影响;③伴随症状:有无眩晕、恶心、呕吐,有无言语障碍、吞咽困难、饮水呛咳,有无肢体震颤和精细运动障碍,有无运动、感觉、视觉障碍,有无精神行为异常,有无明显体重减轻等;④有无家族史、冶游史、毒物接触史、糖尿病史、肿瘤病史及长期酗酒史等。

(十二)步态异常

步态异常是指患者步行时的姿势异常。问诊要点:①发病的急缓;②步态特点:画圈样、剪刀样、高抬足样、小步前冲样,还是宽基底步态、摇摆步态等,睁眼或闭眼有无影响;③伴随症状:有无语言、运动、感觉障碍,有无眩晕、震颤、共济失调等;④有无家族史、长期酗酒史等。

(十三)不自主运动

不自主运动是意识清楚时出现的不能控制的骨骼肌不正常运动。问诊要点:①发病的急缓;②部位:面部、肢体还是躯干,肢体以近端还是远端为主;③类型:震颤、舞蹈样动作、斜颈、面部肌肉抽动等,震颤是静止时、维持某种姿位时还是运动时出现,为细小震颤还是大幅度运动;④缓解或诱发因素,是否影响日常生活;⑤服药情况和既往病史,如有无慢性酒精中毒、肝性脑病、甲状腺疾病及肝豆状核变性等。

第二节　神经系统体格检查

神经系统体格检查是临床医生的基本技能,也是一项细致而复杂的工作,必须熟练掌握其方法和技巧。

一、颅骨及脊柱的检查

(一)颅骨的检查

观察头颅的大小、形状,有无异常活动,有无畸形,如大头、小头、尖头、舟状头等。观察有无肿物、凹陷、手术切口及瘢痕等。头部异常活动,如头部不随意地颤动等。

检查者用双手仔细触摸头颅的每一部位,了解其外形,有无压痛、骨缝分离和异常隆起。

(二)脊柱的检查

脊柱是内脏的支柱和保护器,是负重、运动、缓冲震荡和平衡身体的主要结构。它由7个颈椎、12个胸椎、5个腰椎、5个骶椎、4个尾椎组成,全长有4个生理弧度,即颈曲、胸曲、腰曲和骶曲。颈椎和腰椎向前凸,胸椎和骶椎向后凸。

1. 脊柱弯曲度　让患者站立或坐位,从后面观察脊柱有无侧弯;从侧面观察有无前后突出畸形。轻度侧弯时需借助触诊确定:检查者用示指、中指沿脊柱的棘突以适当的压力往下划压,皮肤会出现一条红色充血痕,以此为标准确定脊柱有无侧弯。

2. 脊柱活动度　检查脊柱活动度时,应让患者做前屈、后伸、侧弯和旋转等动作,以观察脊柱的活动是否受限及有无变形。

3. 脊柱压痛与叩击痛

(1) 压痛:检查时让患者端坐位,身体稍前倾,检查者以右手拇指从枕骨粗隆开始自上而下逐一按压脊柱棘突及椎旁肌肉,病变部位可有压痛。

(2) 叩击痛:叩击痛见于椎间盘突出、脊柱结核及脊柱骨折等,叩击痛的部位多为病变部位。

1) 直接叩击法:检查者用中指或叩诊锤垂直叩击各个椎体的棘突。

2) 间接叩击法:检查者将左手置于取坐位的患者头部,右手半握拳,以小鱼际肌部位叩击左手背。

二、脑神经的检查

(一)嗅神经

嗅神经属中枢神经,是特殊的感觉神经,传导嗅觉冲动。检查时,患者应意识清楚,能正常感知。

1. 检查方法　检查时嘱患者闭目,检查者用手指压住患者一侧鼻孔,用装有易挥发气味而无刺激性溶液的小瓶(如薄荷、樟脑、咖啡、香烟、香水、汽油等)置于患者受检鼻孔,让患者说出所嗅到的气味。如此双侧鼻孔交替测试。

2. 异常表现

(1) 嗅觉减退或消失:双侧丧失常见于头面部外伤,一侧丧失常见于额部肿瘤压迫嗅球、嗅束等。判定时应注意鼻腔的炎症或阻塞等病变,也可以出现嗅觉减退或消失,需加鉴别。

(2) 嗅觉过敏:见于癔症、妊娠恶阻等。

(3) 嗅幻觉:嗅中枢的刺激性病变可引起幻嗅发作,如颞叶癫痫,也可见于精神分裂症、酒精戒断和阿尔茨海默病等。

(二)视神经

视神经属中枢神经,是特殊的感觉神经,主要传导视觉冲动。视神经检查包括视力、视野和眼底三个方面。

1. 视力检查　视力代表视网膜黄斑中心凹处的视敏度。检测视力,临床通常用简易检查法,精确的检查需用远、近视力表检查。

简易检查法:令患者盖住一只眼,以检查另一只眼,并且交替检查两眼的视力。检查者可伸出手指置于远处,让患者看手指数,并渐渐移近,直至患者能数清手指时,记录其距离以表示视力,称几米指数。例如半米指数,即表示患者在距离半米处能数清手指。如视力减退至手指在眼前仍不能数清,则由远而近让患者看手动,直至患者能看清手动时,记录其距离以表示其视力,叫做眼前手动。如果视力减退至不能辨认眼前手动,可在暗室中用手电筒照射眼部,可以看到光亮即记录为光感。如果光感丧失,则为失明。如欲得精确的结果,则须用视力表检查。

2. 视野检查　视野是眼球正视前方,在保持位置不动的情况下所能看到的空间范围。

临床上可根据不同情况采用手试法或视野计法,手试法简便,能粗测患者的视野有无缺损;视野计法需用视野计,能精确测定视野。临床多采用手试法。

手试法:检查时嘱患者身背光源,与检查者相距60cm,相对坐定,两人相互平视,如检查患者左眼时,则令患者盖其右眼,医生闭其左眼,二人睁开之眼互相注视对方的眼睛。检查者用示指在两人之间等距离处,分别从左、右、上、下等方位自周围向中央缓慢移动,嘱患者看到后立即告知,检查者可与自己的正常视野比较,以确定患者的视野。同法检查右眼。手试法简单易行,但检查者的视野应在正常范围内。

3. 眼底检查 检查时患者背光而坐,眼球正视前方。检查患者右眼时,检查者在患者右侧,用右手握检眼镜,右眼观察;检查左眼则相反。检查时应注意视乳头(形态、大小、色泽、隆起、边缘等)、血管(粗细、弯曲度、动静脉的粗细比例、动静脉交叉处情况等)和视网膜(水肿、出血、渗出物、色素沉积、结节等)。正常眼底可见视乳头为圆形或椭圆形,淡红色,鼻侧较颞侧色略深,边缘清楚,其中央有一颜色略白、清晰的生理凹陷(生理杯);动静脉伴行,动脉色红,静脉色暗,动静脉比例为2∶3。

4. 异常表现

(1) 视力障碍和视野缺损:视觉传导通路上不同部位损害可以产生不同程度的视力障碍及不同类型的视野缺损。一侧视神经损害出现病眼视力下降或全盲;视交叉中部病变引起双眼颞侧偏盲;一侧视束或外侧膝状体病变引起双眼病变对侧同向偏盲;一侧视辐射上部受损引起双眼病变对侧同向性下象限盲;一侧视辐射下部受损引起双眼病变对侧同向性上象限盲;一侧枕叶病变出现双眼病变对侧同向偏盲伴黄斑回避现象。

(2) 视乳头异常

1) 视乳头水肿(papilledema):表现为视乳头充血,边缘模糊,生理凹陷消失,静脉淤血,可见出血和渗出,见于颅内压增高。应注意无视乳头水肿或出血表现,不代表没有颅内高压的情况。

2) 视神经萎缩(optic atrophy):可分为原发性与继发性两种。原发性视神经萎缩:表现为视乳头苍白而边界清楚,生理凹陷和筛板清晰可见,见于中毒、球后视神经炎、多发性硬化等。继发性视神经萎缩:表现为视乳头苍白而边界不清楚,生理凹陷和筛板不清晰,常见于视乳头水肿和视神经炎晚期。

(三) 动眼、滑车和展神经

动眼、滑车和展神经是运动神经,共同支配眼球运动,又称眼球运动神经,可同时检查。

1. 外观 注意两侧眼裂大小是否对称,有无眼睑下垂或痉挛;眼球有无凸出或凹陷、斜视或震颤等。

2. 眼球运动 令患者头部保持不动,两眼注视医生的手指,并随之向左右、上下、上内、上外、下外、下内8个方向转动。观察有无眼球运动受限及受限的方向和程度,有无复视及眼球震颤。当眼球活动至边时,出现眼球数次震颤,为正常情况。因此,发现眼震后,应反复检查确认。

3. 瞳孔及其反射

(1) 瞳孔:检查时注意瞳孔的大小、形状、位置及双侧是否对称。正常瞳孔呈规则圆形,双侧等大,位置居中,直径3~4mm,小于2mm为瞳孔缩小,大于5mm为瞳孔散大,但儿童的瞳孔稍大、老年人瞳孔稍小。

(2) 反射

1）对光反射:指光线刺激引起瞳孔收缩。检查时嘱患者注视远处,用电筒光从侧方分别照射两侧瞳孔,观察收缩反应是否灵敏和对称。感光后同侧瞳孔缩小称直接对光反射,而对侧未感光的瞳孔也收缩称间接对光反射。

2）调节和辐辏反射:嘱患者注视正前方约30cm处检查者的示指,然后迅速移动示指至患者鼻根部,患者双侧瞳孔缩小(调节反射),双眼会聚(辐辏反射)。

4. 异常表现

（1）眼球向内、向上、向下运动受限,常伴有上睑下垂、瞳孔散大、对光反射及调节反射消失,提示动眼神经麻痹。

（2）眼球向外下方运动受限,提示滑车神经损害。

（3）眼球向外运动受限,提示展神经受损。

（4）如受检侧直接和间接对光反射均迟钝或消失,提示同侧动眼神经损害;如受检侧直接对光反射消失,而间接对光反射保留,提示同侧视网膜或视神经损害。

（四）三叉神经

三叉神经是混合神经,传导面部感觉和支配咀嚼肌(颞肌、咬肌、翼状肌)运动,须分别检查。

1. 面部感觉　在面部三叉神经分布的区域内用大头针轻刺以测试其痛觉;用棉签测试其触觉;用凉水管或热水管以测试其温度觉。检查时注意左右两侧对比、同侧内外对比。应注意下颌角感觉支配不属于三叉神经,为C_2支配区。

2. 咀嚼肌运动　分两部分检查。

（1）翼状肌:嘱患者张口,如一侧翼状肌瘫痪,张口时下颌偏向瘫痪侧。

（2）颞肌与咬肌:首先观察有无肌萎缩,再用手置于患者的双颞和颊部,令其做咀嚼运动,以检测两侧肌肉收缩力量是否相等。

3. 反射　包括角膜反射及下颌反射。

（1）角膜反射:嘱患者向一侧上方注视(检查右眼时向左上方注视,检查左眼时向右上方注视),医生用细棉签毛由角膜外缘轻触患者的角膜。正常时,患者出现瞬目动作,被检侧瞬目为直接角膜反射,被检对侧瞬目为间接角膜反射。

应注意不要误触结膜,也不要棉签动作过快,引起患者惊吓躲避而闭眼。

（2）下颌反射:嘱患者下颌放松,口微张,检查者将拇指置于患者下颏中央,用叩诊锤轻叩拇指,反应为双侧颞肌与咬肌收缩,使下颌上提而口闭合。正常时反射动作不明显;若见下颌迅速上提或出现下颌阵挛、牙关紧闭,即为下颌反射亢进。

4. 异常表现

（1）眼裂以上、眼裂与口裂之间、口裂以下的面部各种感觉缺失,分别见于同侧三叉神经的眼支、上颌支、下颌支受损。

（2）面部感觉呈洋葱皮样分离性感觉障碍见于同侧核性病变。

（3）咀嚼肌无力或萎缩见于同侧三叉神经周围性损害,张口时,下颌偏向病灶侧。

（4）刺激一侧角膜时,若双侧角膜反射均消失,提示该侧三叉神经眼支损害,此时刺激另一侧角膜则双侧角膜反射均存在;若直接反射消失,间接反射存在,见于该侧面神经麻痹。无论刺激哪侧角膜,双侧角膜反射完全消失,见于深昏迷患者。

（5）下颌反射亢进,见于双侧皮质核束损害。

（五）面神经

面神经是混合神经,运动纤维支配面部表情肌运动,感觉纤维传导舌前 2/3 的味觉,应分别检查。

1. 运动功能　检查时先观察患者两侧额纹、眼裂、鼻唇沟及口角是否对称,然后再令患者做蹙额、皱眉、闭眼、示齿、鼓腮和吹哨等动作,观察是否对称及有无瘫痪。正常人闭眼时,都伴有眼球向上向外的转动,但随着眼睑的闭合,他人无法看到眼球的转动;如果一侧眼轮匝肌瘫痪,眼睑不能闭合,就会露出眼球下方的白色巩膜,称 Bell 征阳性。正常人用力闭眼时,睫毛多埋在上下眼睑之中,而眼轮匝肌轻度瘫痪时可有睫毛外露,称睫毛征阳性。

在对比双侧面部是否对称时,应询问既往情况,并让患者对照镜子进行面部运动,询问患者对自我面部运动的评价。对于既往存在的面部不对称应予以鉴别。

2. 味觉检查　嘱患者伸舌,先擦去舌面上的唾液,检查者用棉签蘸试液(分别用醋、盐水、糖水、奎宁水测试酸、咸、甜、苦),轻涂于一侧舌前 2/3,如有味觉,不要用口回答,可用手指出事先写在纸上的酸、咸、甜、苦四个字之一。先试可疑一侧,再试健侧,每种味觉测试完毕,需用温水漱口。

3. 异常表现

（1）一侧面部表情肌(包括眼裂上、下)全部瘫痪,表现为患侧皱纹减少、不能蹙额、皱眉、瞬目减慢、眼睑闭合不全、Bell 征阳性、睫毛征阳性、鼻唇沟浅、口角下垂、鼓腮或吹哨时口角漏气,为周围性面瘫,见于同侧面神经核及其发出的面神经病变。

（2）只有一侧眼裂以下面部表情肌瘫痪,而额纹和眼裂正常,为中枢性面瘫,见于对侧皮质核束损害。

（六）前庭蜗神经

前庭蜗神经是特殊的感觉神经,由蜗神经和前庭神经组成,蜗神经主要传导听觉,前庭神经主要传导平衡觉,应分别检查。

1. 蜗神经　常用耳语、钟表声或音叉进行检查,声音由远及近,测量患者单耳(对侧耳塞住)能够听到声音的距离,再与对侧比较,并与检查者比较。临床上精细检查多用音叉法,用电测听计测量可获得更精确的资料。音叉法检查包括下述两方面:

（1）Rinne 试验:比较骨导(bone conduction,BC)与气导(air conduction,AC)的听敏度,将振动的音叉(频率 128Hz)置于受试者耳后乳突部(骨导),听不到声音后迅速将音叉置于该侧耳旁(气导),直至气导听不到声音。同样方法检查另一侧。正常情况下,气导能听到的时间长于骨导能听到的时间,即气导>骨导。

（2）Weber 试验:将振动的音叉置于患者前额或颅顶正中,比较两侧骨导,正常时两耳感受到的声音相同。

2. 前庭神经　检查时可观察患者的自发性症状如眩晕、呕吐、眼球震颤和平衡障碍,也可进行冷热水试验和转椅试验,分别通过变温和加速刺激引起两侧前庭神经核接受冲动不平衡而诱发眼震。冷热水试验:患者仰卧,头部抬起 30°,向一侧外耳道灌注热水(44℃)时眼震快相向注入侧,灌注冷水(30℃)时眼震快相向对侧,正常时眼震持续 1.5~2 秒,前庭神经受损时该反应减弱或消失。转椅试验:让患者闭目坐在旋转椅上,头部前屈 30°,向一侧快速旋转后突然停止,让患者睁眼注视远处,正常时应出现快相与旋转方向相反的眼震,持续约 30 秒,如<15 秒提示前庭功能障碍。

3. 异常表现

（1）传导性耳聋时，Rinne 试验气导<骨导；Weber 试验音响偏向患侧，常见于外耳或中耳病变。

（2）感觉神经性耳聋时，Rinne 试验虽气导>骨导，但两者时间均缩短；Weber 试验音响偏向健侧，常见于内耳或耳蜗神经病变。

（3）出现眩晕、呕吐、眼球震颤和平衡障碍，提示前庭神经病变。若冷热水试验眼震反应减弱或消失，转椅试验眼震持续时间短（<15 秒），有助于前庭功能障碍的评价。

（七）舌咽神经、迷走神经

舌咽神经和迷走神经是混合性神经，在解剖和功能上关系密切，主要支配软腭、咽和喉部的肌肉运动；传导味觉、内脏感觉；控制平滑肌、心肌和腺体活动。舌咽神经和迷走神经常同时受累，因此一起检查。检查前首先询问患者有无吞咽困难，尤其是饮水呛咳。检查要点包括以下内容：

1. 运动　检查患者有无声音嘶哑、鼻音或失音等。令患者张口，观察静止及发"啊"的声音时，双侧软腭是否对称，抬举是否一致，悬雍垂是否偏斜。

2. 咽反射　令患者张口，用压舌板分别轻触两侧咽后壁，正常时出现咽肌收缩和舌后缩的恶心、呕吐反应，舌咽、迷走神经损害时，患侧咽反射减弱或消失。

3. 其他　注意舌后 1/3 味觉、脉搏、呼吸、心率、肠蠕动情况。必要时应用其他间接仪器设备，如喉镜进一步检查。

4. 异常表现

（1）患者出现声音嘶哑、吞咽困难及饮水呛咳，一侧软腭下垂、咽反射减弱或消失，悬雍垂偏向对侧，为真性延髓麻痹，提示一侧舌咽、迷走神经受损。

（2）患者出现声音嘶哑、吞咽困难、饮水困难，但咽反射存在甚至亢进，常伴有下颌反射活跃和强哭、强笑等，为假性延髓麻痹，提示双侧舌咽、迷走神经中枢性损伤（双侧皮质核束受损）。

（八）副神经

副神经是运动神经，支配胸锁乳突肌及斜方肌。

1. 检查方法　检查时观察两肩高低是否对称，注意有无肌萎缩及肌纤维震颤。然后令患者对抗阻力向对侧转颈和耸肩，以检查胸锁乳突肌及斜方肌的肌力。

2. 异常表现　一侧副神经受损时，胸锁乳突肌及斜方肌萎缩，患侧肩下垂并耸肩无力，不能向对侧转头。双侧病变时，还表现为头前屈无力，直立困难，多呈头后仰位，仰卧时不能抬头。

（九）舌下神经

舌下神经是运动神经，支配舌肌，常与舌咽、迷走神经一起受损引起真性延髓麻痹。

1. 检查方法　嘱患者张口，观察舌在口腔内的位置，及是否有肌纤维震颤；再令患者伸舌，注意有无偏斜及舌肌萎缩；并让患者舌尖抵住口腔颊部，检查者用手加以阻力，以测验舌肌力量，并双侧对照。注意：相当一部分正常人伸舌后也会出现舌颤动，因此应在舌在口腔内的状态下观察颤动。

2. 异常表现

（1）伸舌偏向一侧，伴同侧舌肌萎缩，提示该侧舌下神经周围性损害。如伴有舌肌束颤可为核性损害。

（2）伸舌偏向一侧，不伴舌肌萎缩或束颤，提示对侧舌下神经中枢性损害。

三、运动系统的检查

（一）肌容积

肌容积可反映肌肉的营养状况。检查时，观察和比较双侧对称部位肌肉有无萎缩及假性肥大，并注意病变的分布是全身性、偏侧性、对称性还是局限性。精确的检查可用软尺进行测量，常在一些生理性标志部位（如上肢取尺骨鹰嘴、下肢取髌骨上下缘）的上方或下方的一定距离处测量肢体周径，行双侧同部位比较，相差大于 1cm 为异常。

肌萎缩指横纹肌体积缩小，肌纤维变细甚至消失。常见于下运动神经元损害和肌肉疾病。肌肉假性肥大表现为肌肉外观肥大、触之坚硬，但肌力弱，可见于进行性肌营养不良。

（二）肌张力

肌张力即肌肉在静止松弛状态下的紧张度，以及被动运动时遇到的阻力。检查时，嘱患者肌肉放松，检查者触摸感受患者肌肉硬度，并屈伸患者肢体感知阻力。异常表现有肌张力减低和肌张力增高。在做检查时，经常遇到患者不能放松，此时命令其放松，只会适得其反，可与之交流其他话题分散注意力。

1. 肌张力减低　表现为肌肉松弛软弱，被动运动时阻力减低，关节活动范围扩大。见于下运动神经元性病变（如周围神经病、脊髓前角灰质炎）、小脑病变、舞蹈症、脑和脊髓急性病变的休克期以及肌肉疾病等。

2. 肌张力增高　表现为肌肉较硬，被动运动时阻力增加，关节活动范围缩小。

（1）折刀样肌张力增高：又称痉挛性肌张力增高，患者上肢屈肌和下肢伸肌肌张力增高，表现为被动伸屈肢体时，初觉其肌张力增高，继而其肌张力很快减低，颇似折拢小刀一样，见于锥体束病变。

（2）铅管样或齿轮样肌张力增高：患者伸肌和屈肌的肌张力均增高，表现为被动伸屈肢体时，各个方向遇到的阻力相同，如弯曲软铅管一样，称为铅管样肌张力增高；伴震颤者，在伸屈肢体时感到在均匀的阻力上出现断续的停顿，有如齿轮状，称为齿轮样肌张力增高。铅管样或齿轮样肌张力增高可见于锥体外系病变，是由于锥体外系对肌张力调节功能失抑制所致。

（三）肌力

肌力是指肌肉的收缩力。肌力检查方法分为主动法与被动法两种：主动法是患者主动运动，观察其运动力量；被动法是检查者给予阻力，患者用力抵抗，以测其肌力。

1. 肌力分级　检查时一般以关节为中心检查肌群的伸、屈、外展、内收、旋前和旋后功能。肌力一般分为六级（0~5 级）：

0 级　完全瘫痪，肌肉无收缩。

1 级　可见肌肉收缩，但无肢体运动。

2 级　肢体能在床上移动，但不能抬离床面，即不能对抗地心引力。

3 级　肢体能抬离床面，但不能对抗外加阻力。

4 级　肢体能对抗外加阻力做运动，但力量较正常弱。

5 级　正常肌力。

2. 轻瘫检查法　采用一般方法对轻度瘫痪不能确定时，可用轻瘫试验。

（1）上肢轻瘫试验

1）上肢平伸试验：双上肢平举，掌心向上，并闭眼，可见轻瘫侧上肢逐渐下垂并旋前（掌心向内），低于健侧（图3-1A）。

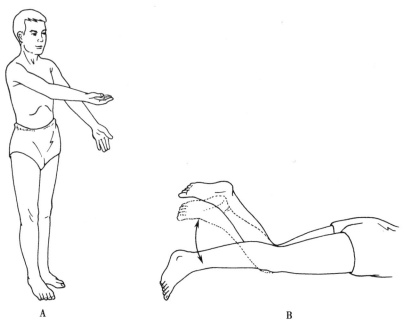

图3-1　轻瘫检查法
A.上肢平伸试验；B.膝下垂试验

2）Barre分指试验（分指对掌试验）：用力展开双手五指并伸直，双手掌心相对，但不得并拢，左右对比，轻瘫侧手指逐渐并拢屈曲。

3）小指征：双上肢平举，掌心向下，轻瘫侧小指常轻度外展。

（2）下肢轻瘫试验

1）膝下垂试验：患者俯卧位，双膝关节分开并屈曲成直角，轻瘫侧小腿逐渐下落，低于健侧（图3-1B）。

2）下肢下垂试验：患者仰卧，双下肢膝、髋关节屈曲成直角，轻瘫侧下肢逐渐下垂。

3）外旋征：患者仰卧，双下肢伸直，轻瘫侧下肢呈外旋位。

3. 肌群肌力检查　对单神经损害（如尺神经、腓总神经）和局限性脊髓前角病变（如脊髓灰质炎），需要对相应的单块肌肉分别进行检查。各肌肉肌力的检查方法见表3-1。

表3-1　各肌肉肌力的检查方法

肌肉	节段	神经	功能	检查方法
三角肌	$C_{5\sim6}$	腋神经	上臂外展	上臂外展水平位，检查者从肘部向下加压
肱二头肌	$C_{5\sim6}$	肌皮神经	前臂屈曲外旋	屈前臂并使外旋，加阻力
肱桡肌	$C_{5\sim6}$	桡神经	前臂屈曲和内旋	前臂内旋后再屈曲，检查者加阻力
肱三头肌	$C_{7\sim8}$	桡神经	前臂伸直	屈前臂后再伸直，检查者加阻力
腕伸肌	$C_{6\sim8}$	桡神经	腕部背屈	检查者从手背下压
腕屈肌	$C_6\sim T_1$	正中神经、尺神经	腕部屈曲	维持腕部掌屈位检查者从掌部加压

续表

肌肉	节段	神经	功能	检查方法
指总伸肌	$C_{6\sim8}$	桡神经	示指至小指掌指关节伸直	屈曲末指节及中指节后，检查者在近端关节加压
拇长伸肌	$C_{7\sim8}$	桡神经	拇指远端指节伸直	掌朝下后，检查者向远端指节加阻力
拇短伸肌	$C_{7\sim8}$	桡神经	拇指近端指节伸直	掌朝下后，检查者向近端指节加阻力
拇长屈肌	$C_7 \sim T_1$	正中神经	拇指末节屈曲	检查者加阻力
拇短屈肌	$C_8 \sim T_1$	正中神经、尺神经	拇指近端指节屈曲	检查者加阻力
指浅屈肌	$C_7 \sim T_1$	正中神经	示指至小指的中关节屈曲	检查者加阻力
指深屈肌	$C_7 \sim T_1$	正中神经、尺神经	示指至小指的末节屈曲	检查者加阻力
拇长展肌	$C_{7\sim8}$	桡神经	拇指外展	从第一掌骨外侧加阻力
拇短展肌	$C_8 \sim T_1$	正中神经	拇指在和掌部垂直方向展开	第一掌指关节外侧加阻力
拇对掌肌	$C_8 \sim T_1$	正中神经	拇指对掌运动	拇指和小指对指后，检查者将其分开
拇收肌	$C_8 \sim T_1$	尺神经	拇指内收	拇指和示指掌骨间夹住纸片，检查者将其抽出
小指展肌	$C_8 \sim T_1$	尺神经	小指外展	检查者加阻力
蚓状肌	$C_7 \sim T_1$	正中神经	近端指节屈曲，中指节、末指节伸直	检查者加阻力
背侧骨间肌	$C_8 \sim T_1$	尺神经	除拇指、小指外，手指分开	检查者将分开指并拢
掌侧骨间肌	$C_8 \sim T_1$	尺神经	除拇指外，使手指并拢	指间夹住纸片
背阔肌	$C_{6\sim8}$	胸背神经	上臂向后内收内旋	上臂从外展方向向下向后运动，检查者在肘下方加阻力
菱形肌	$C_{4\sim5}$	肩胛背神经	肩胛内收和上抬	手叉腰，肘向后用力，检查者加以阻力
冈上肌	$C_{5\sim6}$	肩胛上神经	上臂外展 15°	上臂自垂直位开始外展，检查者加阻力
冈下肌	$C_{5\sim6}$	肩胛上神经	上臂外旋	上臂垂直、屈肘 90° 后外旋，检查者从前臂外侧加阻力
前锯肌	$C_{5\sim7}$	胸长神经	肩胛骨向外向前	双手臂前伸推向墙壁，病侧肩胛离开胸壁呈翼状肩胛；双手下垂时病侧肩胛向脊柱中线移位
肩胛下肌、小圆肌	$C_{5\sim6}$	肩胛下神经	上臂内旋	上臂垂直、屈肘 90° 后前臂内旋，检查者从前臂内侧加阻力
胸大肌	$C_5 \sim T_1$	胸前神经	上臂内收内旋	外侧平举的上臂内收，检查者给上臂内侧阻力

续表

肌肉	节段	神经	功能	检查方法
髂腰肌	$L_{1\sim3}$	腰丛、股神经	髋关节屈曲	检查者加阻力
股四头肌	$L_{2\sim4}$	股神经	膝部伸直	仰卧，伸膝，检查者屈曲之
股内收肌	$L_{2\sim5}$	闭孔神经、坐骨神经	股内收	仰卧、两下肢伸直、两膝并拢，检查者分开之
股二头肌	$L_4\sim S_2$	坐骨神经	膝部屈曲	仰卧，维持膝部屈曲，检查者加阻力
臀大肌	$L_5\sim S_2$	臀下神经	髋部伸直	俯卧，膝部屈曲90°，将膝部抬起，检查者加阻力
胫前肌	$L_{4\sim5}$	腓深神经	足部背屈	足部背屈，检查者加阻力
腓肠肌	$L_5\sim S_2$	胫神经	足部跖屈	膝部伸直，跖屈足部，检查者加阻力

（四）共济运动

机体在大脑皮质、皮质下基底节、小脑、前庭系统及深感觉的共同参与下完成运动的协调和平衡，称共济运动。如果运动的协调和平衡发生障碍，则称为共济失调。检查时观察患者行走、穿衣、系纽扣、书写、讲话等是否协调和平衡，然后可做以下试验。

1. 指鼻试验（finger-to-nose test）　患者外展伸直一侧上肢，以示指尖触及自己的鼻尖，先睁眼、后闭眼，反复进行，双侧对比，观察有无异常（图3-2）。小脑半球病变可见指鼻不准，接近鼻尖时动作迟缓或出现意向性震颤，睁眼和闭眼无差别；深感觉障碍时，睁眼指鼻无困难，闭眼指鼻不准。

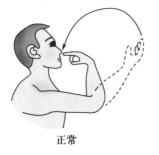

正常　　　　　　小脑性共济失调　　　　　感觉性共济失调

图3-2　指鼻试验

2. 误指试验　患者上肢向前平伸，示指掌面触及检查者固定不动的手指，然后维持上肢伸直并抬高，使示指离开检查者手指至一定高度的垂直位置，再下降至检查者的手指上。先睁眼后再闭眼重复相同的动作，比较睁眼、闭眼动作以及两侧动作的准确性。前庭性共济失调者，双侧上肢下落时示指均偏向病变侧；小脑病变者，患侧上肢向外侧偏斜；深感觉障碍者，闭眼时不能触及目标。

3. 轮替试验　观察患者快速、往复动作的准确性和协调性：①前臂的旋前和旋后，嘱患者用手掌和手背快速交替接触床面或桌面。②伸指和握拳，快速交替进行。小脑性共济失调患者动作缓慢、节律不匀和不准确。

4. 反跳试验　患者用力屈肘，检查者握住患者腕部向相反方向用力拉，随即突然松手。正常人由于拮抗肌的协同作用，前臂屈曲可立即停止。小脑损害时患者缺少拮抗肌的对抗作用，屈肘力量使前臂或手碰击自己的肩或面部（反击征）（图3-3）。

5. 跟-膝-胫试验（heel-knee-shin test）　患者仰卧，伸直一侧下肢，另一侧下肢先上举，再

笔记栏

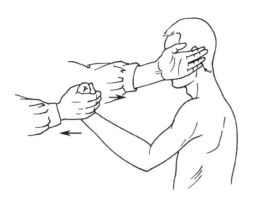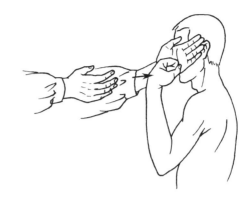

图 3-3　反击征

屈膝,用足跟触及对侧膝盖,然后沿胫骨前缘下移至踝部(图 3-4)。正常人动作准确且灵活。小脑损害患者抬腿触膝时出现辨距不良和意向性震颤,下移时摇晃不稳;深感觉障碍患者闭眼时足跟难觅膝盖。应注意要求患者用足跟而不是足背沿胫骨下滑。

6. 龙贝格征(Romberg sign)　又称闭目难立征。嘱患者双足并拢直立,双上肢向前平伸,先睁眼,后闭眼,观察其姿势平衡。睁眼正常,闭眼时出现摇晃甚至跌倒,称为龙贝格征阳性。

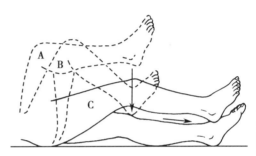

图 3-4　跟-膝-胫试验
A.上举一侧下肢;B.用足跟触及对侧下肢膝部;C.沿胫骨前缘下移

深感觉障碍时,睁眼站立正常,闭眼站立不稳;小脑或前庭病变时,睁眼或闭眼均站立不稳。

（五）不自主运动

不自主运动是指患者意识清醒时出现的不能控制的骨骼肌不正常运动,多为锥体外系损害的表现。检查时应注意不自主运动的部位、种类、频率、时间、程度等。常见的不自主运动有静止性震颤、舞蹈症、手足徐动症、偏侧投掷症、肌张力障碍等,参见第二章第十三节。

（六）姿势与步态

检查时应从前、后、侧面分别观察患者的姿势、步态、起步、步幅和速度等情况,可令患者快速从坐位站起、行走时转身、用足跟或足尖行走,以及双足一前一后地走直线,观察其能否保持平衡。常见的步态异常有痉挛性偏瘫步态、痉挛性截瘫步态、蹒跚步态、慌张步态、跨阈步态、摇摆步态等,参见第二章步态异常。

四、感觉系统的检查

感觉系统检查主观性强,宜在环境安静、患者合作的情况下进行。检查者应耐心、细致,避免暗示性语言;让患者了解检查方法和目的,以取得其良好的配合;检查时,让患者闭目;注意左右对比、上下对比、前后对比、远端和近端对比,通常从感觉障碍区域查向正常区域(痛觉或感觉过敏则从正常区域查向病变区域),反复多次检查核实。检查后详细记录各种感觉障碍的范围。

（一）浅感觉

1. 痛觉　嘱患者闭目,用大头针轻刺皮肤,询问有无疼痛及其程度。

2. 触觉　嘱患者闭目,用一束棉絮轻触患者皮肤,询问是否觉察、程度及触觉部位,通常让患者口头计数触碰次数如"1、2、3……"

3. 温度觉　嘱患者闭目,用盛有冷水(0~10℃)、热水(40~50℃)的试管分别接触皮肤,询问有无冷、热感。

（二）深感觉

1. 运动觉　嘱患者闭目,检查者轻捏患者指(趾)两侧,向上、向下移动 5° 左右,让患者说出活动的方向。如感觉不明显可加大移动幅度。

2. 位置觉　嘱患者闭目,将其手指、脚趾、髋关节、踝关节等摆成某一体位或姿势,让患者说出该部位的姿势或用对侧肢体同一部位模仿。

3. 振动觉　嘱患者闭目,将振动的音叉柄置于体表骨隆起处,如手指、桡侧骨茎突、鹰嘴、足趾、内外踝、膝等,询问有无振动感觉及其程度。

（三）复合（皮质）感觉

1. 定位觉　嘱患者闭目,用手指或棉签轻触患者的皮肤,请患者指出受刺激部位。

2. 两点辨别觉　嘱患者闭目,将钝头两脚规分开,两脚同时接触患者皮肤,如果患者能感到两点,则逐步缩小两脚距离,直到不能分辨两点时,记录该最小距离。两点需同时刺激,用力相等。正常值:指尖 2~4mm,手背 2~3mm,前臂和小腿 4cm,上臂、大腿和躯干 6~7cm。

3. 实体觉　嘱患者闭目,把一些常用物品如钥匙、硬币、纽扣、铅笔等放在患者一侧手中让其触摸感知,说出物品大小、形状和名称,注意两手对比。

4. 图形觉　嘱患者闭目,用钝针在其肢体、躯干皮肤上画三角形、正方形、圆形或数字等,让其辨别,注意双侧比较。

五、反射的检查

反射检查包括浅反射、深反射和病理反射等。反射比较客观,较少受到意识活动的影响。检查时让患者保持安静和被检部位的松弛状态,并做到"三个一样":两侧肢体姿势一样、叩击的部位一样、叩击的力量一样。注意观察反射的改变程度,尤其注意两侧是否对称。根据反射的改变程度分为亢进、活跃(增强)、正常、减弱和消失。反射活动的强弱存在个体差异,两侧不对称或两侧明显改变时意义较大。

（一）浅反射

浅反射是刺激皮肤、黏膜、角膜等引起的肌肉快速收缩反应。角膜反射、咽反射见脑神经检查。

1. 腹壁反射　由 $T_{7~12}$ 支配,经肋间神经传导。患者仰卧,双膝半屈,检查者用竹签分别沿肋弓下缘($T_{7~8}$)、平脐($T_{9~10}$)及腹股沟($T_{11~12}$)的平行方向,由外向内轻划两侧腹壁皮肤,反应为该侧腹肌收缩,脐孔向刺激部位偏移(图 3-5),分别称为上、中、下腹壁反射。若一侧消失或两侧强度不同,往往提示有病理意义。肥胖者和经产妇因腹壁过于松弛可引不出。

2. 提睾反射　由 $L_{1~2}$ 支配,经生殖股神经

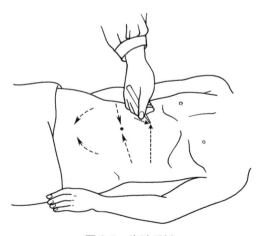

图 3-5　腹壁反射

传导。用竹签自上而下或自下而上轻划大腿内侧上部皮肤,反应为该侧提睾肌收缩使睾丸上提。其临床意义与腹壁反射相同,但减弱与消失相对出现较晚。

3. 跖反射　由 $S_{1~2}$ 支配,经坐骨神经传导。用竹签轻划足底外侧,自足跟向前方到小趾根部足掌时转向内侧,反应为足趾跖屈(图 3-6)。病理情况下,跖反射消失,同样的刺激可引起病理反射,即巴宾斯基征(Babinski sign)。

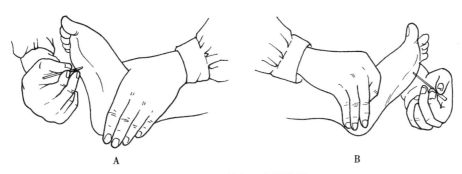

图 3-6　跖反射和巴宾斯基征
A. 正常跖反射;B. 巴宾斯基征

4. 肛门反射　由 $S_{4~5}$ 支配,经肛尾神经传导。用竹签轻划肛门周围皮肤,反射为肛门括约肌收缩反应。肛门反射在一侧锥体束或周围神经损害时仍存在,而在两侧锥体束损害或马尾神经损害时减弱或消失。

（二）深反射

刺激骨膜、肌腱等深部感受器发生的反射称为深反射。深反射属于牵张反射,也称腱反射。

1. 肱二头肌反射　又称屈肘反射,由 $C_{5~6}$ 支配,经肌皮神经传导。患者可坐位或卧位,肘部屈曲成直角,检查者以拇指或中指置于肘部肱二头肌肌腱上,另一手持叩诊锤叩击手指,反应为肱二头肌收缩,引起肘关节屈曲(图 3-7)。

2. 肱三头肌反射　又称伸肘反射,由 $C_{6~7}$ 支配,经桡神经传导。患者上臂外展,半屈肘关节,检查者托住其上臂,用叩诊锤直接叩击鹰嘴上方肱三头肌肌腱,反应为肱三头肌收缩,引起肘关节伸展(图 3-8)。

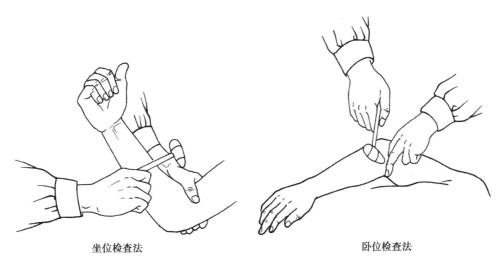

坐位检查法　　　　　　　　　卧位检查法

图 3-7　肱二头肌反射

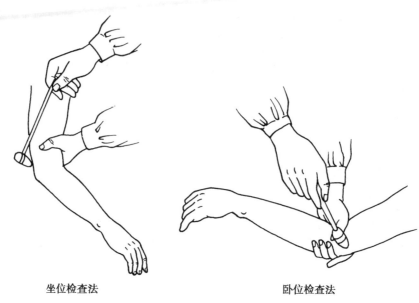

坐位检查法　　　　　　　　　　　　　　　卧位检查法

图3-8　肱三头肌反射

3. 桡骨膜反射　由 $C_{5\sim8}$ 支配,经桡神经传导。患者前臂半屈半旋前位,检查时叩击桡骨下端,反应为肱桡肌收缩,引起肘部屈曲、前臂旋前(图3-9)。

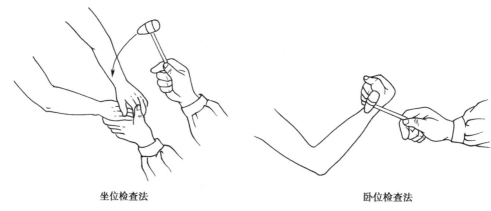

坐位检查法　　　　　　　　　　　　　　　卧位检查法

图3-9　桡骨膜反射

4. 膝反射　由 $L_{2\sim4}$ 支配,经股神经传导。患者坐位时,小腿自然下垂,与大腿成直角,或一侧下肢交叉置于另一侧膝上,检查者持叩诊锤叩击髌骨下股四头肌肌腱;患者仰卧位时,检查者左手从两膝后托起关节成120°,右手持叩诊锤叩击髌骨下股四头肌肌腱,反应为股四头肌收缩,引起小腿伸展(图3-10)。

5. 踝反射　又称跟腱反射,由 $S_{1\sim2}$ 支配,经胫神经传导。患者仰卧位时,屈膝(90°)外展,检查者用左手使足背屈成直角,叩击跟腱;患者俯卧位时,屈膝90°,检查者用左手按足跖,再叩击跟腱;或患者跪于床边,足悬于床外,叩击跟腱,反应为足跖屈(图3-11)。

6. 阵挛　是腱反射亢进的表现,正常时不出现,见于锥体束病变。深反射亢进时,当用力使相关肌肉处于持续性紧张状态,该组肌肉发生节律性收缩,称为阵挛,常见的有以下两种:

(1)髌阵挛(patellar clonus):患者仰卧,下肢伸直,检查者以拇指与示指夹持患者髌骨

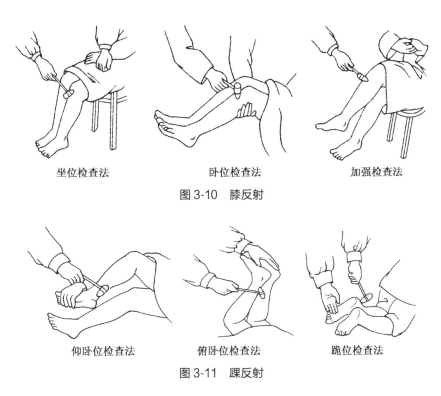

坐位检查法　　　　　卧位检查法　　　　　加强检查法

图 3-10　膝反射

仰卧位检查法　　　　俯卧位检查法　　　　跪位检查法

图 3-11　踝反射

上缘,用力向远端快速推动数次后维持推力,阳性表现为股四头肌发生节律性收缩使髌骨上下移动。

（2）踝阵挛（ankle clonus）:患者仰卧,髋与膝关节稍屈,检查者左手持患者小腿,右手托其足底前端,突然快速向上用力,使踝关节背屈并保持推力。阳性表现为腓肠肌与比目鱼肌发生连续性节律性收缩,使足呈现交替性屈伸动作。

7. 霍夫曼征（Hoffmann sign）　检查者左手握住患者的腕关节,右手以示指和中指夹住患者的中指,用拇指迅速轻弹患者中指指甲,引起其余四指掌屈反应为阳性,常提示锥体束病变（图 3-12）。

8. 罗索利莫征（Rossolimo sign）　患者仰卧,双下肢伸直,检查者用叩诊锤叩击或用手指掌面弹击患者足趾基底部跖面,阳性反应为足趾向跖面屈曲（图 3-13）。

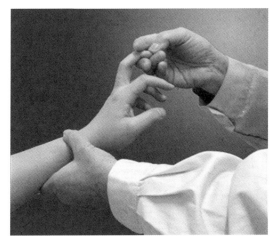

图 3-12　霍夫曼征

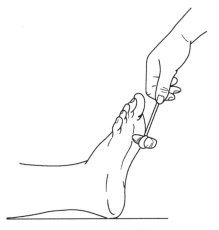

图 3-13　罗索利莫征

（三）病理反射

病理反射是指锥体束受损时，失去了对脑干和脊髓的抑制作用而出现的异常反射。但一岁半以内的婴幼儿由于神经系统发育未完善，也可出现这种反射，不属于病理性。

1. 巴宾斯基征　用竹签沿患者足底外侧缘，由后向前划至小趾根部时转向内侧，阳性反应为大趾向足背屈曲，可伴其他各趾呈扇形展开（图3-6）。应注意不要将跖反射和躲避反射混淆为病理征。躲避反射可以在患者的视觉观察下得到缓解。

2. 查多克征（Chaddock sign）　用竹签自后向前划过患者足背外侧缘，阳性反应同巴宾斯基征（图3-14）。

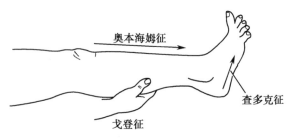

图3-14　几种病理反射的检查方法

3. 奥本海姆征（Oppenheim）　用拇指和示指沿患者的胫骨前缘由上向下推，阳性反应同巴宾斯基征（图3-14）。

4. 戈登征（Gordon sign）　用手挤压患者腓肠肌，阳性反应同巴宾斯基征（图3-14）。

六、脑膜刺激征的检查

脑膜刺激征为脑（脊）膜及神经根受刺激，引起其相应肌肉反射性痉挛的一种表现，包括颈强直（cervical rigidity）、克尼格征（Kernig sign）和布鲁津斯基征（Brudzinski sign）等。颈上节段的脊神经根受刺激引起颈强直，腰骶节段的脊神经根受刺激，则出现克尼格征和布鲁津斯基征。脑膜刺激征多见于脑膜炎、蛛网膜下腔出血等，深昏迷时可消失。

1. 颈强直　患者仰卧去枕，双下肢伸直，检查者托患者枕部向前屈曲（屈颈试验），正常人下颌可触及其胸骨柄。若下颌不能触及胸骨柄，并有后颈部僵直、疼痛者称为颈强直阳性。对于严重颈椎病变如强直性脊柱炎以及老年人，应注意与颈强直的仔细鉴别。

2. 克尼格征　患者仰卧，抬起一侧下肢，使髋关节、膝关节屈曲成直角，然后左手固定在膝关节处，右手握住足跟，将小腿慢慢上抬，使其被动伸展膝关节，如遇抵抗感或伴大腿后侧及腘窝疼痛，使伸直受限，且大小腿间夹角<135°，为克尼格征阳性（图3-15）。如果颈强直阳性而克尼格征阴性，称为颈强直-克尼格征分离，见于后颅窝占位性病变和小脑扁桃体疝等。

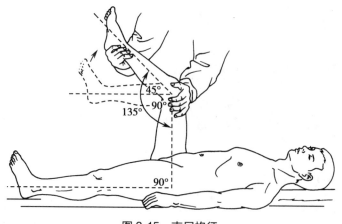

图3-15　克尼格征

48

3. 布鲁津斯基征 患者仰卧,被动屈颈时出现双侧髋、膝关节屈曲,为布鲁津斯基征阳性。一侧下肢膝关节屈曲位,检查者使该侧下肢向腹部屈曲,出现对侧下肢也发生屈曲,亦为布鲁津斯基征阳性。

七、自主神经系统的检查

自主神经系统可分为交感神经和副交感神经两个系统,两者在大脑皮质和下丘脑的控制下相互拮抗,互相协调地调整体内环境的稳定。自主神经检查包括一般检查、内脏和括约肌功能、自主神经反射。检查前应注意询问患者是否有服用抗胆碱能药物以及 β 受体阻滞剂等影响自主神经的药物。

(一)一般检查

1. 皮肤黏膜 观察颜色(苍白、潮红、发绀、色素沉着、色素脱失等)、质地(光滑、变硬、变薄或增厚、脱屑、干燥或潮湿等)、温度(发热、发凉),以及水肿、溃疡及压疮等。

2. 毛发和指甲 观察有无多毛、毛发稀疏、脱毛等;观察指甲有无变厚、变形、脱落等。

3. 出汗 观察有无全身或局部的多汗、少汗或无汗。触及皮肤感知其干湿度,注意双侧对比,必要时可做发汗试验。

发汗试验:将患者皮肤清洗干燥,用含碘溶液(纯碘 2ml,蓖麻油 10ml,无水酒精 100ml)涂于体表(外阴部、眼睑不宜涂布),然后撒以淀粉末;在皮下注射毛果芸香碱 10mg,可直接刺激周围神经末梢的发汗纤维;当皮肤出汗时,碘与淀粉起反应而呈蓝色;绘图标记颜色改变及分布情况。

4. 瞳孔 瞳孔对光反射和调节反射见脑神经检查部分。

(二)内脏和括约肌功能

注意胃肠功能(如胃下垂、腹胀、便秘等)、排尿障碍及性质(尿频、尿急、尿潴留、尿失禁等)、性功能(减退、亢进)。

(三)自主神经反射

1. 竖毛试验 搔划或以冷的物体如冰块刺激皮肤,可引起竖毛肌(交感神经支配)收缩,正常人于 4~5 秒潜伏期后出现竖毛反应(毛囊处隆起如鸡皮),7~10 秒时最明显,15~20 秒消失。竖毛反应一般扩散到脊髓横贯性损害的平面停止,可帮助判断脊髓损害的平面。

2. 皮肤划痕试验 用钝竹签在皮肤上压画一条线,数秒钟后出现先白后红的条纹,此为正常反应。如果划线后白色条纹持续超过 5 分钟,为交感神经兴奋性增高;红色条纹持续较久(数小时)且明显增宽或隆起,为副交感神经兴奋性增强或交感神经麻痹。

3. 眼心反射 指压迫眼球引起心率轻度减慢,正常者脉搏减慢 10~20 次/min。眼心反射的传入神经为三叉神经,中枢为延髓,传出神经为迷走神经。迷走神经麻痹者无反应,交感神经功能亢进者脉搏不减慢甚至加快,称为倒错反应。

4. 卧立位试验 患者平卧数分钟后,测 1 分钟脉率,然后直立站起,2 分钟后再测脉率。如脉率增加超过 10~12 次/min,为交感神经兴奋性增强。由立位到卧位,脉率减少超过 10~12 次/min,则为迷走神经兴奋性增高。

八、失语、失认、失用症的检查

(一)失语症

失语症是指患者在意识清楚、无精神障碍及严重智能障碍的前提下,无视听觉缺损,无口、咽、喉等发音器官肌肉瘫痪及共济运动障碍,但听不懂别人及自己的讲话,无法表达自己的意思,不能阅读以前会读的字句,或写不出以前会写的字句等。临床常见的失语症主要包括感觉性失语、运动性失语、传导性失语、命名性失语、失读、失写、完全性失语。失语检查包括以下几个方面:

1. 口语表达 检查时注意患者有无自发性言语,说话是否费力、流畅;音调是否正常,语音是否清晰;用词是否恰当,言语是否刻板;有无语法错误,能否正确表达其意思等。检查时注意下列方面:

(1)言语流畅性:言语流利程度是否改变,分为流利性言语和非流利性言语。

(2)语音障碍:言语有无含糊不清,声响、语调、速度、重音等有无改变。

(3)找词困难:有无言语中不能自由组织恰当的词汇,或找词时间延长。

(4)错语、新语及刻板言语等:有无语音或语义错误的词;有无新创造的"新语"或无意义的词句;有无刻板的重复的语言。

(5)语法障碍:是否难以说出正确句子,如"电报式语言",指患者省略语法功能词如副词、助词等,仅以名词、动词表达,例如"头痛,医生,吃药……"

2. 听理解 口头指令患者"将眼睛闭上""将口张开"或"将舌头伸出来",观察其能否理解并遵照执行。检查时应避免暗示动作。

3. 复述 要求患者重复检查者所说的词汇、短语或句子,观察是否完全不能复述或复述不完整、错语复述等。

4. 命名 请患者说出常用物品的名称,如钢笔、手机、水杯或身体某个部位的名称等。如果患者说不出名称,可检查其能否描述物品的用途。

5. 阅读 请患者朗读书报上的文字和执行写在纸上的指令,观察其能否正确阅读文字和正确执行指令。

6. 书写 要求患者自动书写(住址、姓名等)、听写(单词、句子等)和抄写(单词、句子等),判断其书写能力。

(二)失认症

失认症是指患者无意识和认知障碍,无视觉、听觉和躯体感觉障碍,但不能通过某一种感觉识别以往熟悉的事物,却能通过其他感觉识别。失认主要包括视觉失认、听觉失认、触觉失认和体象障碍。体象障碍系自身认识缺陷,不作为常规检查,失认检查包括以下几个方面:

1. 视觉失认 让患者看以往熟悉的物品,检查其能否用眼睛识别。

2. 听觉失认 让患者闭上眼睛,听以往熟悉的声音,检查其听力正常时能否识别。

3. 触觉失认 让患者闭上眼睛,用手触摸以往熟悉的物品,检查其能否识别。

(三)失用症

失用是指患者意识清楚,语言理解功能和运动功能正常情况下,却完全丧失了有目的的复杂活动的能力。主要包括观念运动性失用、观念性失用、结构性失用、肢体运动性失用、穿衣失用。失用检查包括以下几个方面:

1. 观念运动性失用 让患者按指令完成随意动作如伸舌、握拳,或模仿伸舌、握拳等动作,检查其能否完成。

2. 观念性失用 让患者按指令完成一整套动作如点烟或洗脸,检查其能否将各分解动作有序组合完成。

3. 结构性失用　让患者模仿画房子或摆积木造型,观察其能否按要求将物体或线条在空间构成一定的形状。

4. 肢体运动性失用　让患者按指令或模仿检查者写字、划火柴等,观察患者能否精细而熟练地完成。

5. 穿衣失用　让患者穿衣服或脱衣服,检查其能否理解衣服各个部分与身体各部位的相应关系而顺利完成。

九、吞咽困难的检查

吞咽困难是指食物由口腔进入食管至胃贲门的过程受到阻碍。神经系统疾病所致的吞咽困难,主要是食物由口腔进入食管有障碍,往往吞咽液体更困难,与吞咽肌肉及其支配神经受损有关。检查包括口面部吞咽相关肌肉和器官的检查,以及吞咽功能的评估。

（一）口面检查

1. 口腔　观察口腔对唾液的控制能力,是否有大量唾液存留。

2. 唇　观察是否对称,是否有流涎;嘱患者噘嘴、吹口哨,或检查者分开缩拢的双唇,观察唇闭合的力量。

3. 颊肌　嘱患者鼓腮,然后用手叩击鼓起的腮部,观察是否漏气;嘱患者做吸吮、嗫的动作,也可检查颊肌的功能。

4. 咀嚼肌

（1）咬肌和颞肌:嘱患者分别用左右磨牙咬住压舌板,触诊咬肌和颞肌肌肉膨胀和硬度。

（2）翼内肌和翼外肌:让患者尽量张口,注意是否对称及张开的宽度;嘱患者做下颌前突运动可判断翼内肌肌力,侧方运动判断翼外肌肌力。

5. 舌　嘱患者做舌前伸、后缩、上抵硬腭、左右摇摆动作,让患者舌尖抵住口腔颊部,检查者用手加以阻力,以检测舌的肌力。

6. 软腭　嘱患者张口发"啊"音,观察软腭抬高程度及对称性。

7. 咽　观察咽反射是否存在;嘱患者发"啊"音,观察咽后壁的收缩情况。

8. 喉　观察呼吸状态和音质。呼吸状态主要观察患者自主咳嗽是否有力,声音是否足够大;令患者深吸气后尽量缓慢吐气,观察声门控制能力。音质评价主要是令患者发音,观察有无声音嘶哑、音调过低、失音、鼻音过重等声带功能异常表现。

（二）吞咽功能评估

一般通过饮水试验来观察患者是否存在吞咽困难,饮水试验有很多种,常用的有冰水试验和洼田饮水试验。

冰水试验:先检查患者的进食状态、进食姿势、呼吸、合作程度,然后检查口肌、咽反射、咽部吞咽,之后给予 5～10ml 水进行测试。患者坐直,先给予 3ml 冰水含在口中,然后吞咽。观察有无吞咽困难及误吸的表现,包括:咳嗽或气哽,吞咽延迟（大于 2 秒）或缺乏吞咽,口内残留冰水,声音变化,有痛苦表情或呼吸困难,甚至意识水平下降等;如果无异常表现,再吞咽两次 5ml 冰水;如果仍然正常,给予 50ml 冰水进行吞咽。患者在测试中有任何一种吞咽困难或误吸的表现,就认为存在吞咽困难。

洼田饮水试验:检查方法和评定见表 3-2。

表 3-2　洼田饮水试验

检查	评定标准
患者端坐，喝下 30ml 温开水，观察所需时间和呛咳情况	1 级（优）——能顺利 1 次将水咽下
	2 级（良）——分 2 次以上，能不呛咳地将水咽下
	3 级（中）——能 1 次咽下，但有呛咳
	4 级（可）——分 2 次以上咽下，但有呛咳
	5 级（差）——频繁呛咳，不能全部咽下

十、意识障碍的检查

意识是中枢神经系统对内、外环境刺激做出应答反应的能力，包括意识水平（觉醒程度）和意识内容（认知功能）。这里只介绍意识水平，即觉醒程度的检查方法。

以觉醒程度改变为主的意识障碍，按严重程度分为嗜睡、昏睡、昏迷。临床上主要通过患者能否被唤醒及唤醒需要的刺激强度、对答的正确性、是否配合体格检查，从而判断患者处于嗜睡、昏睡或昏迷状态。对于昏迷患者，通过对疼痛刺激的反应、无意识的自发动作、瞳孔对光反射、腱反射、生命体征等，以区别浅昏迷、中昏迷和深昏迷，具体内容参见第二章第一节。

国际上常用格拉斯哥昏迷评分（Glasgow coma scale，GCS）来评价意识障碍的程度，评分的主要参数包括睁眼反应、言语反应、运动反应（表 3-3）。最高 15 分（无昏迷），最低 3 分，分数越低，昏迷程度越深；通常 8 分以上恢复机会大，7 分以下预后不良，3~5 分提示潜在死亡危险。GCS 也有一定的局限性，如对眼肌麻痹者不能评价其睁眼反应，对气管插管或切开、完全性失语者不能评价其言语反应，对四肢瘫痪者不能评价其运动反应。因而，临床上对意识障碍的判定，要根据患者病情和检查结果综合分析。

表 3-3　格拉斯哥昏迷评分

检查	评分标准
睁眼（E）	4-自己睁眼
	3-大声提问睁眼
	2-捏患者时睁眼
	1-捏患者时不睁眼
言语反应（V）	5-能正确对话，定向正确
	4-言语错乱，定向障碍
	3-言语能被理解，但无意义
	2-能发声，但不能被理解
	1-不发声
运动反应（M）	6-能执行简单命令
	5-捏痛时能拨开医生的手
	4-捏痛时抽出被捏痛的肢体
	3-捏痛时去皮质强直
	2-捏痛时呈去大脑强直
	1-毫无反应

十一、认知障碍的检查

认知是高级皮质功能的体现，包括记忆力、计算力、定向力、语言能力、注意力、知觉（视、听、感知）、应用和执行能力。本节主要介绍记忆力、计算力和定向力的检查方法以及认知功能的评估。在评估时应注意鉴别是否有抑郁、焦虑等影响认知结果的精神状态存在。特别是抑郁状态下，被试者思维迟缓，配合度下降，会导致认知结果的偏差。

（一）记忆力

记忆是既往经验在脑内的贮藏和再现的心理过程，包括信息的获得、储存和再现三个环节。根据记忆时间的长短可分即刻记忆、短时记忆和长时记忆，检查方法如下：

1. 即刻记忆　检查者随机说出若干位的数字串，让患者重复说出。

2. 短时记忆　先让患者记住一些简单的、互不相干的事物或更为复杂的一些短句,比如火车、桌子、面包,或者树木、国旗、皮球等,确认记住这些条目后再继续进行其他测试,约5分钟后让患者再次重复上述记住的内容。

3. 长时记忆　让患者说出既往记忆的内容,包括:很久以前学习的基础知识、著名的公众人物、自己的相关信息(地址、电话号码)等。

（二）计算力

检查计算力常用的方法是让患者从 100 中连续减去 7,分别说出得数。如不能准确计算,可做简单计算如 1+2＝?;也可让患者回答"大米 2 元 5 角 1 斤,10 元能买几斤"这样的问题。

（三）定向力

可细分为时间、地点和人物定向力,检查方法如下:

1. 时间定向力　让患者说出今天是星期几、年月日、什么季节等。

2. 地点定向力　让患者说出自己在医院还是在家,或是其他什么地方。

3. 人物定向力　让患者辨认家人或医生,能否叫出名字。

（四）认知功能评估

对于临床问诊有认知障碍的患者,应该进一步评估其认知功能。简易精神状态检查量表(mini-mental state examination, MMSE)是临床常用的认知功能评估量表,也是目前国际上使用最普遍的认知功能障碍筛查量表(表 3-4)。MMSE 共有 30 项,1～5 项检测时间定向,6～10 项检测地点定向,11～13 项检测即刻记忆,14～18 项检测注意力和计算力,19～21 项检测短时记忆,22～23 项检测命名,24 项检测语言复述,25～27 项检测语言理解,28 项检测书

表 3-4　简易精神状态检查量表（MMSE）

项目	评分	项目	评分
1. 今年是哪一年?	1/0	18. 72-7?	1/0
2. 现在是什么季节?	1/0	19. 回忆: 皮球	1/0
3. 今天是几号?	1/0	20. 回忆: 国旗	1/0
4. 今天是星期几?	1/0	21. 回忆: 树木	1/0
5. 现在是几月份?	1/0	22. 辨认: 铅笔	1/0
6. 你现在在哪一省（市）?	1/0	23. 辨认: 手表	1/0
7. 你现在在哪一县（区）?	1/0	24. 复述: 四十四只石狮子	1/0
8. 你现在在哪一乡（镇、街道）?	1/0	25. 用右手拿纸	1/0
9. 你现在在哪一层楼上?	1/0	26. 将纸对折	1/0
10. 这里是什么地方?	1/0	27. 放在大腿上	1/0
11. 复述: 皮球	1/0	28. 说一句完整句子并写下	1/0
12. 复述: 国旗	1/0	29. 读句子按意思做: 闭眼睛	1/0
13. 复述: 树木	1/0	30. 按样作图	1/0
14. 100-7?	1/0		
15. 93-7?	1/0		
16. 86-7?	1/0		
17. 79-7?	1/0		

写能力,29 项检测阅读理解,30 项检测视空间能力。总分 30 分,按照接受教育程度,划分认知功能缺损的标准,文盲≤16 分、小学程度≤19 分、中学及以上程度≤23 分,提示存在认知功能缺损。

十二、昏迷患者的神经系统检查

昏迷患者病情危重,必须尽快找出昏迷的原因,及时抢救治疗。病史采集应简明扼要,重点询问昏迷发生的急缓,昏迷前及昏迷时的伴随症状如头痛、头晕、呕吐、肢体活动障碍、抽搐等,既往疾病有无癫痫、高血压、糖尿病、心脏病、脑卒中、肝病或肾病等,有无外伤、中毒、服药过量史。体格检查应首先注意重要环节,在患者不能配合的情况下,关注气道是否通畅、呼吸是否平稳、心脏搏动和血压是否正常,以及是否有发热、呼气异常、低血糖、外伤、腹部膨隆等。神经系统检查是昏迷患者的重点检查项目,是判断有无颅内病变,以及颅内病变的部位和性质的重要依据,主要包括以下内容:

（一）眼征

1. 瞳孔 检查其大小、形状、对称性以及直接和间接对光反射。一侧瞳孔散大并眼球固定,提示该侧动眼神经受损,常为钩回疝所致;双侧瞳孔散大和对光反射消失提示中脑受损、脑缺氧和阿托品类中毒等;双侧瞳孔针尖样缩小提示脑桥病变、有机磷中毒等;一侧瞳孔缩小见于 Horner 征,如瓦伦贝格综合征等。

2. 眼球位置及运动 主要观察眼球是否有凝视及活动。眼球同向性凝视的方向在瘫痪肢体的对侧,提示大脑半球破坏性病变(凝视可被玩偶眼试验纠正);眼球同向性凝视的方向在瘫痪肢体的同侧,并伴有其他脑神经症状,提示脑干破坏性病变(凝视不能被玩偶眼试验纠正);垂直性眼球运动障碍如双眼向上或向下凝视提示中脑四叠体附近或丘脑下部病变;眼球向下向内偏斜见于丘脑病变;分离性眼球运动可为小脑损害。

3. 眼底 观察眼底是否有视乳头水肿、出血,前者见于颅内压增高,后者见于蛛网膜下腔出血。

（二）对疼痛刺激的反应

检查时用力按压眶上缘、胸骨,观察患者对疼痛的运动反应。如出现单侧或不对称性姿势反应,无反应的肢体是瘫痪肢体,提示瘫痪对侧的大脑半球或脑干病变。如疼痛引起双上肢屈曲、双下肢伸直,称去皮质强直,与丘脑或大脑半球病变有关;如疼痛引起四肢伸直、肌张力增高或角弓反张,称去大脑强直,提示中脑功能受损。脑桥和延髓病变的昏迷患者一般对疼痛无反应。

（三）运动功能判定

1. 面部表情肌 一侧鼻唇沟变浅,口角下垂,提示面下部表情肌瘫痪;一侧眼裂增宽,提示面上部表情肌瘫痪。

2. 肢体运动 瘫痪侧肢体自发活动减少,下肢呈外旋位,刺激足底回缩反应差或消失,可出现病理征,肌张力早期降低。

3. 坠落试验 检查上肢时,将患者双上肢同时托起,然后突然同时放开任其坠落,瘫痪的上肢迅速坠落而且沉重,无瘫痪的上肢向外侧倾倒,缓慢坠落;检查下肢时,将患者一侧下肢被动屈髋屈膝,足跟着床,突然松手时瘫痪肢体不能自动伸直,并向外倾倒,无瘫痪肢体呈弹跳式伸直,并能保持足垂直位。

（四）脑干反射

通过脑干反射的检查可判断是否存在脑干功能损害。

1. 睫脊反射（ciliospinal reflex）　检查时给予颈部皮肤疼痛刺激，正常时可引起双侧瞳孔散大，提示下位脑干、颈髓、上胸段脊髓及颈交感神经功能正常。

2. 头眼反射（oculocephalogyric reflex）　将患者头部向左、右、上、下转动时眼球向相反方向移动，然后逐渐回到中线位，又称玩偶眼试验。此反射婴儿时存在，随大脑发育而抑制，涉及前庭核、脑桥侧视中枢、内侧纵束和眼球运动神经核。头眼反射在脑弥漫性病变和间脑病变导致昏迷时可出现并加强，脑干病变时消失。

3. 眼前庭反射（oculovestibular reflex）　又称冷热水试验：用注射器向一侧外耳道注入1ml冰水，半球弥漫性病变而脑干功能正常时出现双眼向灌注侧强直性同向运动；昏迷患者如果存在完全的反射性眼球运动提示脑桥至中脑水平的脑干功能完好。

（五）呼吸形式变化

观察患者的呼吸方式、节律和频率等。深而快的规律性呼吸称为库斯莫尔呼吸（Kussmaul respiration），常见于糖尿病、尿毒症；浅而快的规律性呼吸见于休克、心肺疾患引起的呼吸衰竭；缓慢呼吸见于吗啡、巴比妥类药物中毒。中枢神经系统病变导致呼吸中枢抑制时，可有呼吸形式的改变，根据昏迷患者呼吸形式的变化，可判断病变部位和病情的严重程度：

1. 潮式呼吸　表现为呼吸由浅慢→深快→浅慢→呼吸暂停，然后重复上述呼吸，常见于大脑广泛性损害或间脑损害。

2. 中枢神经源性过度呼吸　表现为呼吸深、快、均匀、持久，常见于中脑损害。

3. 长吸式呼吸　吸2~3次呼1次或充分吸气后呼吸暂停，常见于脑桥首端损害。

4. 丛集式呼吸　呼吸频率、幅度不一的周期性呼吸，可见于脑桥尾端的病损。

5. 共济失调式呼吸　呼吸频率和幅度均不规律，间以不规则的呼吸暂停，见于延髓损害（图3-16）。

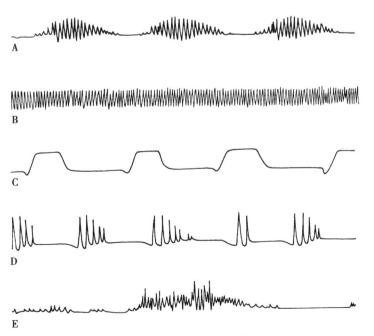

图3-16　脑干损害的呼吸节律改变
A. 潮式呼吸；B. 中枢神经源性过度呼吸；C. 长吸式呼吸；D. 丛集式呼吸；E. 共济失调式呼吸

（六）脑膜刺激征

脑膜刺激征包括颈强直、克尼格征、布鲁津斯基征等，见于脑膜炎、脑炎、蛛网膜下腔出血等，深昏迷患者脑膜刺激征可消失。

（七）昏迷患者的其他体征

检查昏迷时间长的患者还应注意营养不良、肺部或泌尿系统感染、尿便障碍、口腔溃疡、压疮、关节僵硬和肢体挛缩畸形等。

第三节　神经系统疾病的辅助检查

神经系统疾病的临床表现错综复杂，需要相关的辅助检查作为诊断依据，完成疾病的诊断和鉴别诊断。以下对神经系统疾病常用的辅助检查作简要概述。

一、神经系统影像学检查

（一）X 线检查

X 线摄片检查对颅骨、脊椎疾病的诊断有较大价值，常用的检测包括：

1. 头颅平片　头颅平片检查简便安全，包括正位和侧位像，还可有颅底、内听道和蝶鞍像等。主要观察颅骨的厚度、密度及各部位结构，颅底的裂和孔、蝶鞍及鞍内钙化斑等。注意头颅大小及外形，有无骨折线和异物，有无指压痕和病理钙化点等。观察各颅骨裂孔时应注意两侧对比，有无扩大及破坏。

2. 脊柱平片　脊柱平片包括前后位、侧位和斜位像。观察时应注意脊柱的生理弯曲度，有无发育异常，椎体、椎弓根、椎板及棘突有无骨折、骨质破坏、骨质增生及间隙变化，椎间孔有无扩大或变窄，椎旁有无软组织阴影等。

（二）计算机体层成像（computed tomography，CT）

CT 是根据人体各种组织对 X 线的吸收系数不同，通过 X 线对人体进行扫描，采集信息后，利用电子计算机重建，获得不同层面的图像。在 CT 平扫上，脑灰质的密度较脑白质高，未钙化的硬脑膜、动脉、静脉和肌肉的密度与脑灰质相近。颅骨内、外板和其他致密骨的密度最高，钙化组织的密度次之。脑脊液呈低密度。脂肪组织的密度较脑脊液的密度为低。

1. 各种 CT 技术介绍

（1）平扫：未用血管内对比剂的普通扫描。

（2）增强扫描：应用血管内对比剂的扫描。经静脉注射含碘造影剂，使病变部位与其附近正常脑组织的吸收差别增加，提高诊断的阳性率，特别是肿瘤的诊断。

（3）薄层扫描：扫描层厚度≤5mm 的扫描，常用于较小结构病灶的观察，如垂体瘤。

（4）螺旋扫描：X 线管连续转动时产生 X 线，而检查床在纵轴上连续平直运动，相对于扫描区 X 线管的运行轨迹为螺旋形。多层螺旋 CT 可以清晰显示动脉硬化斑块及是否有钙化等。

（5）CT 血管成像：静脉注射含碘造影剂后，经计算机对图像进行处理，可清晰显示三维颅内血管系统，可部分取代数字减影血管造影检查。

（6）CT 灌注成像：静脉注射含碘造影剂后，对选定层面行同层动态扫描，以获得脑组织造影剂浓度的变化，从而反映组织灌注量的变化。对急性缺血性脑血管病的早期诊断和溶栓治疗有重要价值。

2. CT 在神经系统疾病诊断中的临床应用
次的组织结构,主要用于脑梗死、脑出血、颅内
肿瘤、脑外伤、脑积水,以及某些椎管内疾病的
诊断。

CT 显示脑梗死为低密度病灶,与血管供应
区分布一致(图 3-17),脑梗死早期可有轻度的
占位征象,后期有脑萎缩征象。出血性脑梗死
表现为大片低密度区中出现不规则的高密度血
肿影。值得注意的是,CT 对幕上的脑梗死显示
效果较好,对幕下脑干及小脑梗死显示效果较
差;并且脑梗死发生 24 小时内,梗死灶常显影
不佳,易漏诊。

CT 平扫可迅速而准确地显示脑出血的部
位、大小及有无进入脑室系统(图 3-18)。CT 表
现与出血时间有关:新鲜出血为边缘清楚、密度

颅脑 CT 一般采用轴位扫描,清晰显示各层

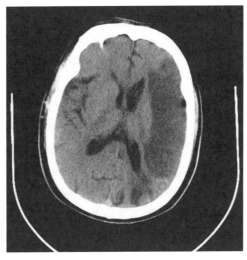

图 3-17　CT 扫描示低密度脑梗死病灶

均匀的高密度病灶,血肿周围出现水肿带;约 1 周后,血肿从周边开始吸收,高密度灶向心性缩
小;约于 4 周后则变成低密度灶。2 个月后成为近于脑脊液密度的、边缘整齐的低密度囊腔。

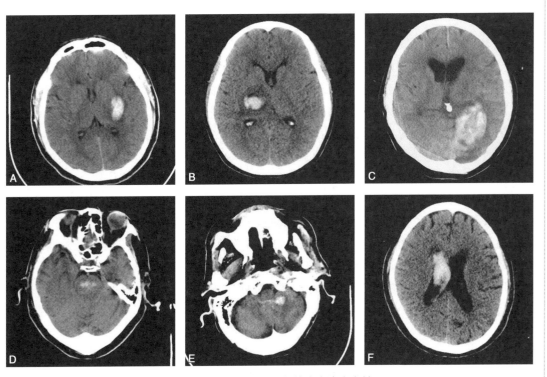

图 3-18　CT 显示不同部位高密度出血灶

（三）磁共振成像（magnetic resonance imaging，MRI）

MRI 是利用人体内 H 质子在主磁场和射频场中被激发产生共振信号,经计算机放大、图
像处理和重建后得到图像。MRI 检查时,患者置于磁场中,接受一系列脉冲后,打乱组织内

的质子运动。脉冲停止后,质子的能级和相位恢复到激发前状态,这个过程为弛豫。弛豫分为纵向弛豫(简称 T_1)和横向弛豫(简称 T_2)。MRI 的黑白信号对比度来源于患者体内不同组织产生 MR 信号的差异,以 T_1 参数成像时(T_1 加权像),T_1 短的组织(如脂肪)产生强信号呈白色,T_1 长的组织(如体液)产生低信号为黑色;以 T_2 参数成像时(T_2 加权像),T_2 长的组织(如体液)信号强呈白色,T_2 短的组织信号低为黑色。空气和骨皮质无论在 T_1 和 T_2 上均为黑色。T_1 图像可清晰显示解剖细节,T_2 图像更有利于显示病变。

1. 各种 MRI 技术介绍

(1)平扫:未用血管内对比剂的普通扫描。包括 T_1 加权像和 T_2 加权像。

(2)液体抑制反转恢复序列(fluid attenuated inversion recovery sequence,FLAIR sequence):是一种脑脊液信号被抑制,而与水混杂的信号更明显的 T_2 加权序列。有助于病灶的发现和病变性质的识别。对于脑梗死、脑白质病变、多发性硬化等疾病敏感性较高。

(3)增强扫描:指静脉注入顺磁性造影剂二乙烯五胺乙酸钆(Gd-DTPA)后再进行 MR扫描,通过改变氢质子的磁性作用而改变弛豫时间,获得高 MRI 信号,产生有效的对比效应,增加对肿瘤及炎症等病变的敏感性。

(4)磁共振血管成像(magnetic resonance angiography,MRA):是以 MR 成像平面血液产生"流空效应"为依托的一种磁共振成像技术,主要用于颅内血管狭窄或闭塞、颅内动脉瘤、脑血管畸形等的诊断。

(5)弥散加权成像(diffusion weighted imaging,DWI):采用回波平面成像技术,测量病理状态下水分子布朗运动的特征,用于缺血性脑血管病的早期诊断,发病 2 小时内即可显示缺血病灶。

2. MRI 在神经系统疾病诊断中的临床应用　与 CT 相比,MRI 可进行轴面、矢状面和冠状面扫描,从不同角度显示组织结构;无骨质伪影,可清楚显示后颅窝和椎管内病变。主要用于脑梗死、颅内感染、脑肿瘤、颅脑外伤、脑变性疾病、脱髓鞘疾病、椎管和脊髓病变等的诊断。对带有心脏起搏器、人工心脏瓣膜等金属异物以及妊娠患者应慎重或禁忌行 MRI 检查。

脑梗死 MRI 表现为长 T_1、长 T_2 信号,即 T_1 加权像为低信号,T_2 加权像为高信号。脑出血不同时期 MRI 信号不同,取决于含氧血红蛋白、脱氧血红蛋白、正铁血红蛋白和含铁血黄素的变化,一般表现为短 T_1、长 T_2 信号,即 T_1 加权像和 T_2 加权像均为高信号。

（四）数字减影血管造影（digital substraction angiography，DSA）

DSA 是基于数字 X 线成像技术,通过颈动脉或股动脉穿刺插入导管并注入造影剂来显示脑血管,得到的图像经过电子计算机处理去除骨骼、脑组织等影像而保留血管影像,产生实时动态的血管图像,在脑血管疾病的诊断和治疗方面具有重要价值。

DSA 被认为是血管成像的"金标准",但为有创检查,并有放射性辐射,且费用昂贵,临床上应有选择地使用。

二、神经系统电生理检查

（一）脑电图（electroencephalography，EEG）

脑电图是通过精密电子仪器,借助头皮电极将脑部的自发性生物电活动加以记录并放大而获得的图形,以了解脑功能状态。

脑电的基本节律可分为:①α 波:频率 8～13Hz,波幅 20～100μV;②β 波:频率 14～25Hz,波幅 5～20μV;③θ 波:频率 4～7Hz,波幅 20～40μV;④δ 波:频率在 4Hz 以下,波幅一般在

100μV 左右。频率为 8Hz 以下的脑电波称为慢波。

1. 正常脑电图　正常成人在清醒、安静和闭眼放松状态下,脑电图几乎全部由 α 波和 β 波组成,α 波主要分布在枕部和顶部,β 波主要分布在额叶和颞叶,两侧对称,频率恒定,波幅两侧相差<30%。约 6% 的正常人大脑半球前部可见少量 θ 波;清醒状态下的正常人几乎没有 δ 波,但入睡可出现,并随睡眠加深而增多。在儿童,脑电图以慢波为主,随年龄增加,慢波逐渐减少,而 α 波逐渐增多,14~18 岁接近成人。

2. 异常脑电图

(1) 棘波:顶端为尖的波形,时限 20~70ms,上升支陡峭,下降支可有坡度,为病理波,是大脑皮质神经细胞过度兴奋的表现,见于癫痫。

(2) 尖波:波形与棘波相似,但时限稍宽,70~200ms,形态呈快直上升缓慢下降的三角形波,波幅可达 200μV 以上,为病理波,多见于癫痫。

(3) 3Hz 棘慢复合波:为一个棘波继之以一个慢波,频率为 3Hz,易为过度换气诱发,以额部最显著,常见于典型失神发作。

(4) 尖慢复合波:是由一个尖波和一个慢波组成的复合波,见于癫痫。

(5) 多棘慢复合波:两个以上的棘波与一个慢波组成的复合波,常见于肌阵挛癫痫。

(6) 三相波:为中至高波幅、频率为 1.3~2.6Hz 的"负-正-负"或"正-负-正"波,主要见于克罗伊茨费尔特-雅各布病(Creutzfeldt-jakob disease,CJD)、肝性脑病和中毒代谢性脑病。

3. 脑电图的临床应用　EEG 检查主要用于癫痫的诊断、分类和病灶的定位,对脑器质性或功能性病变、弥漫性或局限性损害、脑炎、中毒性及代谢性脑病等亦有辅助诊断价值。

4. 动态脑电图　动态脑电图是通过便携式记录盒长时间动态连续观察脑电的实时变化,对癫痫的诊断及疗效评估具有重要意义。

(二) 肌电图(electromyography,EMG)

肌电图包括常规肌电图、运动单位计数、单纤维肌电图等。常规肌电图指将同心圆针电极插入肌肉内,记录其在安静状态和不同程度随意收缩状态下的各种电活动的一种技术。

1. 异常 EMG

(1) 插入电位改变:插入电位减少或消失见于严重肌萎缩、肌肉纤维化及肌纤维兴奋性降低等;插入电位延长或增多提示肌肉易激惹或肌膜不稳定,见于神经源性和肌源性损害。

(2) 异常自发电位:①纤颤电位:失神经支配的肌纤维敏感性增高或肌肉细胞膜稳定性下降所致的单个肌纤维的自发放电,多为双相,起始为正相,后为负相,见于神经源性和肌源性损害。②正锐波:为正相尖形主峰向下的双相波,形似 V 字形,产生机制和临床意义同纤颤电位。③束颤电位:指在安静时出现单个或部分运动单位电位支配肌纤维的自发放电,见于神经源性损害。

2. 肌电图的临床应用　①鉴别神经源性与肌源性损害;②确定神经元、神经根、神经丛、周围神经病损的部位和程度;③区别周围神经损害的性质是轴索病变还是脱髓鞘性病变;④用于重症肌无力、肌无力综合征、进行性肌营养不良、多发性肌炎等的辅助诊断。

(三) 神经传导速度(nerve conduction velocity,NCV)

NCV 是指记录周围神经纤维传导功能的一项诊断技术,包括运动神经传导速度(motor nerve conduction velocity,MNCV)和感觉神经传导速度(sensory nerve conduction velocity,SNCV)。

1. MNCV　分别刺激神经干的远端和近端,在该神经支配的肌肉上记录相应的动作电位,并测定不同的潜伏期。远端和近端的间距与两点潜伏期差值的比值即为 MNCV(m/s)。

2. SNCV 刺激感觉神经远端,于神经干近端记录潜伏期和动作电位,远端和近端的间距与两点潜伏期差值的比值即为 SNCV(m/s)。

3. F 波 超强刺激运动神经干时产生的神经冲动传向神经末端和脊髓前角,并引起脊髓前角放电,可在电刺激引起肌肉收缩之后又出现小的肌肉收缩反射,所记录的波即为 F 波。

NCV 临床应用:MNCV 和 SNCV 的异常表现为传导速度减慢和波幅降低,前者反映髓鞘病变,后者反映轴索损害。NCV 检查主要用于周围神经病的诊断和鉴别诊断。F 波可反映运动神经近端的功能,临床多用于吉兰-巴雷综合征、神经根型颈椎病的诊断。

（四）重复神经刺激

重复神经刺激(repetitive nerve stimulation,RNS)是指超强重复刺激神经干后,在其所支配的肌肉上记录的动作电位,是检测神经肌肉接头功能的重要手段。主要用于重症肌无力和兰伯特-伊顿综合征(Lambert-Eaton syndrome)的诊断。重症肌无力表现为低频或高频刺激波幅递减,兰伯特-伊顿综合征表现为低频刺激波幅递减,高频刺激波幅递增。

（五）诱发电位

诱发电位是神经系统对各种特异性刺激产生的脑电活动改变。依刺激神经类型不同,可分为感觉性和运动性诱发电位。前者依刺激部位不同分为躯体感觉、听觉和视觉诱发电位三种。其异常改变包括潜伏期延长、波幅降低和波形成分缺失等。

1. 躯体感觉诱发电位(somatosensory evoked potential,SEP) 又称体感诱发电位,是指对周围神经给予电刺激或直接刺激皮肤,所记录到躯体感觉上行通路不同部位的电位。SEP 能评估周围神经及其近端、脊髓后索、脑干、丘脑及皮质感觉区的功能状态,用于吉兰-巴雷综合征、颈椎病、多发性硬化、亚急性联合变性及脑死亡的诊断等。

2. 脑干听觉诱发电位(brainstem auditory evoked potential,BAEP) 简称听觉诱发电位,是指给予短声刺激听神经,从头颅表面记录到的包括脑干成分的听觉诱发电位。BAEP 不受患者意识状态的影响,主要用于客观评价听力、桥小脑角区肿瘤、多发性硬化、脑死亡的诊断等。

3. 视觉诱发电位(visual evoked potential,VEP) VEP 指对视网膜给予光刺激,在头皮记录由视觉通路所产生的电位变化。VEP 主要用于视觉通路病变的诊断,特别是对多发性硬化患者,可提供早期视神经损害的客观依据。

4. 运动诱发电位(motor evoked potential,MEP) MEP 指经颅磁刺激大脑皮质运动细胞、脊神经根及周围神经运动通路,在相应的肌肉上记录的复合肌肉动作电位。主要用于运动传导通路病变的诊断,如多发性硬化、肌萎缩侧索硬化、脊髓型颈椎病、脑血管病等。

5. 事件相关电位(event-related potential,ERP) ERP 指人对某种事件或信息进行认知加工(注意、记忆和思维等)时,通过叠加和平均技术在头颅表面记录的大脑电位。ERP 是人对外界或环境刺激的心理反应,主要反映认知过程中大脑的神经电生理变化,其中应用最广泛的是 P300 电位,用于各种大脑疾病引起的认知功能障碍的评价。

三、多普勒超声检查

经颅多普勒超声(transcranial Doppler,TCD)是应用多普勒效应使超声波作用于血管内流动的红细胞,通过颞窗、枕窗或眶窗,研究脑底动脉主干血流动力学变化的一种无创性检测技术。临床上主要用于:

1. 颅外血管狭窄或闭塞 表现为收缩期血流速度≥120cm/s,频谱紊乱,有涡流、杂音,可能存在颅外血管狭窄。血管闭塞时,该部位检测不到血流;严重狭窄或闭塞时,可有侧支循环建立。

2. 颅内血管狭窄或闭塞 表现为狭窄段血流速度增高(收缩期血流速度:大脑中动脉≥140~160cm/s,大脑前动脉≥120cm/s,大脑后动脉或椎-基底动脉≥100cm/s),伴血流频谱紊乱,有涡流、杂音,两侧血流速度不对称,相差超过20%。由于狭窄程度<50%时不引起血流动力学改变,因此,TCD判断血管狭窄时通常是程度已超过50%的狭窄。

3. 脑血管痉挛 TCD可见多支血管血流速度增高,无节段性血流速度异常;血流频谱峰形尖锐,可出现湍流频谱。

4. 其他应用 TCD尚可用于动静脉畸形和动静脉瘘供血动脉、脑动脉血流中微栓子监测、颅内压增高及脑死亡等的辅助诊断。

四、脑脊液检查

脑脊液(cerebrospinal fluid,CSF)为无色透明的液体,充满在各脑室、蛛网膜下腔和脊髓中央管内,对脑和脊髓具有保护、支持和营养作用。主要通过腰椎穿刺获取,检查内容如下:

1. 压力 正常成人侧卧位脑脊液压力为80~180mmH$_2$O,>200mmH$_2$O提示颅内压增高,见于颅内占位性病变、颅内感染、蛛网膜下腔出血、静脉窦血栓形成、良性颅内压增高等;<70mmH$_2$O提示颅内压降低,见于低颅压、脊髓蛛网膜下腔梗阻和脑脊液漏等。明确的后颅窝肿瘤者通常禁行腰椎穿刺。

2. 常规检查

(1)性状:正常CSF无色透明。均匀一致的血色CSF提示蛛网膜下腔出血,逐渐变淡的血色CSF可能为穿刺后损伤。CSF呈云雾状,见于化脓性脑膜炎;CSF放置后有纤维蛋白膜形成,见于结核性脑膜炎。CSF蛋白含量过高时,外观呈黄色,离体后不久自动凝固为胶冻样,见于椎管梗阻等。

(2)细胞数:正常CSF白细胞数为(0~5)×10^6/L,多为单个核细胞。白细胞明显增加,且以多个核细胞为主,多见于急性化脓性脑膜炎;白细胞轻或中度增加,且以单个核细胞为主,见于病毒性脑炎。

3. 生化检查

(1)蛋白质:正常CSF蛋白质含量为0.15~0.45g/L,Pandy蛋白定性试验为阴性。CSF蛋白明显增高常见于化脓性脑膜炎、结核性脑膜炎、吉兰-巴雷综合征、中枢神经系统恶性肿瘤、脑出血及椎管梗阻等。CSF蛋白降低见于腰穿或硬膜损伤引起脑脊液丢失、身体极度虚弱和营养不良者。

(2)糖:正常CSF糖含量为2.5~4.4mmol/L,<2.25mmol/L为异常。糖含量明显降低见于化脓性脑膜炎,轻至中度降低见于结核性或真菌性脑膜炎以及脑膜癌病。糖含量增高见于糖尿病。

(3)氯化物:正常CSF氯化物为120~130mmol/L,含量降低常见于结核性、细菌性、真菌性脑膜炎及全身性疾病引起的电解质紊乱患者,尤以结核性脑膜炎最为明显。

此外,可进行CSF病原学检查(病毒学检测、新型隐球菌检测、结核杆菌检测、寄生虫抗体检测等)、CSF涂片培养、CSF细胞学、免疫球蛋白及寡克隆区带等检查,为中枢神经系统疾病提供辅助诊断依据。

学习小结

1. 学习内容

神经系统疾病定位诊断的方法和步骤	病史采集	病史采集内容	一般情况;主诉;现病史; 既往史;个人史;家族史
		常见症状问诊要点	意识障碍;认知障碍; 失语和构音障碍;失用和失认; 复视和视野缺损;面瘫; 听觉障碍和眩晕;吞咽困难; 肢体瘫痪;感觉障碍; 共济失调;步态异常;不自主运动
	体格检查	颅骨及脊柱	颅骨、脊柱
		脑神经	12 对脑神经
		运动系统	肌容积　肌张力　肌力;共济运动;不自主运动; 姿势与步态
		感觉系统	浅感觉　深感觉　复合感觉
		反射	浅反射　深反射　病理反射
		脑膜刺激征	屈颈试验;克尼格征;布鲁津斯基征
		自主神经系统	一般检查　内脏及括约肌功能　自主神经反射
		失语、失认、失用	失语症　失认症　失用症
		吞咽困难	口面检查;吞咽功能评估
		意识障碍	格拉斯哥昏迷评分
		认知障碍	记忆力　计算力　定向力;认知功能评估
		昏迷患者的神经系统检查	眼征;对疼痛刺激反应;运动功能;脑干反射; 呼吸形式;脑膜刺激征
	辅助检查	影像学检查	X 线;CT;MRI;DSA
		电生理检查	脑电图;肌电图;神经传导速度;重复神经刺激;诱发电位
		经颅多普勒超声	
		脑脊液检查	压力;常规;生化检查

2. 学习方法

神经系统疾病病史采集与其他系统疾病相似,但对神经系统的常见症状应重点询问相关要点。神经系统体格检查的学习和操作,要按各个系统顺序依次进行,而每个系统中要逐项进行,避免遗漏,比如脑神经检查时,要按 12 对脑神经的顺序。掌握检查要点,反复观摩和练习是学好神经系统体格检查的正确方法。

（石　磊　曲　淼）

复习思考题

1. 肌张力增高有几种常见类型？请描述其表现和病变部位。
2. 简述巴宾斯基征的检查方法和临床意义。
3. 简述颈强直和克尼格征的临床意义和检查方法。

第四章

运动系统、感觉系统和反射的定位诊断

学习目标

掌握上、下运动神经元性瘫痪病变的鉴别要点,不同部位病变的定位诊断;周围神经、脊髓、脑干、丘脑、内囊和皮质部位感觉障碍的定位诊断。

熟悉锥体外系病变的定位诊断,反射异常的定位诊断。

了解小脑病变的定位诊断。

运动、感觉和反射活动是神经系统的基本功能,其定位诊断也是神经系统疾病临床诊断的基础。神经系统发生损害时首先需要判断病变部位,作出定位诊断,指导下一步检查方向,以达到明确诊断的目的。本章介绍运动系统、感觉系统和反射的解剖和生理特点,以及病变的定位诊断。

第一节　运动系统病变的定位诊断

一、运动系统的解剖和生理

运动系统由锥体系统、锥体外系统和小脑系统组成。整个运动系统互相配合协调,共同完成各种复杂的运动功能。锥体系统的主要功能是管理骨骼肌的随意运动,锥体外系统和小脑系统的主要功能是完成不随意运动、维持肌肉的协调和动作的准确性,并通过影响肌张力的变化,调节姿势和精确运动。

（一）上运动神经元（upper motor neuron）

上运动神经元也称锥体系统（pyramidal system）,包括运动皮质的大锥体细胞及其轴突组成的皮质脑干束和皮质脊髓束,其发放和传递随意运动冲动至下运动神经元,控制和支配下运动神经元的活动(图4-1)。

上运动神经元胞体主要位于大脑皮质中央前回、旁中央小叶前部的大锥体细胞(Betz 细胞),其轴突构成下行纤维,集中通过脑白质的辐射冠区,按照躯体定位排列顺序经过内囊后肢和膝部进入中脑大脑脚,再通过两侧脑桥基底部下行,在延髓前部的两侧形成锥体,因此得名"锥体束"。锥体束包括两部分:止于脑干的皮质脑干束(又称皮质核束)和止于脊髓的皮质脊髓束。在皮质运动区,人体各部的排列又是倒置的,下肢运动代表区在上部及旁中央小叶,上肢和躯干运动代表区居中部,头面部代表区在下部,注意头面部代表区是直立的。

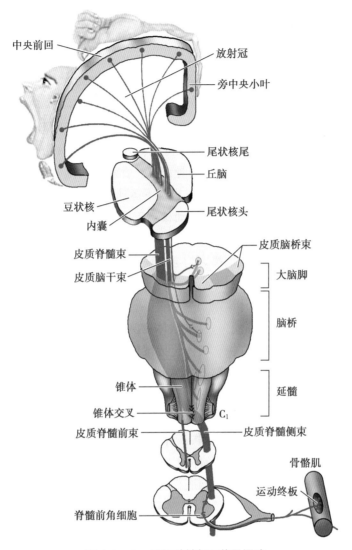

图 4-1　上、下运动神经元传导通路

代表区的大小与运动精细复杂程度有关,执行精细复杂运动的部分如手指及口部皮质代表区大,躯干及下肢代表区域小。

1. 皮质脑干束(corticobulbar tract)　皮质脑干束的纤维在脑干内下行过程中发出纤维,终止于脑神经运动核。多数运动核团受到双侧皮质脑干束的支配(包括动眼神经、滑车神经、展神经、三叉神经运动核、面神经核的上核和疑核),支配双侧眼外肌、咀嚼肌、面部肌、咽喉肌、胸锁乳突肌与斜方肌;只有面神经核的下半部分和舌下神经核主要受对侧皮质脑干束的单侧支配,支配对侧的面下部表情肌和颏舌肌。当一侧皮质脑干束损害时,面神经核的下半部分和舌下神经核所支配的肌群出现瘫痪,而其他脑神经核所支配的肌群无瘫痪。

2. 皮质脊髓束(corticospinal tract)　锥体束中的皮质脊髓束穿过脑干到达延髓形成锥体,85%~90%的纤维越过中线交叉至对侧,称为"锥体交叉",并经脊髓侧索下行,称为皮质脊髓侧束,纤维排列由内向外依次为到颈、胸、腰、骶的纤维。皮质脊髓束行于脊髓外侧索中,沿途发出侧支,逐节终止于前角细胞,主要支配四肢肌。小部分未交叉的纤维在同侧脊髓前索内下行,称皮质脊髓前束,该束仅达上胸节,经白质前连合逐节交叉至对侧,终止于脊髓前角细胞,支配躯干和四肢骨骼肌运动。皮质脊髓前束中有一部分纤维始终不交叉,止于同侧脊髓前角细胞,主要支配颈部和躯干肌肉。

（二）下运动神经元（lower motor neuron）

下运动神经元包括脊髓前角细胞及其纤维、脑神经运动核及其纤维,接受锥体系统、锥体外系和小脑系统各方面的神经冲动,是执行运动功能的神经元(图4-1)。

1. 脊髓前角细胞及其纤维　脊髓前角细胞是锥体束的下一级运动神经元。前角细胞发出的纤维组成前根在椎间孔处与后根合并为脊神经,其与脊髓节段相对应,共有31对脊神经,出椎间孔后分为前支、后支,除胸神经保持原有节段性走行分布外,其余前支分别组成颈丛、臂丛、腰丛和骶丛,最终到达所支配的骨骼肌。脊髓前角细胞及其纤维在任何部位受损时,骨骼肌会失去来自运动神经元的支配,出现下运动神经元性瘫痪。

2. 脑神经运动核及其纤维　脑神经运动核位于脑干的不同平面,包括动眼神经核、滑车神经核、三叉神经运动核、展神经核、面神经运动核、疑核、副神经脊髓核和舌下神经核。脑神经运动核及其纤维在任何部位的损害均会出现下运动神经元性瘫痪。

（三）锥体外系（extrapyramidal system）

锥体外系的解剖和功能与锥体系统有密切关系,广义锥体外系指锥体系以外所有调节躯体运动的结构,主要指纹状体系统,包括纹状体、红核、黑质和丘脑底核,总称基底神经节。纹状体包括尾状核和豆状核,豆状核又分为壳核和苍白球,苍白球是种系发育上较古老的核团,被称为旧纹状体,壳核和尾状核组成新纹状体。

基底神经节的神经核团之间有相互联系,同时与大脑皮质、丘脑发生联系,接受和反馈神经冲动,苍白球的下行纤维通过红核、黑质、网状结构、丘脑底核等影响脊髓的下运动神经元(图4-2)。基底神经节与大脑皮质、小脑共同协调随意运动、肌张力和姿势反射,也参与复杂行为的调节。基底神经节复杂的纤维联系构成神经环路:①皮质→新纹状体→背侧丘脑→皮质环路:该环路对发出锥体束的皮质运动区的活动有重要的反馈调节作用。②新纹状体-黑质环路:自尾状核和壳核发出纤维,止于黑质,黑质发出纤维返回尾状核和壳核。黑质细胞

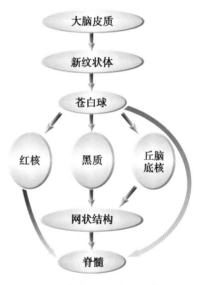

图4-2　纹状体系统的纤维联系模式图

产生多巴胺,黑质变性使纹状体内多巴胺含量减少,与帕金森病的发生有关。③苍白球-丘脑底核环路:苍白球发出纤维止于丘脑底核,后者发出纤维再返回苍白球,对苍白球起到抑制性反馈。丘脑底核受损,苍白球失去抑制,对侧肢体出现不自主运动。④皮质-脑桥-小脑-皮质环路:此环路是锥体外系中又一重要反馈环路。任何部位的损害都会导致共济失调。

锥体外系的主要功能是调节肌张力,配合锥体系协调随意运动,如行走时双臂摆动,维持机体姿势平衡。

（四）小脑系统

小脑位于后颅凹,中间为蚓部,两侧是半球。小脑分为三个叶,前叶、后叶和绒球小结叶。绒球小结叶由小脑半球的绒球和蚓部前端的小结构成,在种系发生上最早出现,称古小脑,古小脑主要与前庭神经及核发生联系,又称前庭小脑。前叶和蚓垂、蚓锥体出现较晚,称为旧小脑,主要接受脊髓小脑前、后束的纤维,又称脊髓小脑。后叶在种系发生上最晚出现,

称新小脑,与大脑皮质的广泛区域发生联系,又称大脑小脑。小脑由皮质、髓质和小脑核构成。小脑通过上、中、下脚(连接臂)与脑干相连,小脑下脚称绳状体,与延髓相连;中脚称桥臂,与脑桥相连;上脚称结合臂,与中脑相连。

小脑并不发出神经冲动,而是通过传入纤维和传出纤维与皮质、基底节、脑干、前庭、脊髓联系,对运动神经元起调节作用。小脑的传入纤维来自大脑皮质、脑干(前庭细胞核、下橄榄核)和脊髓,通过小脑的上脚、中脚、下脚进入小脑,与小脑皮质和深部小脑核形成突触联系,形成脑桥小脑束、前庭小脑束、橄榄小脑束和脊髓小脑束。小脑的传出纤维发自小脑深部核团(齿状核、顶核),通过小脑上脚离开小脑。齿状核发出纤维,经红核、丘脑核团组成齿状核红核脊髓束,作用于脊髓前角细胞;组成齿状核红核丘脑束,上传至大脑皮质运动区和运动前区,参与锥体束和锥体外系的调节。顶核发出纤维,经前庭核及网状核,组成前庭脊髓束及网状脊髓束,作用于脊髓前角细胞。

小脑是重要的运动调节中枢,小脑的蚓部控制躯干,小脑半球控制同侧肢体的肌群。古小脑的功能是维持身体平衡,旧小脑调节肌张力,新小脑协调骨骼肌的随意运动。(参见第五章第三节)

二、运动系统病变的定位诊断

神经系统执行运动功能的神经元或传导通路病变会导致运动障碍,表现为瘫痪、肌萎缩、肌张力改变、不自主运动、共济失调等。①瘫痪:按瘫痪程度分为完全性瘫痪和不完全瘫痪;按瘫痪性质分为上运动神经元性瘫痪和下运动神经元性瘫痪;按瘫痪形式分为单瘫、截瘫、交叉瘫、偏瘫和四肢瘫痪(详见第二章第九节)。对于瘫痪患者,首先确定病变水平位于上运动神经元,还是下运动神经元,然后进一步确定具体部位。②肌萎缩:常见于下运动神经元瘫痪,脊髓前角病变时可伴有肌束震颤;上运动神经元性瘫痪时可有程度较轻的失用性肌萎缩。③肌张力改变:肌张力减低常见于下运动神经元病变,也可见于尾状核、壳核以及小脑病变;肌张力增高有折刀样增高和铅管样增高,前者见于锥体束病变,后者见于锥体外系病变,铅管样增高如伴有震颤则表现为齿轮样增高,常见于帕金森综合征。④不自主运动:包括震颤、舞蹈样动作、偏侧投掷症、手足徐动症、扭转痉挛、抽动症等(详见第二章第十三节),见于锥体外系病变。⑤共济失调:见于小脑系统病变,小脑蚓部病变表现为躯干共济失调、小脑半球病变表现为肢体共济失调。

(一)上运动神经元病变的定位诊断

上运动神经元损害引起上运动神经元性瘫痪。从皮质投射区和锥体束径路全程到脑神经运动核或脊髓的前角细胞以上(不包括脑神经运动核或前角细胞)的纤维损害,均可引起上运动神经元性瘫痪,其特点是:①瘫痪较广泛:由于锥体束纤维排列紧密,上运动神经元性瘫痪多为广泛性,波及身体一侧,表现为偏瘫或整个肢体瘫痪,但大脑皮质区小的病灶可以引起局限性瘫痪。②肌张力增高和肌痉挛:表现为肌肉紧张、僵硬,被动运动时患者的肢体有明显抵抗,上运动神经元性瘫痪因此又称为痉挛性瘫痪。③腱反射增强:是脊髓自主活动增强和抑制解除的表现。腱反射活跃或亢进,有时极轻微的叩击也会引出反射或反射带扩大。反射极度增强时会出现肌肉的阵挛。④病理反射阳性:是上运动神经元性瘫痪非常重要和恒定的体征,尤其是锥体束受损但尚未引起瘫痪时,病理征阳性有重要的诊断意义。⑤无肌萎缩:上运动神经元性瘫痪的早期无肌萎缩,但瘫痪肢体可因长期废用而出现肌萎缩。⑥肌电图检查无失神经支配电位。

上运动神经元的损伤表现为瘫痪,因损伤部位不同,其症状和体征各异。

1. 皮质或皮质下

（1）瘫痪:皮质运动中枢位于中央前回,身体各部位在皮质代表区自下而上排列为咽、舌、面部、拇指、手、臂、躯干、腿、足部及会阴肌,呈一条长带状范围。病变常损害其中一部分,皮质局部的损害表现为局限性的运动障碍或单肢瘫痪,而偏瘫少见。皮质下病变可表现为不完全性偏瘫。

（2）癫痫:皮质运动区的刺激性病灶在病程早期可以出现局限性癫痫,多从一个肢体的某一局部开始痉挛发作。如果癫痫兴奋波逐渐扩散,局限性癫痫可以从某一肢体发展至半身或全身发作,称 Jackson 癫痫。发作时按病灶所在运动皮质区域的位置,从相应的身体局部开始。局部运动性发作表示皮质运动区有病变,发作起始部位具有定位意义。如果局限性癫痫反复多次发作,抽搐的肢体可以发生暂时性轻瘫,称为托德瘫痪(Todd paralysis)。

2. 内囊　内囊是锥体束最为集中的部位,该处病变容易使一侧的锥体束全部受累,运动障碍的特点是偏瘫,常见于脑出血和脑梗死。在短暂的急性休克期后就表现为肌张力增高的偏瘫。在内囊部位,锥体束后方为感觉传导束和视放射经过内囊的部位,故内囊损害常伴有偏身感觉障碍,有时还伴有偏盲,即典型的内囊损害表现为偏瘫、偏身感觉障碍和偏盲的"三偏征",运动障碍表现为对侧中枢性舌、面瘫,及上、下肢瘫痪;且大多数表现为均等性瘫,但也有肢体远端重于近端、上肢重于下肢者。但临床上根据损害范围的大小,其表现可以从"一偏"到"三偏"。

3. 脑干　交叉瘫是脑干病变的定位诊断特征。表现为病灶同侧受损平面的脑神经周围性麻痹和病灶对侧的肢体中枢性瘫痪,这是由于脑干病灶损害了位于同侧脑干内的脑神经或核,以及在此下行经过的锥体束纤维。病变位于脑干的不同平面,症状体征各异:

（1）中脑:病变位于中脑大脑脚,可累及动眼神经和锥体束,表现为病灶同侧动眼神经麻痹,对侧中枢性面瘫、舌下神经瘫和肢体瘫痪,又称韦伯综合征(Weber syndrome)。临床患者多表现为眼睑下垂、瞳孔散大,伸舌偏向肢体瘫痪侧。

（2）脑桥:面神经核及展神经核位于脑桥,病变位于脑桥腹侧部,伤及锥体束、面神经和展神经纤维,临床表现为同侧面神经、展神经的周围性瘫痪,对侧舌和上、下肢的中枢性瘫痪,又称 Millard-Gubler 综合征。

（3）延髓:延髓腹侧损害出现同侧舌下神经周围性瘫痪,对侧上、下肢的中枢性瘫痪。

4. 脊髓　脊髓病变运动障碍的特点是病变水平以下的肢体瘫痪不伴有脑神经的损害。如果脊髓损害是横贯性的,根据损害位置的高或低,表现为四肢瘫痪或截瘫。在脊髓休克期过后,肌张力增高、腱反射增强、病理反射阳性。脊髓损害部位不同,临床症状不同。

（1）高位颈髓病变(颈1～颈4):受损脊髓同侧上、下肢的中枢性瘫痪,即偏瘫而不伴脑神经损害,有可能是一侧颈髓损害所导致。横贯性的损害表现为四肢瘫痪。

（2）颈膨大区病变(颈5～胸1):支配上肢的脊髓前角细胞和皮质脊髓束受累,表现为上肢的下运动神经元性瘫痪,下肢的上运动神经元性瘫痪。

（3）胸髓病变:病变位于颈膨大以下、腰膨大以上,表现为上肢运动正常,下肢的上运动神经元性瘫痪。如为脊髓的横贯性损害,表现为双下肢的截瘫。

（4）腰膨大区病变(腰1～骶2):表现为上肢不受累,下肢的下运动神经元性瘫痪(图4-3)。

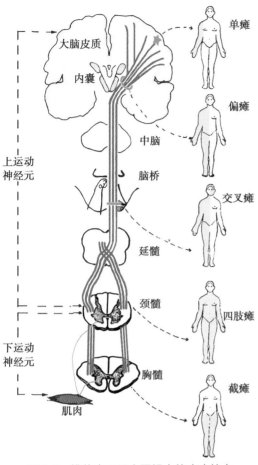

图 4-3　锥体束不同水平损害的瘫痪特点

（二）下运动神经元损害

下运动神经元包括脑神经运动核及其纤维、脊髓前角细胞、脊神经前根、脊髓周围神经。下运动神经元损害是指从脑干运动核或脊髓前角细胞至效应器的任一部位损伤，都会引起下运动神经元性瘫痪。其特点是：①瘫痪较局限，符合节段型、神经根型、神经丛型、周围神经型的分布规律，但广泛的周围神经损害，如多发性周围神经病也会出现四肢瘫痪或双下肢瘫痪；②瘫痪肢体的肌张力低；③腱反射减弱或消失；④病理反射阴性；⑤早期出现肌肉萎缩；⑥肌电图检查为失神经支配电位。

1. 脊髓前角　瘫痪表现为节段性分布，受累节段的脊髓前角所支配的肌肉出现下运动神经元性瘫痪。局限于脊髓前角细胞的损害如果没有影响到脊髓内的上、下行传导束，其特点是只有肌肉的下运动神经元性瘫痪，不伴有感觉障碍。典型疾病见于脊髓灰质炎，病变常侵犯几个节段的脊髓前角，表现为节段性运动障碍，瘫痪部位常见于一侧下肢，肌张力低、腱反射减弱或消失、肌肉萎缩，可有肌纤维震颤，无感觉障碍，病理征阴性。病灶累及前角细胞内侧群，近端肌肉出现症状，累及前角细胞外侧群则远端肌肉出现症状。

2. 周围神经　指脊髓的前根、脊神经以及从脑干发出的脑神经。前根为单纯的运动纤维，由前根和后根合并的脊神经是混合神经，周围神经的病变多为混合性神经的损害，病变引起相应神经支配区的运动、感觉和自主神经功能障碍。周围神经病变所致瘫痪为下运动神经元性瘫痪，根据周围神经所含运动、感觉和自主神经纤维成分的不同，以及损害部位和严重程度的不同而出现不同的临床症状和体征。

（1）脊髓前根：由于病变仅累及运动纤维，表现为单纯下运动神经元性瘫痪，感觉基本不受影响。例如急性炎症性脱髓鞘性多发性神经病主要侵犯周围神经的前根，临床表现为四肢对称性下运动神经元性瘫痪、近端较重而无明显的感觉障碍。

（2）神经丛：神经丛包括颈丛、臂丛、腰丛和骶丛。由于神经丛是神经干集中的部位，表现为下运动神经元性瘫痪、感觉障碍、疼痛，以及自主神经功能障碍。其定位特点是出现多处周围神经干损伤的体征，此点可与单神经干的损害鉴别。

（3）神经干：运动障碍符合单神经的支配范围，并伴有相应区域的感觉障碍、反射和自主神经功能障碍。例如桡神经损伤表现为腕下垂、手指不能伸直，桡侧手背和拇指背侧感觉障碍，肱三头肌腱反射消失。

（4）末梢神经：四肢远端的无力，伴有手套、袜套样的末梢型感觉障碍和自主神经功能障碍。

ER-4-2

拓展阅读
神经性休
克期

知识链接

癔症性瘫痪

　　癔症是一种精神障碍,临床表现多种多样,"瘫痪"是其表现之一。患者病前可有癔症的性格特征及精神刺激史,瘫痪属于功能性,各种检查不能发现与瘫痪相符的器质性损害,通过暗示,瘫痪可以加重或好转。

（三）锥体外系病变的定位诊断

　　锥体外系是保证锥体束发挥正常运动功能的结构,主要调节肌张力、肌肉的运动和平衡,其病变主要表现为肌张力障碍和不自主运动,且常合并存在,分为两类临床综合征:

　　1. 肌张力增高-运动减少综合征　是苍白球、黑质等旧纹状体系统病变的表现。①肌张力增高,呈"铅管样"或"齿轮样"强直,与锥体束病变引起的"折刀样"肌张力增高不同;②运动减少,表现为运动的主动性减少,患者难以从静止状态转向活动状态;③姿势与表情方面,全身呈屈曲状态,颜面呈假面具状;④静止性震颤,多发生于手、足和头部;⑤写字过小征;⑥可伴有唾液、泪、鼻涕的分泌障碍,并有四肢浮肿等自主神经障碍。

　　2. 肌张力减低-运动增多综合征　表现为各种不自主运动,如舞蹈样运动、扭转痉挛、手足徐动等,常伴有肌张力降低,是新纹状体即尾状核、壳核病变引起。偏侧投掷运动提示对侧的丘脑底核有病灶。

　　基底神经节各结构病变表现为:①壳核:手足徐动和运动增多;②尾状核:舞蹈样运动和手足徐动;③苍白球:肌张力增高和运动减少;④黑质:肌张力增高、运动减少和静止性震颤;⑤红核:舞蹈样运动、手足徐动和意向性震颤;⑥丘脑底核:投掷运动。

（四）小脑病变的定位诊断（参见第五章第三节）

　　小脑的功能主要是调节下行运动通路的活动,病变后表现为:①共济失调,如运动时控制速度、力量和距离困难;②眼球震颤;③平衡障碍;④肌张力减低。

　　1. 古小脑综合征　前庭小脑损害表现为平衡障碍,行走时步距宽、摇摆及眼球震颤。

　　2. 新小脑综合征　为小脑半球损害,多数病例旧小脑也同时受累。表现为患侧肢体肌张力低、共济失调和意向性震颤。

第二节　感觉系统病变的定位诊断

一、感觉系统的解剖和生理

感觉是各种形式的刺激作用于感受器后在人脑中的反映。感觉的分类见图4-4。

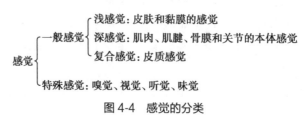

图4-4　感觉的分类

（一）感觉传导通路

一般感觉传导通路由三级神经元组成,第一级神经元在脊神经或脑神经节的假单极细胞,其周围突分布于皮肤、黏膜和肌肉肌腱、骨膜、关节内的感受器,中枢突组成后根进入脊髓或脑干。第二级位于脊髓后角或薄束核和楔束核,发出传导束交叉至对侧。第三级神经元位于丘脑腹后外侧核,发出纤维通过内囊后肢和辐射冠,感觉中枢位于大脑皮质中央后回(图4-5)。

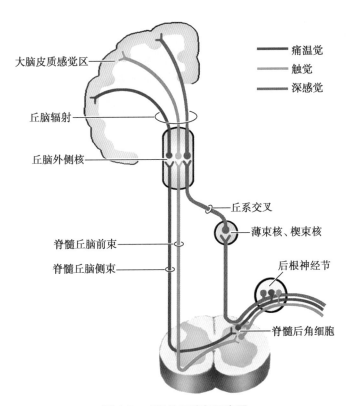

图 4-5 感觉传导路径示意图

1. 躯干、四肢的浅感觉传导通路 感觉传导束一级神经元是位于脊神经节内的脊神经节细胞,其周围支分布于躯干和四肢皮肤内的感受器,各种感觉有其末梢特有的感受器。中央突经后根进入脊髓后角,交换第二级神经元。第二级神经元的轴突上升 1~2 个节段经白质前连合交叉至对侧侧索和前索上行,组成脊髓丘脑侧束和脊髓丘脑前束,脊髓丘脑侧束传导痛温觉,脊髓丘脑前束传导粗触觉和压觉。在脊髓内,脊髓丘脑侧束的纤维排列由外向内为骶、腰、胸、颈。达到延髓时脊髓丘脑束位于下橄榄核背外侧,在脑桥和中脑走行在内侧丘系的背外侧,到达丘脑腹后外侧核。在丘脑腹后外侧核的第三级神经元发出纤维称丘脑中央辐射,经内囊后肢到大脑皮质中央后回。痛温觉传导路径见图4-6。

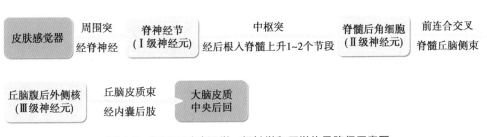

图 4-6 躯干四肢痛温觉、粗触觉和压觉传导路径示意图

2. 躯干、四肢的深感觉传导通路　第一级神经元位于脊神经节内的脊神经节细胞,周围支分布于关节、肌肉、肌腱和皮肤的本体感觉和精细触觉感受器。中枢突经脊神经后根进入脊髓同侧的后索,分为长的上行的升支和短的降支。来自同侧胸5以下的脊神经节细胞的中枢突升支走行于后索的内侧形成薄束,来自胸4以上的脊神经节细胞的中枢突升支走行于后索的外侧形成楔束。因此,薄束、楔束的纤维是以骶、腰、胸、颈的次序依次由内向外排列的。薄束和楔束上行分别止于延髓的薄束核和楔束核。短的降支止于脊髓的后角或前角,以完成脊髓的牵张反射。二级神经元薄束核和楔束核发出纤维向前内行走,交叉至对侧形成内侧丘系交叉,交叉后的纤维在中线两侧、锥体束后方上行,称内侧丘系,到达丘脑腹后外侧核。从丘脑发出第三级神经元的纤维称丘脑中央辐射继续上行,经内囊后肢终止于大脑皮质中央后回和顶叶(图4-7)。

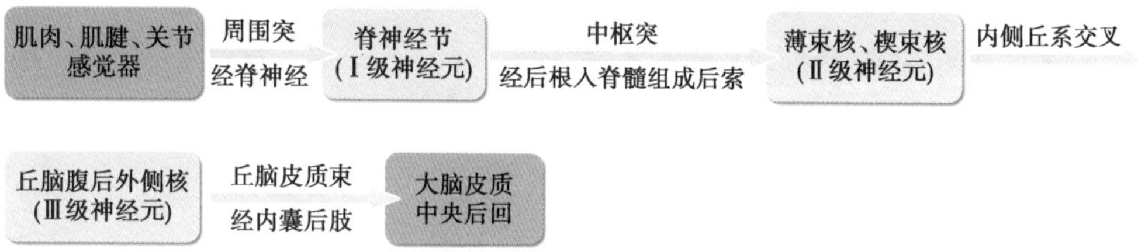

肌肉、肌腱、关节感觉器	周围突经脊神经	脊神经节(Ⅰ级神经元)	中枢突经后根入脊髓组成后索	薄束核、楔束核(Ⅱ级神经元)	内侧丘系交叉

丘脑腹后外侧核(Ⅲ级神经元)	丘脑皮质束经内囊后肢	大脑皮质中央后回

图4-7　躯干四肢深感觉和触觉传导通路示意图

3. 头、面部感觉传导通路　一级神经元是位于三叉神经半月节、舌咽神经节、迷走神经上神经节和膝状神经节的细胞,周围突经相应脑神经分支分布于头面部皮肤及口鼻黏膜的相关感受器,中枢突经三叉神经根和舌咽、迷走、面神经入脑干(图4-5),其中传导痛温觉的三叉神经根的纤维入脑后下降为三叉神经脊束,连同舌咽、迷走和面神经纤维一起止于三叉神经脊束核;传导触觉、压觉的纤维终止于三叉神经脑桥核。二级神经元位于三叉神经脊束核和三叉神经脑桥核内,发出纤维交叉到对侧,组成三叉神经丘脑束,紧贴于内侧丘系的背外侧,止于丘脑腹后内侧核的第三级神经元。第三级神经元细胞发出纤维经内囊后肢,到中央后回下部。三叉神经丘脑束以上的损害导致对侧头面部感觉障碍,三叉神经丘脑束以下受损导致同侧头面部感觉障碍。

4. 视觉传导通路　参见第七章第一节。

5. 听觉传导通路　参见第七章第一节。

（二）感觉的节段性支配

每个脊髓的后根(或脊髓节段)支配的皮肤区域,称皮节。皮节数为31,与神经根或脊髓节段数相同。胸腹部皮节的节段性分布最明显,其体表标志是乳头平面为胸4、剑突为胸6、脐平面为胸10、腹股沟平面为胸12和腰1。肢体的节段分布规律为:上肢桡侧为颈5~7,前臂及手的尺侧为颈8和胸1,上臂内侧为胸2,股前为腰1~3,小腿前面为腰4~5,足底、小腿及股后为骶1~2,肛周鞍区为骶3~5。感觉节段支配的规律,对觉损害的定位诊断很有帮助(图4-8、图4-9)。

由于周围神经含有多个节段的脊神经纤维,因此周围神经在体表的分布与脊髓的节段性感觉分布不同,例如正中神经损害的感觉障碍区域在桡侧手掌、桡侧3个半手指(拇指、示指、中指、环指桡侧半)。

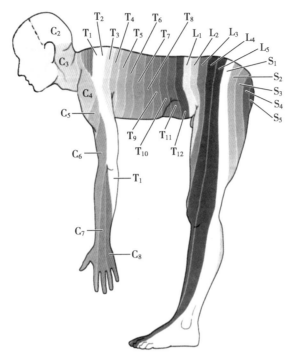

图 4-8 脊神经节段

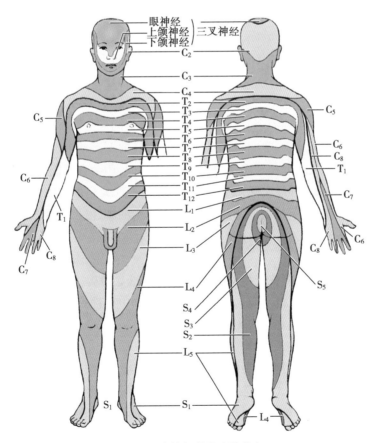

图 4-9 脊神经节段皮肤分布

二、感觉系统病变的定位诊断

神经系统传导感觉功能的神经元或传导通路病变会导致感觉障碍,按部位分为末梢型、周围神经型、节段型、传导束型、交叉型、偏身型、单肢型(详见第二章第十节)。感觉障碍的表现因感觉径路受损的不同部位而有不同的临床特点,这些特点就是定位诊断的重要信息。

（一）周围神经

依周围神经的损害部位不同,感觉障碍的特点如下:

1. 末梢型　周围神经的远端受累,产生末梢型感觉障碍,表现为肢体远端对称性手套、袜套样感觉障碍,常伴有运动和自主神经功能障碍,例如多发性神经病。

2. 神经干型　出现受累神经所支配的皮肤区域的感觉障碍,感觉障碍的区域内常伴有疼痛或感觉异常,多见于尺神经麻痹、桡神经麻痹、股外侧皮神经炎等。

3. 神经丛型　受累神经支配区的疼痛和感觉障碍,并伴有运动和自主神经功能障碍,其范围大于神经干所支配的区域,表现为一个肢体多数周围神经支配区的各种感觉障碍,如臂丛的上丛损伤,感觉受损范围包括三角肌区、手及前臂桡侧。

4. 后根型　感觉障碍范围与神经根分布一致,常伴有后根放射性疼痛（根痛）,常见于椎间盘突出、脊髓外肿瘤等。

（二）脊髓

脊髓的横贯性损害,表现为病变水平以下的所有感觉缺失或减退,截瘫或四肢瘫痪以及大小便功能和其他自主神经障碍,见于急性脊髓炎和脊髓肿瘤;而脊髓半侧的损害即布朗-塞卡综合征（Brown-Sequard syndrome）,其感觉障碍的特点是损害平面以下同侧的深感觉和运动障碍,对侧的痛温觉障碍,见于髓外肿瘤;前连合损害时出现节段性感觉分离,表现为痛温觉消失而触觉存在,见于脊髓空洞症。

（三）脑干

脑桥和延髓的病变可表现为交叉型感觉障碍,即病灶同侧面部和病灶对侧躯干、肢体的感觉障碍。如受损平面在脑桥,常同时有面神经、展神经的下运动神经元性瘫痪及锥体束损害导致的对侧偏瘫。病变如果在延髓,除交叉型感觉障碍,还会有延髓损害的其他表现。如果病灶在中脑、脑桥的三叉神经交叉水平以上部位,则表现为病灶对侧的偏身感觉障碍;由于中脑还有动眼神经核、滑车神经核,锥体束也从中脑大脑脚经过,因此根据损害范围,患者可伴有相应的临床表现。

（四）丘脑

病灶累及丘脑的腹后外侧核产生对侧偏身完全性感觉障碍,深感觉障碍重于浅感觉障碍,可有对侧半身感觉过度及自发痛,又称"丘脑痛"或"中枢性疼痛",称为"丘脑综合征",多见于脑血管病、肿瘤。

（五）内囊

内囊病变引起的感觉障碍表现为病灶对侧的偏身感觉障碍,出现感觉减退或消失,四肢重于躯干,肢体远端重于近端,深感觉重于痛、温觉。内囊是神经纤维集中的部位,除感觉传导通路以外,锥体束、视放射等均经过内囊。因此,患者除偏身感觉障碍还可伴有偏瘫或偏盲,多见于脑血管病。

（六）皮质

复合感觉较严重,如实体觉、图形觉、辨别觉、定位觉,常有单肢感觉障碍,表现为病灶对侧一个肢体分布的感觉障碍,皮质感觉中枢的刺激性病灶可引起局灶性的感觉性癫痫发作。

🔍 知识链接

癔症性感觉障碍

癔症性感觉障碍也是癔症的表现形式之一。患者可以有各种形式的感觉障碍,但仔细检查可发现感觉障碍的表现与感觉神经的分布不相符合,易受暗示的影响或经暗示治疗后很快恢复。患者常有精神诱因和癔症性格特点。

第三节 反射异常的定位诊断

一、反射的解剖和生理

反射是神经系统活动的基本方式,是机体在神经系统的参与下对内外环境刺激所产生的规律应答,属于不随意运动。反射的生理意义在于维持机体内环境的相对稳定,使机体适应外环境的各种变化。反射的解剖学基础是反射弧,反射弧由感受器、传入神经(感觉)、反射中枢、传出神经(运动)和效应器(肌肉或腺体)五部分组成,也受高级中枢的控制。反射的完成依赖于该反射弧的完整性,反射弧任何部位的损害都会使反射减弱或消失。此外,神经性休克也可以使反射暂时性受到抑制。

临床常常将反射分为三类:深反射、浅反射和病理反射。①深反射:又称腱反射或肌肉牵张反射,是刺激肌肉、肌腱和关节的本体感受器而引出快速的肌肉不自主收缩,其本质是一种牵张反射。腱反射的传入纤维直径较粗,传导速度较快,反射的潜伏期很短,例如膝反射,叩击膝关节下的股四头肌肌腱,股四头肌即发生一次收缩。②浅反射:是刺激皮肤或黏膜所引出的反射。虽然也是皮肤-肌肉反射,但在生理意义上不属于牵张反射,而属于保护性反射。③病理反射:此类反射由于有锥体束的抑制作用,在正常状态下不出现,若在中枢神经系统损害的情况下,锥体束失去了对脑干或脊髓的抑制作用出现的异常反射,为病理反射。

(一)牵张反射

牵张反射(stretch reflex)是骨骼肌受到外力牵拉而伸长时,其本身的感受器受到刺激后诱发的反射性收缩。牵张反射也受高级中枢的控制,反射弧中断时反射消失,失去高级中枢控制时可以亢进。感受器为肌梭,效应器为梭外肌,感受器和效应器在同一块肌肉中是牵张反射弧的特点。牵张反射的基本过程为,当肌肉被牵拉导致梭内、外肌被拉长时,引起肌梭兴奋,通过Ⅰ、Ⅱ类纤维将信息传入脊髓,使脊髓前角运动神经元兴奋,通过α纤维和γ纤维导致梭外肌和梭内肌收缩,其中α运动神经兴奋使梭外肌收缩以对抗牵张,γ运动神经元兴奋引起梭内肌收缩以维持肌梭兴奋的传入,保证牵张反射的强度。牵张反射有两种:肌张力反射和腱反射。

1. 肌张力反射 清醒的人即使在安静状态下骨骼肌也不完全松弛,始终有部分纤维交替地松弛收缩,使肌肉保持一定的紧张度,这种现象称为肌张力反射或本体反射,简称肌张力或肌紧张。其生理意义在于抵抗地心引力的作用,维持身体的正常姿势并作为各种运动的基础。例如在人体直立时,由于身体的重力作用使主要持重关节屈曲,这样就持续地牵拉了相应的伸肌,使伸肌的张力反射增强,以抵抗各持重关节的屈曲,保持人体的直立姿势。肌张力反射的感受器是肌梭和腱梭,传入神经为各周围神经感觉纤维的Ⅰ、Ⅱ类纤维,反射中枢为不同平面的脊髓节段,传出神经为脊髓前角及脑干运动神经核内的α运动神经元和γ运动神经元的轴突,效应器为梭外肌。肌梭和腱梭分布于骨骼肌内,其长轴与肌纤维平行,每个肌梭内有2~10条梭内肌纤维。腱梭位于肌腹与肌腱的结合处,由肌腱的胶原纤维和感觉神经末梢构成。当肌梭因梭外肌被缓慢伸长而感到牵张、产生兴奋,经传入纤维到达脊髓,通过中间神经元使α运动神经元和γ运动神经元兴奋,α运动神经元支配骨骼肌中收缩较慢的慢肌纤维(梭外肌),慢肌纤维兴奋时肌肉出现抵抗张力;由于慢肌纤维收缩较弱,只能抵抗肌肉被牵拉,不表现有明显的动作。这是因为中间神经元的调节使同一肌肉内的慢肌运动单位进行交替性收缩,而不是所有的慢肌运动单位同步收缩,所以,肌张力保持在强弱适中的范围且能持久维持而不疲劳。γ运动神经元兴奋引起梭内肌收缩以维持肌梭兴奋的传入,保证牵张反射的强度。此环路周而复始使肌肉保持一定的张力。

2. 深反射 用叩诊锤叩击骨膜、肌腱或肌肉所引出的各种快速运动也是一种牵张反射,这种快速牵拉肌腱时引出的深反射临床上称为腱反射(表4-1)。深反射的反射弧是由感觉神经元和运动神经元直接连接组成的单突触反射弧,深反射传导路径示意图见图4-10。高级中枢对深反射有抑制作用,因此高级中枢病变时深反射增强。临床常用的各种反射的中枢节段及传入传出神经有助于定位诊断。

表4-1 临床常用的深反射

反射名称	叩击位置	反应	中枢节段	周围神经	肌肉
下颌反射	下颌	下颌上举	脑桥	三叉神经第三支	嚼肌
肱二头肌反射	肱二头肌腱	肘关节屈曲	$C_{5\sim6}$	肌皮神经	肱二头肌
桡骨膜反射	桡骨茎突	屈肘、旋前和屈指	$C_{5\sim6}$	桡神经	肱桡肌
肱三头肌反射	鹰嘴突	肘关节伸直	$C_{6\sim7}$	桡神经	肱三头肌
膝腱反射	髌骨下区	膝关节伸直	$L_{2\sim4}$	股神经	股四头肌
跟腱反射	跟腱	足跖屈	$S_{1\sim2}$	坐骨神经	腓肠肌

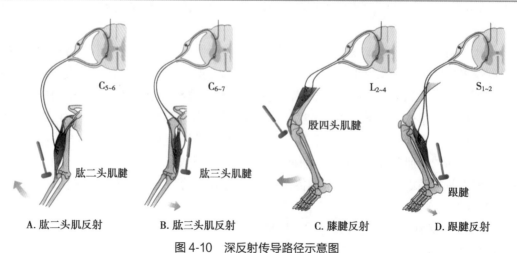

图4-10 深反射传导路径示意图

（二）保护反射

刺激皮肤或黏膜引出的反射属于保护性反射,临床称为浅反射(表 4-2)。其反射弧较长,除脊髓节段性反射弧外,反射冲动可上达皮质顶叶及运动区或运动前区,而后传出冲动随锥体束至脊髓前角细胞。高级中枢对浅反射有易化作用,因此高级中枢病变时浅反射减弱(图 4-11)。

表 4-2　临床常用的浅反射

反射名称	检查	反应	中枢节段	周围神经	肌肉
角膜反射	棉絮轻触角膜	闭眼睑	大脑皮质、脑桥	三叉神经第一支,面神经	眼轮匝肌
咽反射	轻触咽后壁	软腭上举、作呕	延髓	舌咽、迷走神经	咽缩肌
上腹壁反射	由外向内快速轻划上腹壁皮肤	上腹壁收缩	$T_{7\sim8}$	肋间神经	腹横肌
中腹壁反射	由外向内快速轻划平脐皮肤	中腹壁收缩	$T_{9\sim10}$	肋间神经	腹斜肌
下腹壁反射	由外向内快速轻划下腹壁皮肤	下腹壁收缩	$T_{11\sim12}$	肋间神经	腹直肌
提睾反射	轻划股内侧皮肤	睾丸上提	$L_{1\sim2}$	闭孔神经传入,生殖股神经传出	提睾肌
跖反射	轻划足底	足及趾跖屈	$S_{1\sim2}$	坐骨神经	屈趾肌
肛门反射	轻划肛周皮肤	外括约肌收缩	$S_{4\sim5}$	肛尾神经	肛门括约肌

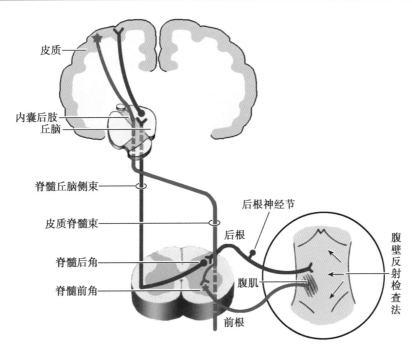

图 4-11　浅反射传导路径

（三）病理反射

病理反射是锥体束受损后,失去了脑干和脊髓的抑制作用而出现的异常反射。常用的病理反射有巴宾斯基征及其等位征。

1. 巴宾斯基征 是锥体束损害最可靠的临床体征。除提示锥体束损害外,也见于 1 岁半以下锥体束尚未发育成熟的婴幼儿,以及昏迷、深睡、使用大量镇静剂后锥体束功能受到抑制等情况。

2. 巴宾斯基征等位征 刺激足部周围组织引出巴宾斯基征的表现,称为巴宾斯基征等位征,如查多克征、奥本海姆征、戈登征、贡达征(Gonda sign)、普谢普征(Pussep sign)和舍费尔征(Schaeffer sign)。其意义同巴宾斯基征,在锥体束损害时出现。

3. 其他病理反射

(1)抓握反射(grasp reflex):指物体触及患者手掌时,引起手指和手掌屈曲反应,出现紧握该物不放的现象。有时伴有摸索反射,即当患者手掌被物体触及时,肢体向各方向摸索,直至抓住该物紧握不放为止。额叶病变出现抓握反射和摸索反射。

(2)脊髓自动症和总体反射:脊髓自动症是一种防御性反射,也是锥体束损害的体征之一。脊髓完全性横贯性损害时可出现脊髓自主反射或更强烈的总体反射。

(3)吸吮反射:吸吮反射等口部的病理反射在成人出现是广泛大脑皮质损害的表现。由于反射中枢与大脑皮质之间的联系中断,使延髓的吸吮反射中枢失去了大脑皮质的控制而出现,见于双侧额叶病变。

二、反射异常的定位诊断

与运动障碍、感觉障碍相比,反射异常较少受到患者主观的影响。轻叩肌腱,来自肌肉的刺激经过 1~2 个脊髓节段又传回到同一肌肉,每个反射有固定的反射中枢及周围神经,通过反射的改变可以判断脊髓或神经损伤的平面,对于神经系统病变的定位诊断很有价值。需要注意的是,反射的灵敏度在正常人并不一致,一定程度内对称的反射减弱或增强不一定是病理情况,左右侧或上下肢的比较存在差异常提示病变。反射的异常要和感觉、运动的障碍结合起来,经相互印证、综合分析才能提高定位诊断的准确性。反射异常分为反射减弱或消失、反射增强和病理反射。

(一)深反射减弱或消失

反射弧任何部位的中断均可使深反射减弱或消失。肌肉本身、周围神经、脊髓前根或后根、脊髓前角或后角、后索的病变都可以使反射弧的完整性受损。深反射减弱或消失是下运动神经元性瘫痪的一个重要特征;深反射减弱或消失也见于前文提到的中枢神经系统病变的休克期,如急性脊髓炎的脊髓休克期、镇静药过量、全身麻醉、深昏迷。此外,检查时患者精神紧张也会影响深反射的出现情况,这时应转移被检查者的注意力并反复检查确认。

(二)深反射活跃或亢进

正常情况下,锥体束对深反射的反射弧有抑制作用,所以锥体束病变时腱反射活跃或亢进。下颌反射和吸吮反射也属于深反射,但正常时不能引出,当双侧皮质核束受损时,由于反射中枢与大脑皮质间的联系中断,失去皮质控制而出现,因此也被视为病理反射。当深反射高度亢进时,如果突然牵拉住反射的肌腱使之持续紧张,则可能出现阵挛,例如髌阵挛和踝阵挛。深反射亢进时常伴有病理反射;而对称的反射活跃也见于神经症患者,后者无病理反射。

(三)浅反射减弱或消失

常见的浅反射异常是浅反射减弱或消失,见于反射弧中断或锥体束病变。根据各种浅反射节段相应反射弧,浅反射减弱或消失有节段定位意义。昏迷和麻醉状态的浅反射也可减退或消失。对称性反射减弱或活跃多无定位意义,肥胖者、老年人等腹壁松弛者难以引出腹壁反射。

（四）病理反射

病理反射是锥体束损害的确切体征,常与下肢深反射活跃或亢进、浅反射消失同时存在。1 岁半以内的婴儿,由于锥体束发育不完全,可出现病理反射。

（五）反射异常的进一步定位

1. 皮质运动区　病变对侧的深反射亢进,浅反射消失,病理反射阳性;额叶病变出现抓握反射及摸索现象。

2. 内囊　病变对侧深反射亢进,浅反射消失,病理反射阳性。双侧皮质核束受损,出现吸吮反射和下颌反射亢进。

3. 脑干　脑干的双侧损害,四肢反射亢进,浅反射消失,病理反射阳性。一侧脑干损害,病灶对侧深反射亢进,浅反射消失,病理反射阳性。

4. 脊髓　根据脊髓损害的不同节段,受累的反射弧不同。

（1）颈膨大以上损害:脊髓横贯性损害在脊髓休克期过后表现为四肢腱反射亢进,腹壁反射、提睾反射等浅反射消失,病理反射阳性。

（2）颈膨大区损害:由于上肢的脊髓前角细胞受累使反射弧中断,上肢腱反射减弱或消失,下肢腱反射亢进,病理反射阳性,腹壁反射、提睾反射等浅反射消失。

（3）颈膨大以下、腰膨大以上胸段脊髓的损害:上肢腱反射正常,下肢腱反射亢进,病理反射阳性。腹壁反射依脊髓损害部位:$T_{7\sim8}$ 以上损害,所有腹壁反射消失;$T_{9\sim10}$ 以上损害,上腹壁反射存在,中、下腹壁反射消失;$T_{11\sim12}$ 以上损害,上、中腹壁反射可存在,下腹壁反射消失。

（4）腰膨大损害:下肢的脊髓前角细胞受累使反射弧中断,下肢腱反射减弱或消失,病理反射阴性。

5. 周围神经　周围神经受累使反射弧的完整性受损,表现为相应节段的深、浅反射减弱或消失。

病案分析

病案:患者,男性,70 岁,因"突发左侧肢体无力并逐渐加重 3 天"入院。既往有高血压病史。查体:BP 170/90mmHg;神清语利,眼动充分,左侧鼻唇沟浅,伸舌左偏,余脑神经无异常。左侧上、下肢肌力 2 级,左偏身痛觉减退,左侧腱反射较右侧活跃,左侧巴宾斯基征阳性。

分析:定位在右侧内囊。定位诊断思路:左侧腱反射活跃及巴宾斯基征阳性,左侧肢体偏瘫属于上运动神经元性,提示锥体束损害,病变累及右侧皮质脊髓束;左侧中枢性面瘫和舌下神经瘫,提示病变累及右侧皮质核束;感觉障碍为左侧偏身型,提示病变累及右侧丘脑皮质束。根据左侧肢体瘫痪较完全,中枢性面、舌瘫,肢体瘫痪程度均等,伴有左侧偏身感觉减退,考虑病灶在右侧半球神经纤维走行集中的皮质下内囊。定位诊断依据:①左侧中枢性面瘫、舌下神经瘫;②左侧肢体偏瘫、左侧腱反射活跃及病理征阳性;③偏身感觉减退。

笔记栏

学习小结

1. 学习内容

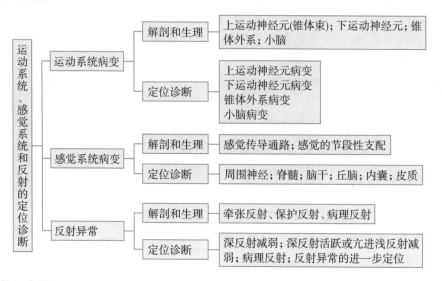

2. 学习方法

对本章的学习首先应熟悉运动、感觉的传导径路及常用反射弧的组成及生理功能,在此基础上根据运动障碍的特点区分上运动神经元或下运动神经元性瘫痪,以及锥体外系、小脑的损害。根据感觉异常的分布情况,确定是大脑半球、脑干、脊髓或周围神经的损害。根据反射异常所在节段,结合运动、感觉异常的位置综合判断,作出定位诊断。

（嵇　波）

复习思考题

1. 患者双下肢截瘫,剑突以下深浅感觉消失,腹壁反射未引出,双膝反射亢进,双Babin-ski征阳性。试写出该患者的定位诊断及依据。

2. 左侧颈膨大处半离断损害,患者在运动、感觉和反射方面会有哪些异常,为什么?

3. 左侧中脑腹侧部损害,患者在运动、感觉和反射方面会有哪些异常,为什么?

4. 试述锥体外系的组成和受损后的主要表现。

5. 简述上运动神经元性瘫痪的特点。

6. 内囊损伤时的主要表现有哪些?

7. 临床感觉障碍的常见类型有哪些?

8. 肌张力增高-运动减少综合征的主要表现有哪些?

9. 试述上运动神经元性瘫痪和下运动神经元性瘫痪的区别。

10. 脑干病变出现运动障碍的表现有哪些?

ER-4-3

扫一扫
测一测

第五章

中枢神经系统病变的定位诊断

📖 **学习目标**

掌握额叶、顶叶、颞叶、枕叶的功能区位置及其生理功能、病损表现和定位诊断;基底节和内囊的解剖和生理功能、病损表现和定位诊断;小脑、脑干的病损表现和定位诊断;脊髓的主要解剖结构和生理功能、病损表现和定位诊断。

熟悉间脑的解剖和生理功能、病损表现和定位诊断。

了解岛叶、边缘系统、脑室、脑(脊)膜的解剖和生理功能、病损表现和定位诊断。

中枢神经系统(central nervous system,CNS)包括脑和脊髓,脑又分为大脑、脑干和小脑,大脑包含端脑(大脑半球)和间脑。脑和脊髓的各部位解剖结构不同,病损后的临床表现各异。本章介绍脑、脊髓以及脑室系统、脑(脊)膜的解剖和生理特点,以及病变的定位诊断。

第一节　大脑半球病变的定位诊断

一、大脑半球的解剖和生理

大脑半球(cerebral hemisphere)表面由大脑皮质所覆盖,在脑表面形成脑沟和脑回,内部为白质、基底节及侧脑室,两侧大脑半球由胼胝体连接。每侧大脑半球分为额叶、顶叶、颞叶、枕叶,以及位于大脑外侧裂深部的岛叶。此外,在半球内侧面还有胼胝体下回、终板旁回、扣带回、海马旁回、海马和齿状回等组成的边缘叶。

大脑半球的功能极其复杂,除运动、感觉功能外,还与认知、情感、语言、行为等高级神经活动有关。一般认为左侧大脑半球在言语、逻辑思维、分析、运用及计算功能等方面起决定作用,称为优势半球。右侧大脑半球在空间功能、形状识别、音乐、美术、综合能力、形象思维及短暂视觉记忆等方面占优势。

（一）大脑半球的外部形态

大脑呈卵圆形,其表面起伏不平,形成脑沟和脑回。在两侧大脑半球之间为纵行的大脑纵裂(cerebral longitudinal fissure),纵裂的底面为连接两侧半球的胼胝体,大脑半球和小脑之间由大脑横裂(cerebral transverse fissure)相间隔。每侧半球分为三个面,即背外侧面、内侧面和底面,借外侧沟、中央沟、顶枕沟分为额叶、顶叶、枕叶、颞叶及岛叶。

1. 大脑半球背外侧面(图 5-1)　大脑半球背外侧面可见额叶、顶叶、枕叶和颞叶。额叶

81

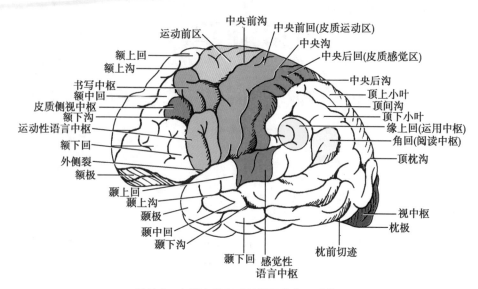

图 5-1　左侧大脑半球外侧面结构及功能区

被中央前沟、额上沟、额下沟分成 4 个脑回，即中央前回（precentral gyrus）、额上回（superior frontal gyrus）、额中回（middle frontal gyrus）、额下回（inferior frontal gyrus）。其中，中央前回即大脑皮质运动区；额下回分为眶部、三角部和盖部，优势半球的三角部和盖部即运动性语言中枢，又称 Broca 区。在中央沟后方，有与之平行的中央后沟，位于两沟之间的为中央后回（postcentral gyrus），即大脑皮质感觉区。在中央后沟后方，有与半球上缘平行的顶间沟，顶间沟的上方为顶上小叶，是分辨性触觉或实体感觉皮质所在区。顶间沟的下方为顶下小叶，顶下小叶又分为缘上回（supramarginal gyrus）和角回（angular gyrus），在优势半球，前者为运用中枢，后者为阅读中枢。在外侧沟的下方，有与之平行的颞上沟和颞下沟。颞上沟的上方为颞上回，优势半球的颞上回后部为感觉性语言中枢，又称 Wernicke 区。颞上回的一部分掩入外侧裂中，为颞横回，是听觉中枢所在区。

2. 大脑半球内侧面　在大脑半球内侧面（图 5-2），中央前回和中央后回从背外侧面延伸到内侧面的部分为旁中央小叶（paracentral lobule），其前部是小腿及足的运动区，该区也有管理排尿、排便的功能，是中央前回的一部分；旁中央小叶后部为下肢及会阴部的感觉区，为中央后回的一部分。在中部有胼胝体，胼胝体的后下方，有呈弓形的距状沟（calcarine sul-

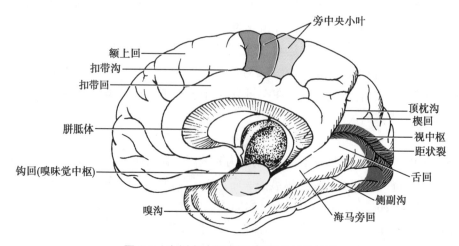

图 5-2　右侧大脑半球内侧面结构及功能区

cus)。距状沟的中部与顶枕沟相连,距状沟与顶枕沟之间称楔叶(cuneus),距状沟下方为舌回(lingual gyrus)。距状沟及其两侧的皮质为视觉皮质中枢。胼胝体背面有胼胝体沟,其绕过胼胝体后方,向前移行于海马沟。在胼胝体沟上方,有与其平行的扣带沟。扣带沟与胼胝体沟之间为扣带回(cingulate gyrus)。扣带回、海马回和钩回三者合称为穹隆回。

另外,在半球的内侧面可见位于胼胝体周围和侧脑室下角底壁的一圈弧形结构:隔区、扣带回、海马旁回、海马和齿状回,加上岛叶前部、颞极,共同构成边缘叶(limbic lobe)。

3. 大脑半球底面　大脑半球底面(图5-3)为额叶、颞叶和枕叶的下面。额叶内有纵行的嗅束,以嗅球与嗅神经相连。嗅束内侧为直回,嗅束向后扩大为嗅三角,嗅三角与视束之间为前穿质。在颞叶下方,有与半球下缘平行的枕颞沟,其内侧为侧副沟(collateral sulcus)。侧副沟的内侧为海马旁回(parahippocampal gyrus)(又称海马回),其前端弯曲,称钩(uncus)。海马旁回的内侧为海马沟,其上方为齿状回(dentate gyrus)。在齿状回的外侧,侧脑室下角底壁上有一弓形隆起,称海马(hippocampus),海马和齿状回构成海马结构(hippocampal formation)。大脑半球底面区域功能十分复杂,与记忆和内脏活动密切相关,又是嗅觉和味觉的中枢所在。

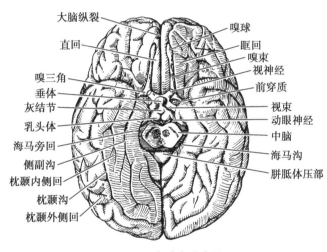

图 5-3　大脑半球底面

（二）大脑半球的内部结构

大脑半球表层的灰质称大脑皮质,表层下的白质称大脑髓质,蕴藏在白质深部的灰质团块为基底节(又称基底核),半球内左右对称的腔隙为侧脑室。

1. 大脑皮质　大脑皮质位于大脑的表面,厚度在 1.5mm(视皮质)至 4.5mm(中央前回),含有极其大量的神经元细胞体而呈灰色,由于大脑皮质的发育扩张,形成众多的脑回和脑沟,使大脑表面形成很多折叠。

（1）大脑皮质分层:大脑皮质共分 6 个基本层次,由外向内依次为:①分子层;②外颗粒层;③外锥体层;④内颗粒层;⑤内锥体层;⑥多形细胞层。这 6 层结构在大脑半球的各区内并不完全相同,在某区内可能某一层特别发达,而其他层则不发达,甚或缺如,如运动区的内锥体层比较发达。

（2）大脑皮质各层的功能:第一至三层皮质结构发出和接受的纤维主要是联络性的,执行皮质内和皮质间的联络与连合功能;第四层(内颗粒层)主要接受上行传入纤维的冲动,大部分的传入纤维末梢终于此层;第五至六层主要完成皮质的传出效应,第五层(内锥体层)的巨型锥体细胞(Betz 细胞)轴突构成皮质脊髓束和皮质核束(合称锥体束)。

2. 大脑髓质　大脑髓质位于大脑皮质深部,充盈于皮质、基底节和侧脑室之间。髓质由有髓纤维组成,分为投射纤维、联络纤维及连合纤维三类(图5-4)。

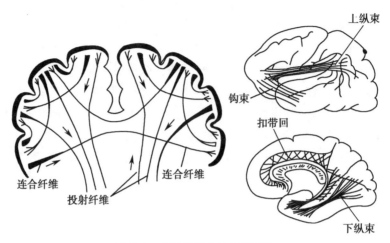

图5-4　大脑髓质中的有髓纤维

（1）投射纤维(projection fiber):为连接大脑皮质与皮质下结构(基底节、间脑、脑干、脊髓等)的纤维。包括:①传出纤维:离开大脑皮质进入内囊;②传入纤维:由丘脑发出,到达大脑皮质的广泛区域。投射纤维于皮质下方呈冠状辐射,称辐射冠(corona radiata)或放射冠,向下聚成一宽厚致密的白质层,为内囊(internal capsule)。

（2）联络纤维(association fiber):是白质的主要部分,为连接同侧半球各皮质区的纤维,其中有:

1）短联络纤维:为连接相邻脑回的纤维。主要有弓状纤维,连接额叶和颞叶的语言区。

2）长联络纤维:为连接距离较远的脑回的纤维。主要有:①钩束:连接额叶眶回与颞叶前部;②扣带束:连接边缘叶各部分;③上纵束:连接额叶与大部分的顶叶、枕叶和颞叶;④下纵束:连接颞叶和枕叶。

（3）连合纤维(commissural fiber):为连接两侧半球的纤维,包括胼胝体、前连合及穹隆连合等(图5-2)。

1）胼胝体:由连接两侧大脑半球皮质的连合纤维构成,广泛联系额、顶、枕、颞叶。

2）前连合:其前部纤维连接来自左右嗅球的纤维,其后部连接两侧海马回和杏仁核,部分纤维连接两侧丘脑。

3）穹隆连合:又称海马连合,由连接两侧海马的连合纤维构成。

3. 基底节　基底节是位于大脑白质深部的灰质团块,位置靠近大脑底部,包括纹状体、屏状核和杏仁核(图5-5)。

（1）纹状体(corpus striatum):由尾状核和豆状核组成,其前端相互连接。①尾状核(caudate nucleus):位于丘脑背外侧,为由前向后弯曲的圆柱体。其前端膨大,称尾状核头;中部稍细,称尾状核体;后端更细,向腹侧弯曲,称尾状

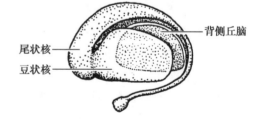

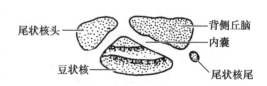

图5-5　基底节的外形和水平切面

核尾,终端连接杏仁核。②豆状核(lentiform nucleus):位于岛叶深部,其内侧为内囊,借内囊与尾状核和丘脑分开。豆状核在水平切面上呈三角形,并被内、外两个白质的板层分隔成三部,外侧部最大,称壳(putamen),内侧二部称苍白球(globus pallidus)。纹状体与复杂的调节环路相联络,兴奋性或抑制性影响运动系统,参与运动起始、运动协调和肌张力的调节。

（2）屏状核(claustrum):位于岛叶皮质和豆状核之间。屏状核和豆状核之间的白质称外囊。屏状核功能仍不明确。

（3）杏仁核(amygdala):与尾状核的末端相连,为边缘系统的一部分,与调节内脏活动和情绪产生等有关。

（三）大脑皮质的功能定位

大脑皮质是脑功能最重要的区域,是高级神经活动的物质基础。关于大脑皮质的功能定位,目前沿用的仍然为解剖学上根据脑沟回所确定的分区以及布罗德曼(Brodmann)提出的 52 个脑功能区两种定位方法(图 5-6)。

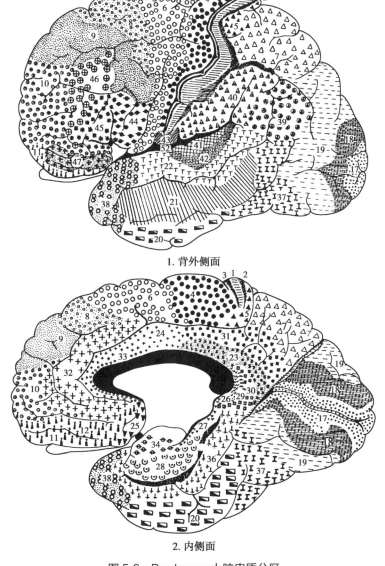

1. 背外侧面

2. 内侧面

图 5-6　Brodmann 大脑皮质分区

笔记栏

1. 皮质运动区 主要位于中央前回和旁中央小叶前部(4区)。此区的巨型锥体细胞轴突组成锥体束,其功能为管理对侧半身的随意运动。其投射顺序:上部相当于下肢,中部相当于躯干和上肢,下部相当于颜面、舌及咽喉部。投射区的大小与身体各部的功能重要性成正比,功能愈重要的部位其皮质投射区愈大(图5-7)。

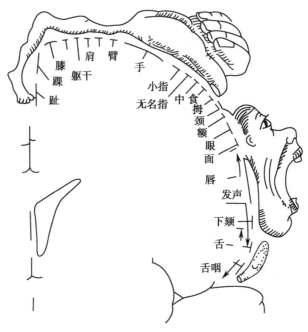

图5-7 大脑皮质功能定位

2. 运动前区 位于额上回和额中回的后部(6区),是锥体外系的皮质区。发出纤维到丘脑、基底神经核和红核等,与联合运动和姿势调节有关。额-桥-小脑束也起源于此,该束与共济运动有关。另外,该区又是内脏或自主神经的皮质中枢的一部分,还包括一窄条抑制区,有使肌肉弛缓和抑制运动的作用。

3. 皮质感觉区 主要位于中央后回和旁中央小叶后部(3、1、2区)和顶上小叶(5、7区)。接受丘脑腹后内侧核和腹后外侧核传来的对侧半身痛、温、触觉以及位置和振动觉。中央后回为浅感觉和深感觉的皮质区,身体各部位在感觉区的排列与运动区的排列大致相对应。顶上小叶为实体感觉(形体觉)的皮质区。浅感觉主要投射于对侧大脑皮质感觉区,但也有一部分纤维投射于同侧皮质感觉区;而深感觉和实体感觉则仅终止于对侧皮质感觉区。因此一侧皮质感觉区损害时,浅感觉障碍轻而深感觉和实体感觉障碍重。

4. 视觉区 位于距状沟的两唇与楔叶、舌回相邻的部位(17、18、19区),接受来自外侧膝状体的纤维。距状沟上方的视皮质接受上部视网膜传来的冲动,下方的视皮质接受下部视网膜传来的冲动,距状沟后1/3上、下方接受来自黄斑区的冲动。一侧视区接受双眼同侧半视网膜传来的冲动,损伤一侧视区可引起双眼对侧视野偏盲,称同向性偏盲。

5. 听觉区 位于颞横回(41、42区),接受来自双侧内侧膝状体的纤维。因此一侧听觉皮质损害,不引起听力障碍。

6. 嗅觉区 或称嗅觉中枢,包括嗅区、钩回和海马回的前部。一侧损害不产生嗅觉障碍。

7. 味觉区 皮质味觉区尚未完全确定,一般认为在顶叶的盖部(43区)和岛叶浅层皮质上。受损表现未完全明确,有表现为以局限性味觉发作起始的癫痫,也有表现为病变对侧一半的舌不能辨察甜味。

8. 皮质眼球运动区　即额叶额中回后部的侧视中枢(8区),为眼球同向侧视中枢(凝视中枢),受损害时,双眼向病灶侧凝视,受刺激时双眼向病灶对侧凝视。

9. 额叶联合区　位于额叶前部(9、10、11区),与智力、判断力、抽象思维、冲动控制和精神活动有密切关系,受损时可引起智力、性格和精神方面的改变。

10. 内脏皮质区　主要位于边缘系及其邻近区,包括扣带回前部、颞叶前部、眶回后部、岛叶、钩回、海马回等,上述部位受刺激或病变损害时引起胃肠、血管运动,血压、心率和呼吸等紊乱。此外,额叶6区和8区也参与对血管运动、汗腺和胃肠功能等的调节,额叶内侧面的旁中央小叶有管理排尿、排便的功能。

11. 优势半球的语言和运用中枢　包括以下内容:

(1) 运动性语言中枢:在优势半球的额下回后部(44、45区),又称Broca区,为管理语言运动的中枢。该中枢受损时,产生运动性失语。

(2) 书写中枢:在额中回的后部(8区),紧靠中央前回的上肢代表区,特别是手的运动区。该中枢受损时,产生失写。

(3) 听觉性语言中枢:在颞横回听觉皮质区及颞上回的后方(22区),又称Wernicke区,其功能为理解听到的语言。该中枢受损后,患者虽能听到别人讲话,但不能理解讲话的内容,对自己讲的话也同样不能理解,因而不能正确回答问题和理解语言,造成答非所问,称为感觉性失语。

(4) 视觉性语言中枢:位于角回(39区),靠近视觉中枢,又称阅读中枢,其功能为理解看到的文字和符号。该中枢受损时,产生失读。

(5) 运用中枢:位于优势半球的缘上回(40区),其功能与复杂动作或劳动技巧有关。该中枢受损时,产生失用。

ER-5-2

拓展阅读
大脑皮质的
功能定位

二、额叶病变的定位诊断

(一) 解剖和生理

额叶(frontal lobe)居大脑半球最前端,后面以中央沟与顶叶分界,下面以外侧裂与颞叶分界,内侧面以扣带沟与扣带回分界。额叶的前端为额极,在外侧面,中央前沟、额上沟和额下沟将额叶分为中央前回、额上回、额中回和额下回(图5-1、图5-2)。

额叶的主要功能区包括:①皮质运动区:位于中央前回和旁中央小叶前部,是锥体束的主要发源地,管理对侧半身的随意运动。身体各部位代表区在此处的排列均有相应的代表位置,由上向下呈“倒人”状,呈头足倒置关系(图5-8),代表区的大小与运动精细和复杂程度有关,与躯体所占体积无关。②运动前区:位于中央前回皮质运动区前方,即额上回和额中回的后部,是锥体外系的皮质中枢。额-桥-小脑束亦起源于此,与共济运动有关。③皮质侧视中枢:位于额中回后部,控制双眼同向侧视运动。④书写中枢:位于优势半球的额中回后部,与支配手部的皮质运动区相邻,掌控书写能力。⑤运动性语言中枢(Broca区):位于优势半球的额下回后部,管理语言运动。⑥额前区:位于额叶前部,该区有广泛的联络纤维,其功能与记忆、判断、抽象思维、情感、冲动行为等智力和精神活动有关。

(二) 病损表现和定位诊断

1. 精神症状和认知障碍　精神症状主要表现为人格改变,患者表情淡漠、反应迟钝、呈

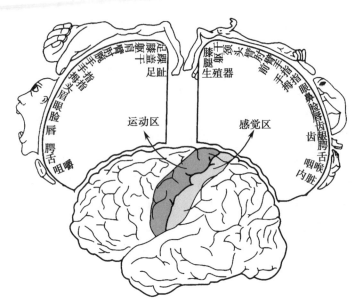

图 5-8　人体各部位在皮质运动区和感觉区的定位关系

无欲状态及行为幼稚等,也可出现易怒、欣快等症状;认知障碍表现为记忆力,特别是近记忆力减退,注意力不集中,自知力、判断力及定向力下降等。主要见于额极损害。

2. 瘫痪　由于中央前回损害部位和程度的不同可出现对侧单瘫,中枢性面、舌瘫,严重而广泛的损害可出现偏瘫。旁中央小叶损害往往影响双侧下肢运动区和排尿、排便中枢,可出现双侧下肢运动障碍及尿便障碍。

3. 言语障碍　主要表现为运动性失语(口语表达障碍),患者能理解语言的意义,但不能用言语表达或表达不完整,见于优势半球额下回后部(亦称 Broca 区)损害。

4. 书写障碍　患者丧失书写的能力,或写出的内容存在词汇、语义和语法方面的错误,抄写能力可保留,即失写。见于优势半球额中回后部的书写中枢损害。临床上孤立的书写不能而不伴有偏瘫及阅读障碍和失语的病例极为少见。

5. 共同偏视　如为损害性病灶(脑出血等),则两眼向病灶侧凝视;如为刺激性病灶(癫痫等),则两眼向病灶对侧凝视。见于额中回后部的皮质侧视中枢损害。

6. 额叶性共济失调　主要表现为病灶对侧下肢运动笨拙,步态蹒跚,但辨距不良及眼震少见。见于额-桥-小脑束损害。

7. 抓握及摸索反射　表现为对侧的抓握反射和摸索反射,是由于对随意运动失去控制能力所致。见于额上回后部近中央前回处的损害。

8. 额叶刺激性症状　额叶刺激性病变时,可出现部分性运动性癫痫,表现为对侧上肢、下肢或面部的抽搐,或从身体某一局部开始(如拇指或口角等),向整个肢体扩延(Jackson 癫痫);也可表现为头眼旋转发作、全面性癫痫发作、瘫痪发作等。

9. 其他　额叶病损偶可出现木僵症、贪食、性功能亢进、高热及多汗等症状。与额叶运动前区部和丘脑下部的联系纤维损害有关。

三、顶叶病变的定位诊断

(一)解剖和生理

顶叶(parietal lobe)位于大脑半球中部,前面以中央沟与额叶分界,后面以顶枕沟和枕前切迹的连线与枕叶分界,下面以外侧裂与颞叶分界。在外侧面,中央后沟和顶间沟将顶叶分为中央后回、顶上小叶和顶下小叶。顶下小叶包括围绕外侧裂末端的缘上回和围绕颞上沟末端的角回(图5-1)。

顶叶的主要功能区包括:①皮质感觉区:位于中央后回、旁中央小叶后半部分和顶上小叶。中央后回为浅感觉和深感觉的皮质中枢,接受对侧身体的浅、深感觉信息,各部位代表区的排列也由上向下呈"倒人"状(图5-8),头部在下而足在顶端。顶上小叶为分辨性触觉和实体觉皮质中枢。②运用中枢:位于优势半球的缘上回,与复杂动作和劳动技巧有关。③视觉性语言中枢:又称阅读中枢,位于优势半球的角回,靠近视觉中枢,为理解文字和符号意义的皮质中枢。

（二）病损表现和定位诊断

1. 皮质感觉障碍　主要表现为病灶对侧肢体复合感觉障碍,如实体觉、位置觉、两点辨别觉和皮肤定位觉的丧失。见于中央后回及顶上小叶病变所致。

2. 体象障碍　表现为患者对身体各部位的存在、空间位置及相互关系的认识发生障碍,包括自体部位失认、偏侧肢体忽视、病觉缺失(anosognosia)和幻肢现象等。非优势半球顶叶邻近角回损害时可出现自体部位失认或偏侧肢体忽视。非优势半球顶叶邻近缘上回损害时出现病觉缺失。非优势半球顶叶病变还可以出现肢体缺如或幻多肢。

3. 格斯特曼综合征(Gerstmann syndrome)　表现为四主症:①计算不能(失算);②不能辨别手指(手指失认);③不能辨别左右(左右失认);④书写不能(失写)。见于优势半球顶叶角回皮质损害。

4. 失用　表现为患者不能有目的地执行一些原先已掌握的动作,包括结构性失用、观念性失用、运动性失用及观念运动性失用等。优势半球顶叶缘上回病变可产生双侧失用。

5. 视野改变　顶叶深部的视放射纤维损害,可出现两眼对侧视野的同向下象限盲。

6. 阅读障碍　表现为患者虽没有视觉障碍,但不能理解文字和符号的意义,临床上称为失读症。见于优势半球的角回病变。失读症很少单独出现,常伴有一定程度的失语或书写能力障碍。

7. 顶叶刺激性症状　顶叶刺激性病变可出现对侧肢体的部分性感觉性癫痫,表现为病灶对侧发作性蚁行感、麻木感、电击感等异常感觉,并可按一定方式扩散。如扩散到中央前回运动区,可引起部分性运动性发作。见于顶叶前部病变。

四、颞叶病变的定位诊断

（一）解剖和生理

颞叶(temporal lobe)位于外侧裂的下方,以外侧裂与额、顶叶分界,前端为颞极,后面借枕前切迹与枕叶相邻。在外侧面,颞上沟与颞下沟将颞叶分为颞上回、颞中回和颞下回(图5-1)。颞上回的一部分掩入外侧裂中,为颞横回。在颞叶底面(图5-3),侧副沟内侧为海马旁回,其前端向后弯曲,称为钩回。

颞叶的主要功能区包括:①感觉性语言中枢(Wernicke区):位于优势半球颞上回后部,管理对语言的理解;②听觉中枢:位于颞横回,与听觉有关;③嗅觉中枢:位于钩回及其邻近皮质,与嗅觉有关;④颞叶前区:位于颞叶前部,与记忆、联想、比较等高级神经活动有关;⑤颞叶内侧区:位于颞叶内侧,该区域属边缘系统,海马是其中的重要结构,与记忆、精神、行为和内脏功能有关。

（二）病损表现和定位诊断

1. 感觉性失语 患者能听见说话的声音，能自言自语，但不能理解他人和自己说话的含义。见于优势半球颞上回后部的语言中枢（Wernicke 区）损害。

2. 命名性失语 患者丧失对物品命名的能力，对于一个物品，只能说出它的用途，说不出它的名称。如对铅笔，患者只能说出它是"写字用的"，但说不出这是"铅笔"。如果告诉他这叫"铅笔"，患者能判定其正确与否，也能复述名称，但片刻又忘掉，所以也称健忘性失语。见于优势半球颞中回后部损害。

3. 听觉障碍 颞横回为听觉中枢，单侧损害不引起耳聋，双侧损害可致耳聋。刺激性病变可引起幻听。

4. 视野改变 颞叶深部的视辐射纤维和视束受损，可出现两眼对侧视野的同向上象限盲。

5. 精神症状 精神症状是颞叶病变较常见的表现，主要表现为人格改变、情绪异常、精神迟钝及表情淡漠等。多发生于优势半球颞叶广泛病变或双侧颞叶病变时。

6. 记忆力减退 双侧颞叶内侧损害常表现为记忆力显著减退。

7. 幻觉 包括幻视、幻听、幻嗅等。幻觉多为癫痫发作的先兆，也可单独出现。颞叶病变所致的幻视多为有形的，如看到奇形怪状的人和物，一般多在视野缺损侧出现，病变越偏颞叶前部，幻视越易出现。听觉的皮质代表区位于颞横回，幻听时患者可听到声音变大或变小，以及鼓声、喧哗声等。幻嗅一般为闻到难闻的臭味。

8. 颞叶刺激性症状 颞叶刺激性病变可引起癫痫，多为复杂部分性发作，亦称精神运动性发作。海马损害时患者可突然出现似曾相识感、精神异常、自动症、对环境的生疏感、梦幻状态及视物变大、变小等症状。颞叶钩回（嗅味觉中枢）损害时，患者可出现幻嗅和幻味或努嘴、咀嚼动作，称为钩回发作。

ER-5-3

拓展阅读
海马的功能
与病损表现

五、枕叶病变的定位诊断

（一）解剖和生理

枕叶（occipital lobe）位于大脑半球后部，顶枕沟和枕前切迹连线的后方，其后端为枕极，在内侧面上，枕叶由距状沟分成楔叶和舌回（图 5-2）。

枕叶的主要功能与视觉有关。围绕距状沟的皮质为视觉中枢，亦称纹状区，接受外侧膝状体传来的视网膜的视觉冲动。

（二）病损表现和定位诊断

1. 视野改变 可表现为：①偏盲：一侧视觉中枢病变可产生双眼对侧同向性偏盲（黄斑回避）。②象限盲：距状裂以下舌回损害，可产生双眼对侧同向性上象限盲；距状裂以上楔回损害，可产生双眼对侧同向性下象限盲。③皮质盲：双侧视觉中枢病变产生皮质盲。

2. 视觉失认 患者并非失明，能绕过障碍物走路，但不认识看见的物体、图像或颜色等，有时需借助于触觉方可辨认。见于优势半球纹状区周围病变。

3. 枕叶刺激性症状 视觉中枢的刺激性病变可出现幻视、闪光、火星、暗影等视幻觉症状。顶颞枕交界区病变可出现视物变形，患者所看见的物体变大、变小，形状歪斜不规则及颜色改变，此症状亦可能是癫痫的先兆。

六、岛叶病变的定位诊断

岛叶（insular lobe）又称脑岛，呈三角形岛状，位于外侧裂深面，表面被额、顶、颞叶所覆盖。岛叶与外囊紧相邻。岛叶的功能与内脏感觉和运动有关。刺激人的岛叶可以引起内脏运动和感觉，如唾液分泌增加、恶心呃逆、胃肠蠕动增加、饱胀感、口中奇怪不适的味觉等。岛叶损害多引起内脏运动和感觉的障碍。

七、基底节病变的定位诊断

（一）解剖和生理

基底神经节（basal ganglia）亦称基底节或基底核（basal nucleus），是大脑白质深部的灰质团块，包括纹状体、屏状核及杏仁核。纹状体包含尾状核和豆状核，豆状核又分为壳核和苍白球两部分。杏仁核是基底神经节中发生最古老的部分，和屏状核一起称为古纹状体；苍白球是种系发育上较古老的核团，被称为旧纹状体；壳核和尾状核组成新纹状体（图 5-5、图 5-9）。广义的基底神经节还包括红核、黑质和丘脑底核。基底神经节是锥体外系的重要组成部分，各核之间有密切的纤维联系，同时经丘脑上传信息至大脑皮质，下传冲动经丘脑、苍白球，再通过红核、黑质、网状结构等影响脊髓下运动神经元。基底神经节协同大脑皮质及小脑调节随意运动、肌张力和姿势反射，也参与复杂行为的调节。

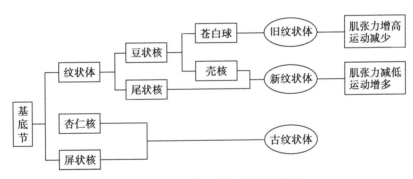

图 5-9　基底节构成及主要病损表现

（二）病损表现和定位诊断

基底节病变的主要临床表现有两个方面：一是不自主运动；二是肌张力改变（图 5-9）。

1. 肌张力减低-运动增多综合征　可由新纹状体、丘脑底核病变引起，如舞蹈样动作见于壳核病变，手足徐动症见于尾状核病变，偏侧投掷运动见于丘脑底核病变。

2. 肌张力增高-运动减少综合征　可由旧纹状体、黑质病变引起，表现为肌张力增高、运动减少及静止性震颤，见于帕金森病。

八、内囊病变的定位诊断

（一）解剖和生理

内囊（internal capsule）是宽厚的白质层，位于尾状核、豆状核及丘脑之间，在水平切面上，内囊形成尖端向内的状如"><"形的钝角形，分为三部分。①内囊前肢：位于尾状核与豆状核之间，包含额叶脑桥束和丘脑前辐射；②内囊膝部：位于前、后肢相连处，皮质核束由此通过；③内囊后肢：位于丘脑与豆状核之间，依前后顺序分别为皮质脊髓束（支配上肢者靠前，支

配下肢者靠后)、丘脑中央辐射,最后为听辐射、颞桥束、丘脑后辐射和视辐射(图5-10)。身体各部分在内囊的皮质脊髓束排列由前向后依次为颈、上肢、躯干和下肢。

（二）病损表现和定位诊断

1. 内囊完全性损害　内囊的范围狭小,却聚集了大量的上下行传导束,特别是锥体束在此处高度集中。内囊区完全性损害,可出现病灶对侧偏瘫、偏身感觉障碍及偏盲,称为"三偏"综合征,多见于内囊区出血及梗死。

2. 内囊部分性损害　由于内囊的前肢、膝部、后肢通过的传导束不同,因此不同部位、不同程度的损害可单独或合并出现1~2个症状,如偏瘫、偏身感觉障碍、偏身共济失调、偏盲、单侧中枢性面舌瘫或

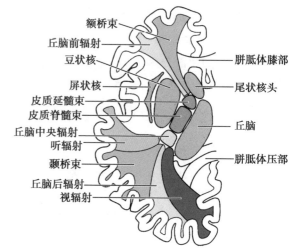

图5-10　内囊的纤维束

运动性失语等。比如,当一侧内囊区梗死时可仅有偏瘫而无偏身感觉障碍,其原因是锥体束的供血动脉(纹状体外侧动脉)与丘脑和丘脑辐射的供血动脉(丘脑膝状体动脉)分别属于颈内动脉系统和椎-基底动脉系统所致。

九、边缘系统病变的定位诊断

（一）解剖和生理

边缘系统由边缘叶及与其密切联系的皮质下结构,如杏仁体、隔核、下丘脑、背侧丘脑的前核和中脑被盖的一些结构等共同组成。边缘叶(limbic lobe)由半球内侧面位于胼胝体周围和侧脑室下角底壁的一圈弧形结构构成,包括隔区(胼胝体下回和终板旁回)、扣带回、海马旁回、海马和齿状回、岛叶前部和颞极(图5-2)。边缘系统与网状结构、大脑皮质有着广泛的联系,参与精神(情绪、记忆等)和内脏等活动,损害时出现情绪症状、记忆丧失、意识障碍、幻觉(嗅、味、视、听)、行为异常、智能减退等精神症状。

（二）病损表现和定位诊断

边缘系统病变的定位诊断,其重点在于对边缘叶各结构病损表现的掌握。

1. 额叶眶面病变　引起行为异常,运动不能性缄默症,痴呆,近事记忆减退。

2. 扣带回的前部病变　引起呼吸、血压、瞳孔及胃肠功能调节紊乱。

3. 扣带回病变　引起嗅幻觉、味幻觉、性功能障碍。

4. 胼胝体下回病变　引起行为异常及运动不能性缄默症。

5. 颞叶前端(颞极)病变　引起精神运动性癫痫、意识朦胧、似曾相识、旧事如新,或似梦境感以及恐怖、发怒、欢乐感等情绪改变。

6. 海马及钩回病变　引起嗅幻觉、味幻觉、精神运动性癫痫。

7. 广泛损害(包括损及皮质下结构)　可引起自主神经功能失调(内脏功能失调),情绪反应改变(恐、怒、悲、欢、攻击、逃避)、记忆力障碍(近事遗忘、虚构)以及本能行为(食物、性行为)异常等。

第二节　间脑病变的定位诊断

一、间脑的解剖和生理

间脑(diencephalon)位于中脑与端脑之间,连接大脑半球和中脑。虽然间脑的体积不到中枢神经系统的 2%,但其结构和功能却十分复杂,是仅次于端脑的中枢高级部位。间脑前方以室间孔与视交叉上缘的连线为界,下方与中脑相连,两侧为内囊。两侧间脑之间的矢状位窄腔为第三脑室。间脑包括背侧丘脑(dorsal thalamus)、后丘脑(metathalamus)、下丘脑(hypothalamus)、上丘脑(epithalamus)和底丘脑(subthalamus)等 5 个部分(图 5-11)。

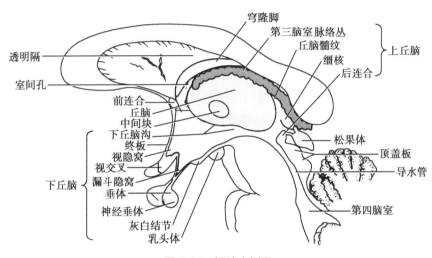

图 5-11　间脑内侧面

(一)背侧丘脑

背侧丘脑又称丘脑,是间脑中最大的一对卵圆形灰质团块,对称分布于第三脑室两侧。丘脑前端为丘脑前结节,后端为丘脑枕,其内部灰质被薄层 Y 字形白质纤维(内髓板)分隔为三个核群:前核群、内侧核群、外侧核群(图 5-12)。丘脑的外界由外髓板构成,其表面覆盖着一薄层神经元即丘脑网状核。

1. 丘脑的核团　丘脑的核团主要有前核群、内侧核群、外侧核群。此外,丘脑的内髓板内有板内核,丘脑中央有中央中核,丘脑内侧近中线处有正中核,外髓板表面有网状核(图 5-12)。

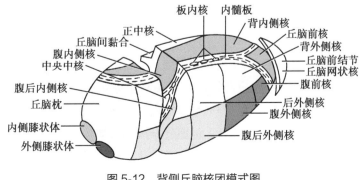

图 5-12　背侧丘脑核团模式图

（1）前核群：位于内髓板分叉部的前方，为边缘系统的中继站，与下丘脑、乳头体及扣带回联系，与内脏活动有关。

（2）内侧核群：位于内髓板内侧，包括背内侧核和腹内侧核。内侧核群与额叶皮质、海马、海马旁回和纹状体等均有联系，为躯体和内脏感觉的整合中枢，亦与记忆功能和情感调节有关。

（3）外侧核群：位于内髓板外侧，分为背侧核群和腹侧核群两部分。①背侧核群：包括背外侧核、后外侧核和枕核，主要对感觉、认知和记忆功能起复杂的调节作用。②腹侧核群：包括腹前核、腹外侧核、腹后外侧核、腹后内侧核。腹前核和腹外侧核主要接受小脑齿状核、苍白球和黑质的传入纤维，并发出纤维投射到躯体运动中枢，与锥体外系的运动协调有关；腹后外侧核接受内侧丘系和脊髓丘系的纤维，并发出纤维形成丘脑中央辐射的大部，经内囊投射到大脑皮质中央后回的躯体感觉中枢，传导躯干和四肢的感觉；腹后内侧核接受三叉丘系及由孤束核发出的纤维构成丘脑中央辐射的一部分，终止于大脑皮质中央后回下部，传导头面部感觉和味觉。

（4）板内核、中央中核、正中核、网状核：这些核团接受来自中脑网状结构、脊髓丘脑束以及其他感觉通路的投射，称为非特异性丘脑神经核，发挥维持大脑皮质觉醒的作用。

2. 丘脑的大脑皮质投射系统　包括特异性投射系统和非特异性投射系统。

（1）特异性投射系统：指身体一定区域的刺激产生的冲动经丘脑投射到大脑皮质相应的区域，即"点对点"的联系。各种感觉冲动（嗅觉除外）都要经过丘脑的特定核团中继，再由特异性投射系统投射到大脑皮质的相应区域。如躯体的感觉冲动经腹后外侧核发出纤维形成丘脑中央辐射的大部分，终止于顶叶中央后回的感觉中枢。

（2）非特异性投射系统：指丘脑的非特异性核团广泛地接受各种感觉器官经脑干网状结构传来的冲动，再投射到几乎所有皮质区域的"非点对点"投射联系。非特异性投射系统不引起特定的感觉，其主要功能是激活整个大脑皮质，对维持大脑皮质的觉醒状态非常重要。

丘脑是各种感觉（嗅觉除外）传导的皮质下中枢和中继站，对运动系统、边缘系统、上行网状激活系统和大脑皮质的活动有重要影响。

（二）后丘脑

位于背侧丘脑的后下方，中脑顶盖的上方，包括内侧膝状体（medial geniculate body）和外侧膝状体（lateral geniculate body），属特异性中继核。内侧膝状体是听觉传导通路在丘脑的中继站，接受来自下丘臂的传导听觉的纤维，发出纤维组成听辐射，投射至颞叶的听觉中枢，参与听觉冲动的传导。外侧膝状体为视觉传导通路的中继站，接受视束的传入纤维，发出纤维组成视辐射，投射至枕叶的视觉中枢，与视觉有关。

（三）下丘脑

下丘脑位于背侧丘脑的前下方，构成第三脑室侧壁的下份和底壁，后上方借下丘脑沟与背侧丘脑为界，前端达室间孔与侧脑室相通。后端与中脑被盖相续。内含有视前核、视上核、室旁核、腹内侧核、背内侧核、灰结节核、乳头体核和后核。下丘脑体积很小，重量仅4g，占全脑重量的1/300，但其纤维联系却广泛而复杂，与脑干、基底节、丘脑、边缘系统及大脑皮质之间有密切联系。下丘脑是调节内脏及内分泌活动的皮质下中枢，对体温、摄食、水盐平衡和内分泌活动进行调节，同时也参与情绪活动。

（四）上丘脑

上丘脑（epithalamus）位于第三脑室顶后部的周围，为背侧丘脑与中脑顶盖前区相移行的部分。包括松果体、缰连合、缰三角、丘脑髓纹和后连合。①松果体：为内分泌腺，呈锥体形，长约 1cm，位于两上丘之间，其基底附着于缰连合，16 岁以后松果体会逐渐钙化，临床影像学上常把它作为颅内定位标志；②缰连合：为横行的纤维束，在松果体的前方，位于两个上丘中间；③后连合：为横行排列的纤维束，在松果体的下方。上丘脑的松果体分泌 5-HT、去甲肾上腺素和褪黑素，在抑制生殖腺、调节生物钟方面起重要作用。主要有抗促性腺激素的功能。

（五）底丘脑

底丘脑是位于中脑被盖和背侧丘脑之间的过渡区，外邻内囊，前内侧是丘脑下部，红核和黑质的上端也伸入此区。底丘脑主要的结构是底丘脑核，此核团较小，呈椭圆形，位于丘脑外侧核群的腹侧，黑质上端的背外侧，属于锥体外系的一部分，接受苍白球和额叶运动前区的纤维，发出纤维到苍白球、黑质、红核和中脑被盖，参与锥体外系的功能。

二、间脑病变的定位诊断

（一）丘脑的病损表现和定位诊断

丘脑病变时，常出现一系列临床表现。由于大脑皮质与丘脑之间的纤维环路中断，解除了大脑皮质对丘脑的抑制和对丘脑情感性感觉的修正和调节作用，致使丘脑的功能活动因释放而出现过度反应，产生自发性疼痛、感觉过敏、感觉过度或感觉倒错等症状性表现，有时可出现典型的丘脑综合征。

1. 对侧偏身感觉障碍　由于丘脑外侧核群，特别是腹后核受损，可出现各种感觉均缺失，其特点是：①所有感觉皆有障碍；②深感觉和精细触觉障碍重于浅感觉（因为传导浅感觉的纤维有部分不交叉）；③肢体及躯干的感觉障碍重于面部；④严重的深感觉障碍可表现感觉性共济失调；⑤丘脑病变亦可出现感觉异常、感觉过敏或感觉过度。

2. 对侧偏身自发性疼痛　亦称丘脑痛。多表现为病灶对侧肢体出现剧烈、难以忍受和形容的持续性自发性疼痛，为内髓板核和中央核受累所致。丘脑痛的特点是：①疼痛部位不准确、不固定、较弥散；②疼痛的性质不定，呈烧灼感、冷感和难以描述的痛感；③疼痛常受情绪的影响，情绪激动可使疼痛加重；④常伴有自主神经功能障碍，如心跳加快、血压升高、出汗增多、血糖增高等；⑤一般止痛剂无效，抗癫痫药有一定的疗效。

3. 对侧面部表情运动障碍　丘脑损害时，由于丘脑至皮质下（锥体外系统）诸神经核的反射径路中断，病灶对侧的面部可出现分离性运动障碍，即当患者大哭大笑时，病灶对侧面部表情丧失，指令患者做随意动作时，面肌并无瘫痪表现。

4. 对侧偏身不自主运动或共济失调　不自主运动可表现为意向性震颤、舞蹈样动作或手足徐动样动作，并可因手指的指划运动而呈特殊的姿势——丘脑手。共济失调表现为动作粗大伴有动作性震颤、辨距不良、轮替动作障碍，常伴有感觉障碍。这是由于丘脑外侧核群病变，使之与红核、小脑、苍白球的联系纤维受损害所致。

5. 情感障碍　表现为情绪不稳、强哭强笑等，为前核群与边缘系统的联系受损，或内侧核群和额叶的联系受损所致。

6. 觉醒障碍　可出现从嗜睡到昏迷不同程度的觉醒障碍，为非特异性丘脑神经核受损所致。

7. 认知障碍　可出现记忆力减退、注意力不集中、定向力障碍，以及计划、组织、概括能力减退。为内侧核群、外侧核群的背侧核群受损所致。

（二）后丘脑的病损表现和定位诊断

1. 内侧膝状体损害　可使听觉传导径路受损，出现耳鸣和听力下降，但程度相对较轻。

2. 外侧膝状体损害　极为少见，一侧损害出现对侧视野同向偏盲，其中内侧部损害出现双眼下象限同向偏盲，外侧部损害出现双眼上象限同向偏盲。

（三）下丘脑的病损表现和定位诊断

1. 中枢性尿崩症　由于下丘脑病变，导致视上核、室旁核损害而引起抗利尿激素分泌减少或缺乏。使肾小球对水分的重吸收降低，尿液浓缩障碍，排出大量的低渗尿，致使细胞外液减少，血浆渗透压上升而出现一系列临床症状。表现为多饮及烦渴、多尿、尿比重减低、尿渗透压低于 290mmol/L。

2. 体温调节障碍　机体体温保持相对恒定是受下丘脑调节的。正常情况下产热和散热处于一种平衡状态。下丘脑前内侧区的散热中枢病变，表现为中枢性高热和不能忍受温暖的环境。下丘脑后外侧区的产热中枢病变，则出现体温过低。

3. 摄食异常　下丘脑腹内侧核的饱食中枢损害，表现为食欲亢进、食量大增，甚至不会主动停止进食，往往导致过度肥胖，称下丘脑性肥胖；灰结节外侧区的摄食中枢损害，则表现为食欲缺乏、厌食或拒食，导致消瘦，甚至呈恶病质状态。

4. 睡眠觉醒障碍　下丘脑视前区与睡眠有关，此区损害可出现失眠。下丘脑后区参与上行网状激动系统的功能，与醒觉状态的发生和维持有关，后区损害可产生睡眠过度、嗜睡，还可出现"发作性睡眠综合征"，患者表现为难以控制的睡眠，在走路、进食、工作中均可入睡，持续数分钟或数小时不等。损害累及中脑网状结构时可引起深睡或昏迷。

5. 生殖与性功能障碍　下丘脑腹内侧核前端为性行为抑制中枢，受损时可出现性早熟，常伴有智力低下、行为异常等。下丘脑结节部损害，常产生性功能障碍及肥胖症，也称肥胖性生殖无能症。

6. 自主神经功能障碍　下丘脑为全身自主神经的高级中枢，交感神经与下丘脑的后区有关；而副交感神经与下丘脑的前区有关。下丘脑损害时可出现血压不稳、心率改变、多汗、腺体分泌障碍及胃肠功能失调，严重时可导致胃、十二指肠溃疡出血。

7. 间脑癫痫　系下丘脑刺激性病变所致，表现为发作性自主神经功能紊乱，如血压波动、心率加快、面部潮红、多汗、呼吸缓慢或急促、瞳孔散大等。

（四）上丘脑的病损表现和定位诊断

上丘脑的病变常见于松果体肿瘤，可出现由肿瘤压迫四叠体和中脑导水管而引起帕里诺综合征（Parinaud syndrome），表现为瞳孔对光反射消失及眼球垂直凝视麻痹（上丘受累）、感觉神经性耳聋（下丘受累）、小脑共济失调（结合臂受累），可伴高颅压症状。

（五）底丘脑的病损表现和定位诊断

丘脑底核损害时可出现偏侧投掷症，表现为对侧肢体近端大而快速的不自主投掷运动，整个身体都参与这种剧烈运动。特点是以上肢为重，症状只在患者清醒时出现，而入睡后消失，原因可以是循环障碍或转移瘤，或由小的结核瘤引起。立体定向手术后产生的这些症状可以是暂时的。

第三节 小脑病变的定位诊断

一、小脑的解剖和生理

小脑(cerebellum)位于后颅窝,小脑幕下方,脑桥及延髓的背侧。上方借大脑横裂和小脑幕(天幕)与大脑枕叶隔开,下方为小脑延髓池,腹侧为脑桥和延髓,其间为第四脑室。借小脑下脚(绳状体)、中脚(脑桥臂)、上脚(结合臂)分别与延髓、脑桥及中脑相连。

(一)小脑的结构

小脑的中间狭窄部为小脑蚓部,两侧膨大部分为小脑半球,小脑半球下面近枕骨大孔的膨出部分称小脑扁桃体。根据小脑表面的沟和裂,小脑分为三个主叶,即绒球小结叶、前叶和后叶(图5-13)。绒球小结叶在进化上出现最早,构成原小脑,因其纤维联系及功能与前庭密切相关,故又称前庭小脑。小脑蚓部和小脑半球的中间部在进化上出现较晚,共同组成旧

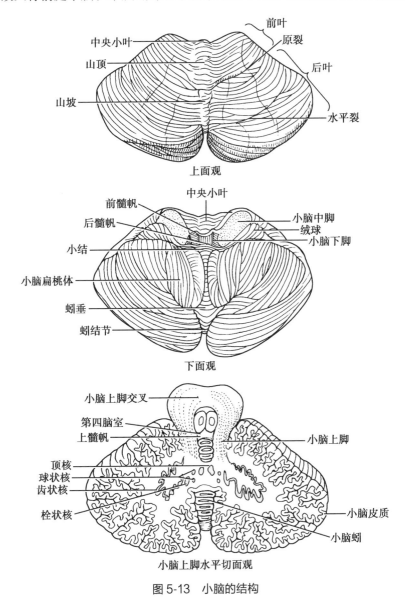

图 5-13 小脑的结构

小脑,因主要接受来自脊髓的信息,又称脊髓小脑。小脑半球的外侧部在进化中出现最晚,构成新小脑,因其与大脑皮质同步发展,而且与大脑皮质构成纤维联系环路,因此又称为大脑小脑。小脑表面覆以薄层灰质称小脑皮质,由分子层、梨状细胞层和颗粒层组成;皮质深部的白质为小脑髓质,内有四对小脑核,由内向外依次为顶核、球状核、栓状核和齿状核。

（二）小脑的纤维联系

小脑系统的纤维联系分为传入和传出两组。①传入纤维:小脑的传入纤维来自大脑皮质、脑干(前庭核、网状结构、下橄榄核和副楔束核)和脊髓,组成了脊髓小脑束、前庭小脑束、脑桥小脑束和橄榄小脑束等。所有传入小脑的冲动均通过小脑的3个脚而进入小脑,终止于小脑皮质和深部核团。②传出纤维:小脑的传出纤维发自小脑深部核团(主要是齿状核、顶核),经过小脑上脚(结合臂)离开小脑,再经过中间神经元(前庭外侧核、红核、脑干的网状核和丘脑核团)而到达脑干的脑神经核及脊髓前角细胞(图5-14)。

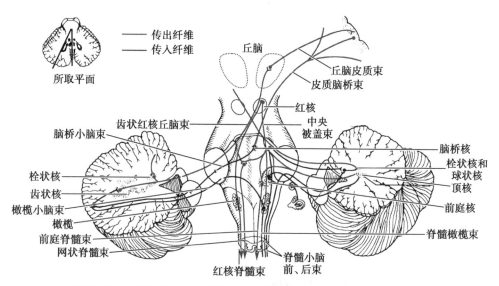

图5-14 小脑的传入和传出通路（左侧经过齿状核，右侧经过蚓部）

（三）小脑的生理功能

小脑的主要功能是维持躯体平衡,控制姿势和步态,调节肌张力和协调随意运动的准确性。小脑的传出纤维在传导过程中交叉两次,因此对躯体活动发挥同侧协调作用。小脑半球协调四肢的随意运动,其上半部分控制上肢,下半部分控制下肢,小脑蚓部则维持躯干的平衡。

二、小脑病变的定位诊断

小脑病变主要表现为共济失调,但不同部位损害产生的症状也不尽相同。

（一）小脑蚓部损伤

小脑蚓部损伤出现躯干性共济失调,即体轴性平衡障碍。表现为躯干不能保持直立姿势、站立不稳、向前或向后倾倒,行走时两脚分开、蹒跚不稳。但肢体共济失调及眼震轻微或不明显,肌张力常正常,言语障碍常不明显。多见于儿童小脑蚓部的髓母细胞瘤等。

（二）小脑半球损伤

小脑半球损伤以新小脑病变为主,新小脑的功能主要是确定运动的力量、方向和范围。当一侧小脑半球病变时表现为同侧肢体共济失调,上肢比下肢重,远端比近端重、精细动作比粗糙动作受累明显。表现为指鼻试验及跟膝胫试验不稳准、辨距不良、轮替动作差等,同时伴有肌张力减低,腱反射减弱或消失,有时出现钟摆样腱反射。小脑半球病变常出现水平性眼震及小脑性语言(共济失调性构音障碍)。见于肿瘤、脑血管、遗传变性疾病等。

（三）小脑弥漫性损害

小脑慢性弥漫性病变时,小脑蚓部和小脑半球虽同样受损,但临床上多只表现躯干和言语的共济失调,四肢共济失调不明显,这是由于新小脑的代偿作用所致。急性病变则缺少这种代偿作用,故可出现明显的四肢共济失调。

病案分析

病案:患者,男性,65 岁,突发眩晕、恶心、呕吐伴行走不稳 2 小时。患者 2 小时前晨起锻炼时突感眩晕,伴剧烈恶心、呕吐、行走不稳,病程中患者无发热,无意识丧失、无大小便失禁。查体:神清,爆破性语言,双瞳孔等大等圆,直径 3.0mm,光反应灵敏,眼球活动自如,双眼水平眼震,较粗大,双侧鼻唇沟对称,伸舌居中;四肢肌力 5 级,左侧肌张力较右侧降低、腱反射较右侧减弱,双侧病理征阴性;左侧指鼻试验、跟膝胫试验不准,轮替动作不能,右侧正常;步基增宽,步态蹒跚。

分析:定位在左侧小脑半球。定位诊断思路:根据患者眩晕、粗大眼震、步态障碍、共济失调,考虑小脑或脑干病变,患者无脑神经及锥体束受损表现,有爆破性语言,重点考虑小脑病变。定位诊断依据:①眩晕伴恶心、呕吐,双眼水平眼震,较粗大;②爆破性语言,左侧肌张力减低,腱反射减弱,指鼻试验及跟膝胫试验不准,轮替动作不能;③蹒跚步态。

第四节　脑干病变的定位诊断

一、脑干的解剖和生理

脑干(brain stem)位于间脑与脊髓之间,包括中脑、脑桥和延髓。内部结构主要有神经核、上下行传导束和网状结构。

（一）脑干神经核

中脑内有第Ⅲ、Ⅳ对脑神经核;脑桥内有第Ⅴ、Ⅵ、Ⅶ、Ⅷ对脑神经核;延髓有第Ⅸ、Ⅹ、Ⅺ、Ⅻ对脑神经核(图 5-15、图 5-16)。除上述脑神经核外,延髓背侧还有传导深感觉的中继核(薄束核、楔束核),中脑还有与锥体外系有关的红核、黑质等。

（二）脑干传导束

脑干传导束为脑干内的白质,分上行和下行传导束,包括深、浅感觉传导束,锥体束,锥体外通路及内侧纵束等。

1. 上行传导束　主要有内侧丘系、脊髓丘脑束、三叉丘系、外侧丘系、脊髓小脑前束和脊髓小脑后束。

（1）内侧丘系(medial lemniscus)(图 5-17~图 5-25):起自延髓薄束核、楔束核,其发出

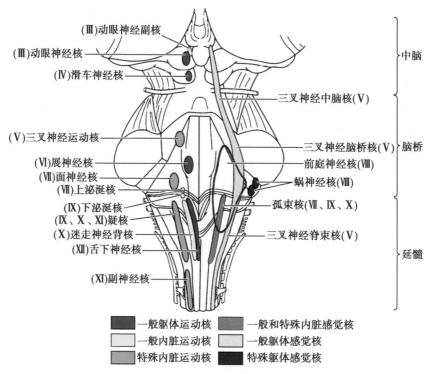

图 5-15　脑干内脑神经核团（背面）

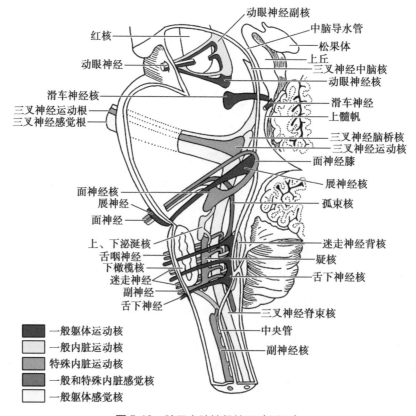

图 5-16　脑干内脑神经核团（侧面）

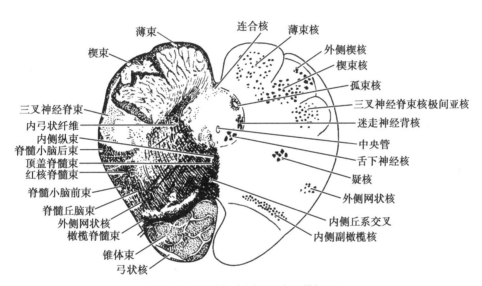

图 5-17 延髓经锥体交叉的横切面

图 5-18 延髓经内侧丘系交叉横切面

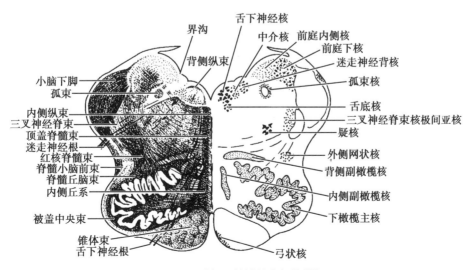

图 5-19 延髓经下橄榄核中部的横切面

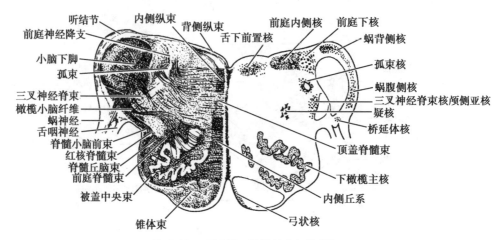

图 5-20　延髓经下橄榄核上部的横切面

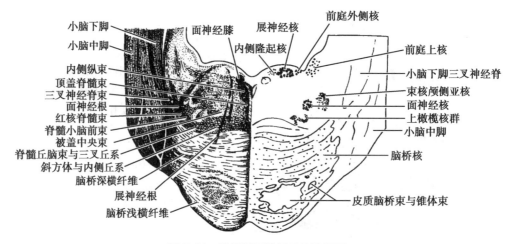

图 5-21　脑桥经面神经丘的横切面

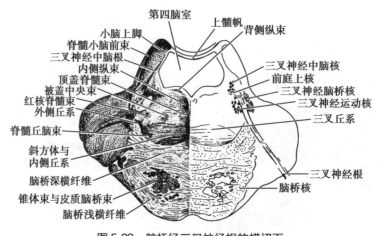

图 5-22　脑桥经三叉神经根的横切面

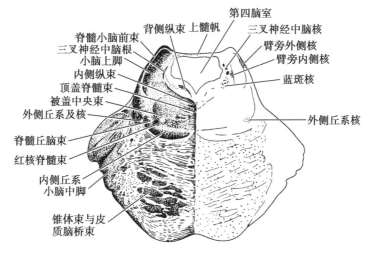

图 5-23 脑桥经滑车神经根的横切面

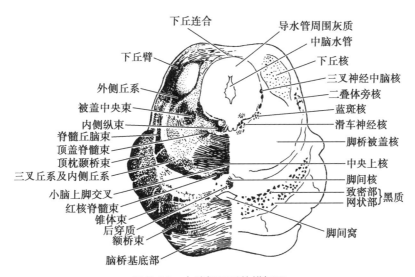

图 5-24 中脑经下丘的横切面

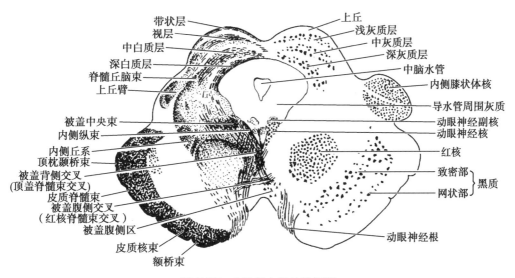

图 5-25 中脑经上丘的横切面

纤维绕过中央灰质在中央管腹侧的中线左右交叉,称内侧丘系交叉(decussation of medial lemniscus),交叉后的纤维在中线两侧转折上行于脑桥及中脑的被盖部,形成内侧丘系,终止于背侧丘脑。内侧丘系传递来自对侧躯干和四肢的意识性本体感觉和精细触觉冲动。在延髓,内侧丘系位于中线两侧、锥体的背侧;至脑桥略转向腹外侧,位于被盖部腹侧,接近基底部;在中脑移向被盖部腹外侧、红核的外侧。

(2) 脊髓丘脑束(spinothalamic tract)(图5-18~图5-25):是由脊髓上行的脊髓丘脑前束和脊髓丘脑侧束,在延髓中合并而成,又称脊髓丘系。在延髓,此束位于外侧区、下橄榄核的背外侧;在脑桥和中脑,其位于内侧丘系的背外侧;在脑桥和中脑,位于内侧丘系的背外侧;最后此束的大部分纤维终止于丘脑腹后外侧核。脊髓丘脑侧束主要传递来自对侧躯干、四肢的痛温觉,脊髓丘脑前束主要传递来自对侧躯干、四肢的粗略触觉和压觉。

(3) 三叉丘系(trigeminal lemniscus)(图5-22~图5-25):起自三叉神经脊束核及大部分三叉神经脑桥核的神经纤维,交叉至对侧上行,组成三叉丘系。该系紧随内侧丘系上行,止于丘脑腹后内侧核;部分三叉神经脑桥核的神经纤维直接进入同侧三叉丘系,止于同侧丘脑腹后内侧核。传递来自头面部皮肤,牙及口鼻黏膜的痛温觉和触压觉。

(4) 外侧丘系(lateral lemniscus)(图5-22~图5-24):起于双侧上橄榄核、对侧蜗神经核及部分斜方体的听觉纤维,在脑桥中、下部及上橄榄核的外侧转折向上,行于内侧丘系的外侧,叫外侧丘系。外侧丘系在脑桥行于被盖的腹外侧,至中脑的尾侧端止于下丘中央核。一侧外侧丘系传导双侧耳的听觉冲动。

(5) 脊髓小脑前束(anterior spinocerebellar tract)和脊髓小脑后束(posterior spinocerebellar tract)(图5-19~图5-22):位于延髓外侧周边部,行于延髓上部时,脊髓小脑后束经小脑下脚进入小脑,脊髓小脑前束继续上行,在脑桥上部,经小脑上脚进入小脑。传递来自同侧胸以下躯干下部和下肢的肌腱及关节反射性本体感觉及触觉,与整个下肢的运动和姿势有关。

2. 下行传导束　主要包括锥体束、顶盖脊髓束、红核脊髓束、内侧纵束。

(1) 锥体束(pyramidal tract):起自大脑额叶躯体运动区及其附近的顶叶皮质,经内囊至脑干(图5-18~图5-25)。此束下行于中脑大脑脚底、穿越脑桥基底部时被横行纤维分隔成若干小束,其在脑桥下端再会合,至延髓聚集为锥体束。锥体束由皮质核束和皮质脊髓束两部分构成。皮质核束在脑干下降途中,分支终于脑干的一般躯体运动核和特殊内脏运动核。皮质脊髓束在延髓锥体的下端,经过锥体交叉,形成本侧半脊髓的皮质脊髓前束和对侧半的皮质脊髓侧束,分别终止于双侧和同侧的脊髓前角运动神经元,支配双侧躯干和对侧肢体的随意运动。

(2) 顶盖脊髓束(tectospinal tract)(图5-19~图5-25):主要起于中脑上丘,在红核之间形成被盖背侧交叉后,在内侧纵束的腹侧下行,到达脊髓颈段,止于灰质,在脑干中也有纤维止于支配各眼外肌的运动核。有完成视觉、听觉的姿势反射运动的功能,与兴奋对侧颈肌,抑制同侧颈肌的运动神经元形成多突触联系。

(3) 红核脊髓束(rubrospinal tract)(图5-18~图5-24):由中脑红核的大中型细胞发出,从腹内侧离开红核,越过中线,形成被盖腹侧交叉,在被盖外侧部下行于三叉神经脊束核的腹侧,至脊髓外侧索。此束有兴奋屈肌运动神经元,抑制伸肌运动神经元的作用,它与皮质脊髓束一起对肢体远端肌肉发挥重要影响。

（4）内侧纵束（medial longitudinal fasciculus）（图 5-17 ~ 图 5-26）：是由上、下行纤维组成的复合束，在脑干位于中央灰质腹侧正中线两侧的位置，向下延伸至脊髓。主要由前庭神经核发出，其上行纤维至双侧眼外肌运动核，完成眼外肌之间以及眼球慢相运动的协调；其下行纤维至颈髓，完成头颈部姿势的反射性调节。

（三）脑干网状结构

脑干中轴内呈弥散分布的胞体和纤维交错排列的"网状"区域，称为网状结构（reticular formation），其中细胞集中的地方称为网状核。在脑干网状结构中有许多神经调节中枢，如心血管运动中枢、血压反射中枢、呼吸中枢及呕吐中枢等，这些中枢在维持机体正常的生理活动中起着重要的作用。网状结构的一些核团参与意识清醒状态的维持，称为上行网状激活系统。

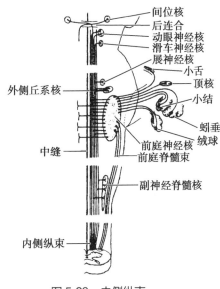

图 5-26 内侧纵束

脑干是维持呼吸、循环等基本生命活动的"生命中枢"，是除嗅觉和视觉外，所有感觉信息传至中枢的必经之路，并将中枢的各种运动指令下传，因此在中枢神经系统中具有十分重要的生理功能。

二、脑干病变的定位诊断

脑干病变多出现交叉性瘫痪，即病灶侧脑神经周围性瘫痪及对侧肢体中枢性瘫痪。病变水平的高低可依受损害的脑神经而定，如第Ⅲ对神经麻痹则病灶在中脑（mesencephalon）；第Ⅴ、Ⅵ、Ⅶ、Ⅷ对脑神经麻痹则病灶在脑桥（pons）；第Ⅸ、Ⅹ、Ⅺ、Ⅻ对脑神经麻痹则病灶在延髓（medulla oblongata）。

（一）中脑

1. 韦伯综合征（Weber syndrome） 病变位于一侧中脑大脑脚脚底，累及动眼神经和锥体束，又称动眼神经交叉瘫。主要表现为：①病侧除外直肌和上斜肌外的所有眼肌麻痹，瞳孔散大（动眼神经麻痹）；②对侧中枢性面舌瘫和上下肢瘫痪（锥体束损害）（图 5-27）。多见于小脑幕裂孔疝。

2. 贝内迪克特综合征（Benedikt syndrome） 病变位于中脑被盖腹内侧部，累及动眼神经、红核、黑质和内侧丘系，而锥体束未受影响。主要表现为：①病灶侧动眼神经麻痹；②对侧肢体震颤、强直（黑质损害）或舞蹈样动作、手足徐动及共济失调（红核损害）；③对侧偏身深感觉和精细触觉障碍（内侧丘系损害）（图 5-27）。

3. 帕里诺综合征（Parinaud syndrome） 又称四叠体综合征，病变位于中脑上丘，累及眼球垂直运动中枢，主要表现为双眼垂直同向运动障碍，特别是向上的凝视麻痹，常见于松果体区肿瘤。

（二）脑桥

1. 米亚尔-居布勒综合征（Millard-Gubler syndrome） 病变位于脑桥腹外侧部，累及展神经、面神经、锥体束、脊髓丘脑束和内侧丘系。主要表现为：①病灶侧周围性面神经麻痹（面神经核损害）及眼球不能外展（展神经麻痹）；②对侧中枢性偏瘫（锥体束损害）；③对侧偏身

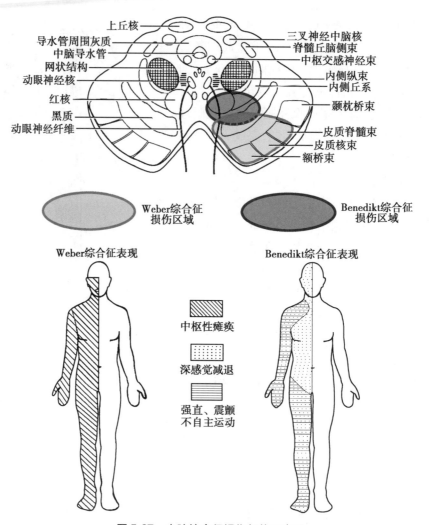

图 5-27　中脑综合征损伤部位及表现

感觉障碍（内侧丘系和脊髓丘脑束损害）（图 5-28）。多见于小脑下前动脉阻塞。

2. 福维尔综合征（Foville syndrome）　病变位于脑桥腹内侧部，累及面神经核、展神经、脑桥侧视中枢、内侧纵束、锥体束。主要表现为：①病灶侧周围性面神经麻痹（面神经核损害）及眼球不能外展（展神经麻痹）；②两眼向病灶对侧凝视（脑桥侧视中枢及内侧纵束损害）；③对侧中枢性偏瘫（锥体束损害）（图 5-28）。多见于脑桥旁正中动脉阻塞。

3. 雷蒙-塞斯唐综合征（Raymond-Cestan syndrome）　病变位于脑桥背外侧部，累及前庭神经核、展神经和面神经核、内侧纵束、小脑中脚和下脚、脊髓丘脑侧束和内侧丘系。主要表现为：①眩晕、恶心、呕吐、眼球震颤（前庭神经核损害）；②病侧眼球不能外展（展神经损害）；③病侧面肌麻痹（面神经核损害）；④双眼病灶侧注视不能（脑桥侧视中枢及内侧纵束损害）；⑤交叉性感觉障碍，即同侧面部痛、温觉缺失（三叉神经脊束损害），对侧偏身痛、温觉减退或丧失（脊髓丘脑侧束损害）；⑥对侧偏身触觉、位置觉及振动觉减退或丧失（内侧丘系损害）；⑦病侧 Horner 征（交感神经下行纤维损害）；⑧病侧偏身共济失调（小脑中脚、小脑下脚和脊髓小脑前束损害）（图 5-28）。见于小脑上动脉或小脑下前动脉阻塞，又称小脑上动脉综合征。

4. 闭锁综合征（locked-in syndrome）　又称去传出状态，系双侧脑桥基底部病变所致，累

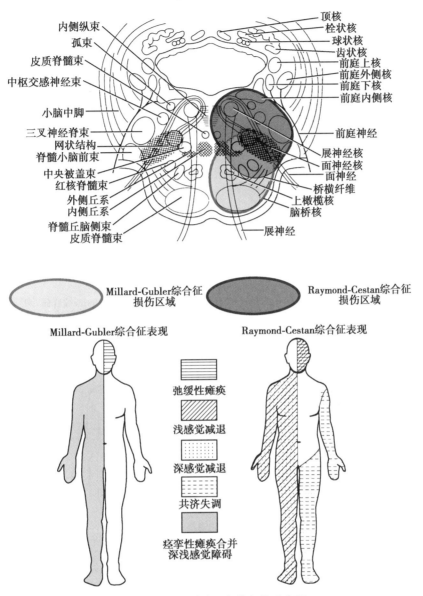

图 5-28　脑桥综合征损伤部位及表现

及皮质脊髓束、皮质核束及内侧纵束。主要表现为:①双侧肢体中枢性瘫痪(双侧皮质脊髓束受损);②双侧面舌瘫,构音、吞咽运动均障碍,不能转颈耸肩,眼球水平运动障碍,只能以眼球上下运动示意(支配三叉神经以下的皮质核束以及内侧纵束受损,仅动眼神经与滑车神经功能保留);③意识保持清醒,语言理解无障碍(大脑半球和脑干被盖部网状激活系统无损害)。此征常被误认为昏迷,脑电图正常或轻度慢波有助于和真正的意识障碍相区别,主要见于基底动脉脑桥分支双侧闭塞。

(三)延髓

1. 瓦伦贝格综合征(Wallenberg syndrome)　病变位于延髓上段的背外侧区,累及前庭神经、疑核、舌咽和迷走神经核团、绳状体、三叉神经脊束及脊束核、脊髓小脑束、小脑半球、交感神经下行纤维、脊髓丘脑侧束。主要表现为:①眩晕、恶心、呕吐及眼震(前庭神经核损害);②吞咽困难、构音障碍、同侧软腭低垂及咽反射消失(疑核及舌咽、迷走神经损害);③病灶侧共济失调(绳状体及脊髓小脑束、部分小脑半球损害);④霍纳综合征(Horner syn-

drome)（交感神经下行纤维损害）；⑤交叉性感觉障碍，即同侧面部痛、温觉减退或缺失（三叉神经脊束及脊束核损害），对侧躯体痛、温觉减退或缺失（脊髓丘脑侧束损害）（图5-29）。常见于小脑后下动脉、椎-基底动脉或外侧延髓动脉缺血性损害。

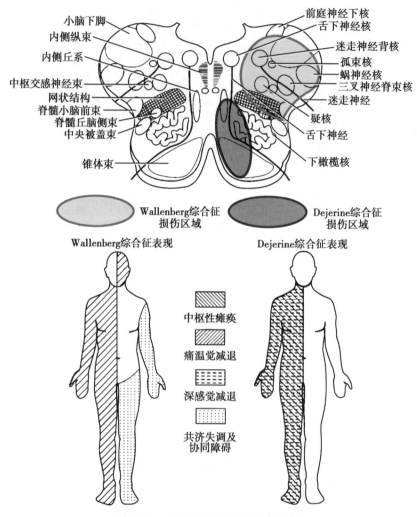

图5-29　延髓综合征损伤部位及表现

2. 德热里纳综合征（Dejerine syndrome）　又称延髓内侧综合征，病变位于延髓腹侧，累及舌下神经核团、锥体束、内侧丘系。主要表现为：①病灶侧舌肌瘫痪及肌肉萎缩（舌下神经损害）；②对侧肢体中枢性瘫痪（锥体束损害）；③对侧上下肢触觉、位置觉、振动觉减退或丧失（内侧丘系损害）（图5-29）。可见于椎动脉及其分支或基底动脉后部血管阻塞。

病案分析

病案：患者，男性，48岁，右侧眼睑下垂伴左侧肢体无力1天。患者1天前无明显诱因突感右侧眼睑下垂，伴视物成双、头晕，随之感左侧肢体无力，不能行走、持物，症状呈进行性加重，无意识丧失及肢体抽搐，无大小便失禁。查体：右侧眼睑下垂，右侧瞳孔扩大，直径5.0mm，光反射消失，左侧瞳孔直径3.0mm，光反应灵敏，右眼上视、下视、内收不能,有复视,双侧额纹对称,左侧鼻唇沟变浅,伸舌左偏,左侧肢体肌力 0 级,肌张力增高,腱反射活跃,病理征阳性,右侧肢体肌力 5 级,肌张力正常,腱反射正常,病理征阴性。

分析: 定位在右侧中脑。定位诊断思路:根据患者症状和体征首先考虑为中枢神经系统病变;根据患者交叉性瘫痪的临床特点,考虑脑干病变,根据右动眼神经受累、左侧中枢性偏瘫(面舌和肢体),考虑病变在中脑。定位诊断依据:①右侧眼睑下垂,右侧瞳孔扩大,右眼上视、下视、内收不能;②左侧鼻唇沟变浅,伸舌左偏,左侧肢体肌力 0 级,肌张力增高,腱反射活跃,病理征阳性。

第五节　脊髓病变的定位诊断

一、脊髓的解剖和生理

脊髓(spinal cord)属于中枢神经系统,是脑干向下延伸的部分,外形呈前后稍扁的圆柱体,位于椎管内,上端在枕骨大孔处与延髓相连,下端至第一腰椎下缘,占据椎管的上 2/3,全长约 42~45cm。

(一)脊髓的外部结构

1. 脊髓的膨大　脊髓上下粗细不等(图 5-30),有颈膨大和腰膨大两个梭形膨大。颈膨大由 C_5~T_2 脊髓组成,发出支配上肢的神经根;腰膨大由 L_1~S_2 脊髓组成,发出支配下肢的神经根。

2. 脊髓的沟裂和脊神经　脊髓表面有 6 条纵行的沟,前正中裂位于脊髓腹侧,较深而宽;后正中沟位于脊髓背侧,较浅而窄;前外侧沟位于脊髓腹外侧,左右各一,脊神经前根由此发出;后外侧沟位于脊髓背外侧,左右各一,是脊神经后根进入脊髓之处。脊髓自上而下共发出 31 对脊神经分布到躯干和四肢,包括颈神经 8 对、胸神经 12 对、腰神经 5 对、骶神经 5 对和尾神经 1 对。脊髓也相应的分为 31 节,即 8 个颈节($C_{1~8}$)、12 个胸节($T_{1~12}$)、5 个腰节($L_{1~5}$)、5 个骶节($S_{1~5}$)和 1 个尾节(Co_1),但脊髓表面并无节段界限。

3. 脊髓的被膜　脊髓由外至内由硬脊膜、蛛网膜和软脊膜三层被膜包围,软脊膜在脊髓两侧的脊神经前、后根之间向外突出,形成尖端向外的三角形齿状韧带,附着在硬脊膜上,起固定脊髓的作用。硬脊膜外面与脊椎骨膜之间的间隙为硬膜外腔,其中填充着疏松结缔组织、椎内静脉丛和淋巴管,略成负压;硬脊膜与蛛网膜之间的间隙为硬膜下腔,其间无特殊结构;软脊膜和蛛网膜之间的间隙为蛛网膜下腔,与脑的蛛网膜下腔相通,其间充满脑脊液。

4. 脊髓圆锥(图 5-31)　脊髓末端逐渐变细形成脊髓圆锥,包括 3、4、5 骶节和尾节脊髓,末端相当于第一腰椎下缘水平。圆锥下端伸出一根终丝,终止于尾骨后面的骨膜。

5. 马尾　由于脊髓和脊柱的长度不同,神经根由相应的椎间孔穿出椎管时,越位于下位脊髓节段的神经根越向下倾斜,腰骶段神经根几乎垂直下降,腰 2 至尾节共 10 对腰骶神经根组成马尾。

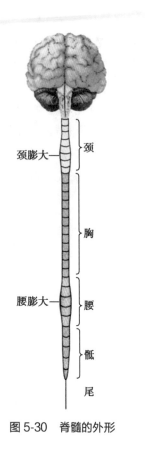

图 5-30 脊髓的外形

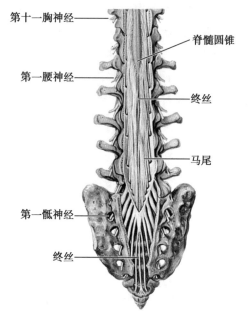

图 5-31 脊髓圆锥、马尾和终丝

（二）脊髓的内部结构

1. 脊髓灰质 脊髓灰质在横断面上呈蝴蝶形或 H 形,居于脊髓中央,其中心有中央管（图5-32）。灰质分为前角、后角及侧角（$C_8 \sim L_2$,$S_2 \sim S_4$）,此外还包括中央管前后的灰质前连合和灰质后连合。灰质内含有各种不同大小、形态和功能的神经细胞,是脊髓接受和发出冲动的关键结构。前角内含运动神经细胞,属于下运动神经元,主要司躯干和四肢的运动支配;后角内含传递痛、温觉和部分触觉的第Ⅱ级感觉神经细胞,为感觉信息的中转站;$C_8 \sim L_2$侧角为脊髓交感神经中枢,支配和调节内脏、血管及腺体的功能;$S_2 \sim S_4$侧角为脊髓副交感神经中枢,发出纤维支配膀胱、直肠和性腺的活动。

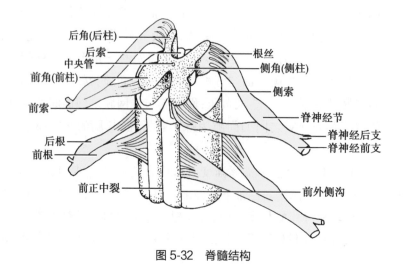

图 5-32 脊髓结构

2. 脊髓白质　脊髓白质主要由上下行传导束组成,上行(感觉)传导束将不同的感觉信息上传到脑,下行(运动)传导束从脑的不同部位将神经冲动下传到脊髓(图 5-33)。

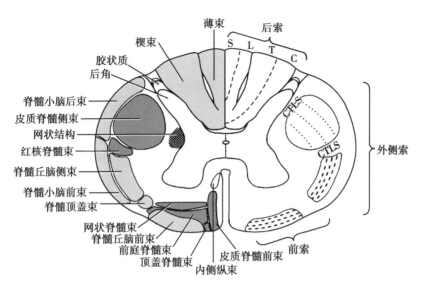

图 5-33　脊髓横断面感觉运动传导束的排列

(1) 上行纤维束:又称感觉传导束,将躯干和四肢的浅感觉和深感觉传至大脑皮质感觉中枢进行加工和整合。主要包括:①薄束和楔束:走行在后索,传导深感觉和精细触觉至薄束核和楔束核;②脊髓丘脑束:包括脊髓丘脑侧束和脊髓丘脑前束,分别走行于侧索和前索,传导痛觉、温度觉和粗略触觉至丘脑腹后外侧核;③脊髓小脑束:分为脊髓小脑前束和脊髓小脑后束,走行在侧索,主要传导下肢和躯干下部的非意识本体感觉至小脑,调节躯体的平衡。

(2) 下行纤维束:又称运动传导束,将大脑皮质运动区、红核、前庭核、脑干网状结构及上丘的冲动传至脊髓前角或侧角,继而支配躯干和四肢的肌肉,参与锥体系和锥体外系的形成,与肌肉的随意运动、姿势和平衡有关。主要包括:①皮质脊髓束:起自对侧大脑皮质中央前回的大锥体细胞,分为皮质脊髓侧束和皮质脊髓前束,分别走行于脊髓侧索和前索,将大脑皮质运动区的冲动传至脊髓前角的运动神经元,支配躯干和肢体的运动。②红核脊髓束:起自对侧红核,走行于脊髓侧索,将红核发出的冲动传至脊髓前角,刺激动物红核时,出现对侧肢体屈肌紧张,提示红核脊髓束可能有易化屈肌和抑制伸肌运动神经元的作用。③前庭脊髓束:起自前庭外侧核的纤维不交叉,下行于同侧脊髓侧索,纵贯脊髓全长,此束可增强同侧肢体的伸肌紧张,有易化伸肌和抑制屈肌运动神经元的作用,与红核脊髓束共同发挥调节肌张力和维持姿势平衡的作用;起自前庭内侧核的纤维交叉伴随内侧纵束下行于脊髓前索,止于颈节和上胸节,抑制上颈节运动神经元,调节姿势和平衡。④网状脊髓束:连接脑桥和延髓的网状结构与脊髓中间带神经元,主要参与躯干和肢体近端肌肉运动的控制。⑤顶盖脊髓束:将中脑上丘的冲动传至上颈髓中间带及前角基底部,兴奋对侧颈肌及抑制同侧颈肌活动,是头颈反射及视听反射的结构基础。

(三) 脊髓节段与椎体的对应关系

3 个月的胎儿,脊髓与脊柱等长,脊髓节段与椎体相对应,此后脊髓的生长速度落后于脊柱,成人脊髓全长约 42~45cm,相当于椎管全长的 2/3。脊髓圆锥末端的位置相当于第一腰椎下缘水平,因此脊髓各节段的位置比相应的脊椎高。成年人脊髓节段与椎骨的对应关系如表5-1和图5-34所示。

表5-1 脊髓节段与椎骨的对应关系

脊髓节段	相应椎骨	推算举例
上颈髓（$C_{1\sim4}$）	与相应椎骨同高	第二颈髓平第二颈椎
下颈髓（$C_{5\sim8}$）	较相应椎骨高1个椎骨	第六颈髓平第五颈椎
上胸髓（$T_{1\sim4}$）	较相应椎骨高1个椎骨	第二胸髓平第一胸椎
中胸髓（$T_{5\sim8}$）	较相应椎骨高2个椎骨	第六胸髓平第四胸椎
下胸髓（$T_{9\sim12}$）	较相应椎骨高3个椎骨	第十一胸髓平第八胸椎
腰髓（$L_{1\sim5}$）	平第10~11胸椎水平	
骶、尾髓（$S_{1\sim5}$、Co_1）	平第12胸椎和第1腰椎水平	

（四）脊髓的生理功能

脊髓是神经系统的初级反射中枢,具有传导和反射功能,正常的脊髓活动是在大脑的控制下完成的。

1. 传导功能 脊髓内的神经元是上、下行传导通路的中继站,沟通周围神经与脑的联系。脊髓内的上行传导束将躯体(头面部除外)的深、浅感觉和大部分内脏感觉的信息传至脑,在脑内分析整合之后,再发出各种神经冲动,经过下行传导束传至脊髓,从而调节骨骼肌和内脏活动。

2. 反射功能 脊髓的反射可分为躯体反射和内脏反射两类。前者指骨骼肌的反射活动,如牵张反射、屈曲反射和浅反射等,后者指一些躯体内脏反射(如眼心反射)、内脏-内脏反射(如内脏病变引起一定区域的皮肤发红、出汗等自主神经症状)和内脏-躯体反射(如心绞痛引起的左肩背部的牵涉痛、急腹症时可引起腹肌的强烈收缩)。

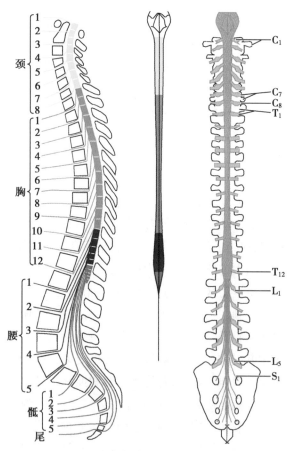

图5-34 脊神经根与脊柱的对应关系

二、脊髓病变的定位诊断

脊髓病变的临床表现与4个因素有关:脊髓病变的部位、病变在脊髓横断面上累及的范围、病变在长轴上累及的脊髓节段及病变发生的速度和过程,上述4种因素对脊髓病变的定位和定性诊断均非常重要。

（一）脊髓横贯性损害

主要表现为受损平面以下各种感觉缺失，上运动神经元性瘫痪及括约肌功能障碍等，急性期常出现脊髓休克症状，表现为损害平面以下弛缓性瘫痪，肌张力减低，腱反射减弱，病理反射阴性及尿潴留，一般持续 2~4 周后转变为受损平面以下中枢性瘫痪，多见于急性脊髓炎及脊髓压迫症。损伤节段不同，临床特征亦不同，具有明显的节段性特点。以下为脊髓主要节段横贯性损害的临床表现：

1. 高颈段（$C_1 \sim C_4$）　四肢呈上运动神经元性瘫痪，损害平面以下各种感觉缺失，括约肌功能障碍，四肢和躯干多无汗，常伴有枕部疼痛及头部活动受限。$C_3 \sim C_5$ 节段受损将出现膈肌瘫痪，腹式呼吸减弱或消失；如三叉神经脊束核受损，则出现同侧面部外侧痛、温度觉缺失；如副神经核受累则可见同侧胸锁乳突肌及斜方肌无力和萎缩；如病变由枕骨大孔波及后颅窝，可引起延髓及小脑症状，如吞咽困难、饮水呛咳、共济失调、眼球震颤等，甚至呼吸循环衰竭而死亡（图 5-35）。

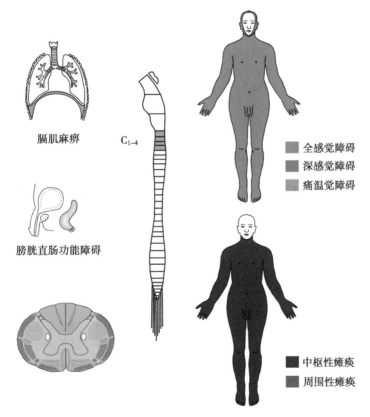

膈肌麻痹

膀胱直肠功能障碍

$C_{1\sim4}$

■ 全感觉障碍
■ 深感觉障碍
■ 痛温觉障碍

■ 中枢性瘫痪
■ 周围性瘫痪

图 5-35　高段颈髓病变临床表现

2. 颈膨大（$C_5 \sim T_2$）　双上肢呈下运动神经元性瘫痪，双下肢呈上运动神经元性瘫痪，损害平面以下各种感觉缺失，上肢可有根性感觉减退或缺失，向肩及上肢放射的根性神经痛，以及括约肌功能障碍。$C_8 \sim T_1$ 节段侧角细胞受损产生 Horner 征。上肢腱反射的改变有助于受损节段的定位，如肱二头肌反射减弱或消失而肱三头肌反射亢进，提示病损在 C_5 或 C_6，肱二头肌反射正常而肱三头肌反射减弱或消失，提示病损在 C_7（图 5-36、图 5-37）。

3. 胸髓（$T_3 \sim T_{12}$）　双上肢正常，双下肢呈上运动神经元性瘫痪（截瘫），损害平面以下各种感觉缺失，受损节段常伴有束带感及根性神经痛，以及括约肌功能障碍。胸髓是脊髓中最长且血液供应最差，最容易发生病变的节段。感觉障碍平面是确定脊髓损害节段的重要

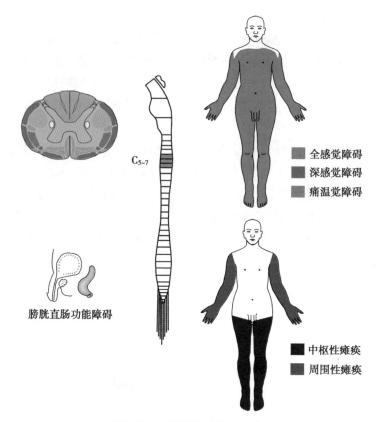

图 5-36　中段颈髓病变临床表现

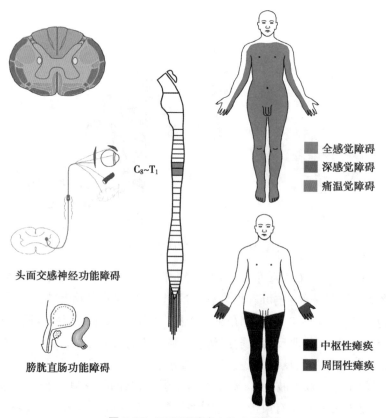

图 5-37　下段颈髓病变临床表现

依据,如乳头水平为 T_4 节段,剑突水平为 T_6 节段,肋缘水平为 T_8 节段,平脐水平为 T_{10} 节段,腹股沟为 T_{12} 节段。如发现上($T_7 \sim T_8$)、中($T_9 \sim T_{10}$)和下($T_{11} \sim T_{12}$)腹壁反射消失,亦有助于各节段的定位。如病变位于 $T_{10} \sim T_{11}$ 时,可导致腹直肌下半部无力,当患者于仰卧位用力抬头时,可见脐孔被腹直肌上半部牵拉而向上移动,称比弗征(Beevor sign)(图 5-38、图 5-39)。

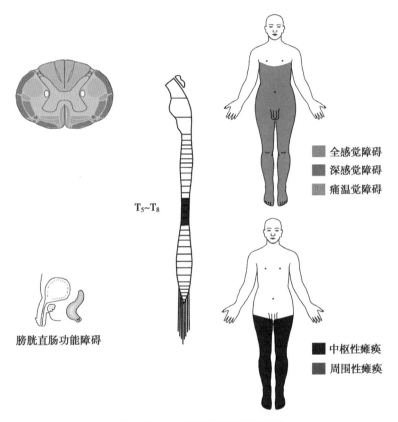

图 5-38　中段胸髓病变临床表现

4. 腰膨大($L_1 \sim S_2$)　双下肢下运动神经元性瘫痪,双下肢及会阴部位各种感觉缺失,括约肌功能障碍。腰膨大上段受损时,神经根痛位于腰部、腹股沟区或大腿前面;下段受损时表现为坐骨神经痛。如损伤平面在 $L_2 \sim L_4$ 则膝反射减弱或消失,如病变在 $S_1 \sim S_2$ 则踝反射减弱或消失(图 5-40)。

5. 圆锥($S_3 \sim S_5$、尾节)　脊髓圆锥损害无双下肢瘫痪,无肌萎缩,肌张力及腱反射无改变。肛门周围和会阴部感觉缺失,呈鞍状分布,疼痛不常见;会出现盆底肌麻痹和括约肌功能障碍,肛门反射减低或丧失;可出现真性尿失禁,常有性功能障碍如阳痿等(图 5-41)。

6. 马尾　最突出的症状为下腰部、大腿、小腿及会阴部的自发性疼痛,发生于一侧或双侧,两侧常不对称;下肢及马鞍区有感觉障碍,但不对称,无感觉分离现象;双下肢肌力减退,常伴有肌萎缩;跟腱反射丧失($S_1 \sim S_2$ 节段),膝腱反射正常,有时亦减低($L_2 \sim L_4$ 节段);括约肌功能障碍出现较晚,常不严重。马尾和圆锥病变的临床表现相似,但马尾损害时症状和体征可为单侧或不对称。根性疼痛和感觉障碍位于会阴部、股部和小腿,下肢可有下运动神经元性瘫痪,括约肌功能障碍常不明显。当腰椎间盘突出合并脊椎管狭窄和马尾肿瘤时可引起马尾综合征(图 5-42)。

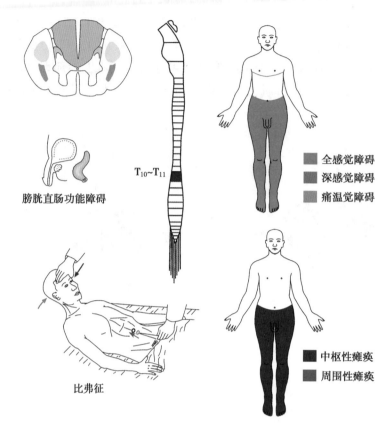

图 5-39 $T_{10\sim11}$ 脊髓病变临床表现

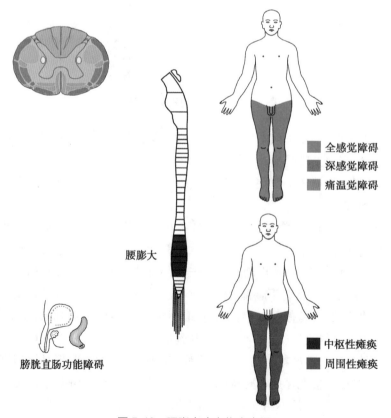

图 5-40 腰膨大病变临床表现

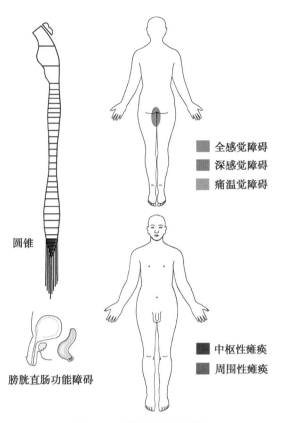

图 5-41　圆锥病变临床表现

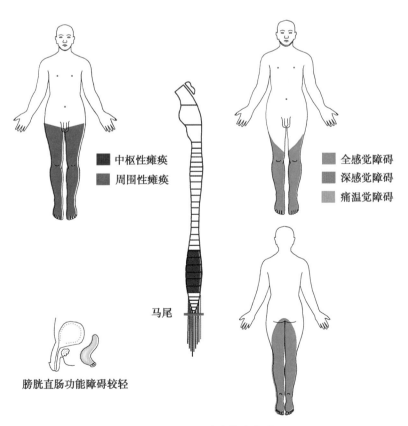

图 5-42　马尾病变临床表现

（二）脊髓半侧损害

多见于脊髓外伤和髓外肿瘤早期,病变恰好损害脊髓一半时,临床上表现为脊髓半切综合征或称为布朗-塞卡综合征(Brown-Sequard syndrome)。主要表现为脊髓病变平面以下同侧肢体上运动神经元性瘫痪和深感觉障碍,伴有锥体束征和深感觉性共济失调,对侧比病灶实际水平低 2~3 个皮节以下痛、温觉障碍(图 5-43)。

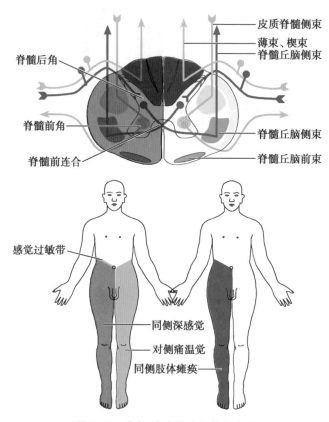

图 5-43 布朗-塞卡综合征临床表现

（三）脊髓部分性损害

1. 灰质病变 前角损害主要表现为病变侧节段性下运动神经元性瘫痪;后角损害主要表现为病变侧节段性分离性感觉障碍,即痛、温觉障碍,而触觉和深感觉保存;侧角损害会出现病变侧相应节段的自主神经功能障碍,引起血管运动、发汗、竖毛反应障碍及皮肤指甲的营养改变等,$C_8 \sim T_1$ 节段的侧角损害可出现同侧 Horner 征;灰质前连合损害主要表现为双侧节段性分布的对称性分离性感觉障碍,常见痛、温觉障碍而触觉和深感觉保留,见于脊髓空洞症等。

2. 白质病变 ①后索:后索包含薄束和楔束,是传导深感觉和识别触觉的纤维束,由后根进入脊髓,不交叉直接在后索内上行,自上胸髓起向上才有楔束,上胸髓以下仅有薄束。后索损害时出现位置觉、压迫觉、重量觉及振动觉障碍。因位置觉障碍,患者走路时出现躯体平衡障碍,呈感觉性共济失调;由于识别触觉障碍,患者不能识别在皮肤上书写的字、几何图形等。患者的原始触觉及痛、温觉不发生障碍,称为后索型感觉分离,此种感觉障碍最常见于脊髓痨。②前索与侧索:前索主要包含皮质脊髓前束和脊髓丘脑前束,侧索主要包含皮质脊髓侧束、脊髓丘脑侧束、脊髓小脑前束和后束。皮质脊髓束损害时,在病变同侧出现肢体的上运动神经元性瘫痪;脊髓丘脑束损害时,在病灶对侧损害水平以下出现痛、温觉及原始触觉障碍;脊髓小脑前、后束损害时,出现同侧肌张力减低、共济失调、躯干平衡障碍等小脑症状。脊髓传导束性损害多数由变性疾病所致,例如脊髓痨(后索)、脊髓亚急性联合变性(后索和皮质脊髓束)、肌萎缩侧索硬化(前角细胞和皮质脊髓束)、脊髓型遗传性共济失调(后索、脊髓小脑束和皮质脊髓束)等。

(四)脊髓髓内和髓外损害

由于脊髓传导束纤维均按一定顺序排列,故髓内及髓外病变的临床表现及症状发展过程均不相同,两者鉴别见表5-2。

表5-2 脊髓髓内与髓外病变的鉴别诊断

临床表现	髓外病变	髓内病变
慢性疼痛	常见	罕见
感觉异常	痛温觉障碍自下而上	痛温觉障碍自上而下
	无感觉分离	有感觉分离
局部压痛	明显	不明显
肌束萎缩	少见	多见,明显有肌束震颤
布朗-塞卡综合征	常见	少见
锥体束损伤	出现早	出现晚
肌萎缩	少见,轻或无	常见
尿便障碍	晚期出现	早期出现
皮肤营养障碍	无	常见
脑脊液异常	梗阻,蛋白细胞分离征	少见
脊柱影像学检查	多见异常	少见异常

1. 髓内病变 常见于占位性疾病,临床表现有如下特点:①疼痛:髓内病变不压迫神经根,因此多无神经根痛,局部压痛也不明显;②感觉障碍发展顺序:感觉(痛温觉)障碍自病变节段向下发展,鞍区感觉常保留,称为"马鞍回避";③感觉分离:由于部分感觉传导束损害而其他传导束正常,表现为部分感觉障碍,即感觉分离,如脊髓空洞症早期痛温觉障碍而深感觉正常;④运动障碍:当病变累及前角细胞时会出现节段性下运动神经元性瘫痪,当病变累及皮质脊髓侧束时,会出现损伤节段以下的自上向下发展的上运动神经元性瘫痪;⑤括约肌功能障碍:早期出现尿便功能障碍,主要表现为便秘和排尿困难,严重者可有尿潴留;⑥脑脊液:脑脊液的压力改变和蛋白细胞分离征较晚出现或不出现。

2. 髓外病变 髓外病变又分为硬膜内和硬膜外病变。①硬膜内病变:发生在脊髓和硬膜之间,病因多见于肿瘤,以神经纤维瘤和脊膜瘤最多见,其他少见原因有脊髓蛛网膜炎等,其临床特征为:因神经根受压早期出现根性神经痛,呈撕裂样痛,当运动或咳嗽时疼痛常加剧;感觉障碍出现较晚,痛温觉障碍自下向上进行性发展;早期可出现同侧损害平面以下的上运动神经元性瘫痪和锥体束征;尿便功能障碍常出现较晚,但骶部病变者可于早期出现;病程中可能出现布朗-塞卡综合征。②硬膜外病变:发生在硬脊膜与椎管的骨膜之间,病因多见于肿瘤(如神经纤维瘤、脊膜瘤、转移瘤)、椎间盘脱出、脓肿、结核、脊椎骨折等,其临床特征为:早期常有剧烈根性神经痛,椎间盘脱出、脓肿或脊椎骨折急性发病,病程进展较快,其他多在数周或数月出现感觉和运动障碍,临床特征与硬膜内病变基本相同,晚期出现尿便功能障碍,很少出现布朗-塞卡综合征。

(五)脊髓损害节段及平面内结构的判断

1. 损害节段的判断 主要依据以下要点。

(1)疼痛部位:脊髓病变时常伴有后根刺激症状而出现疼痛,根据疼痛的水平和范围有助于确定病变的部位。疼痛在病变的早期多见,尤其是髓外病变往往以根痛症状为首发。至疾病后期则呈根型或节段型感觉减退或缺失。

（2）肌肉萎缩:脊髓前角或前根受损常引起下运动神经元性瘫痪而出现肌肉萎缩,故根据肌肉萎缩的分布情况可判断脊髓病变的节段。

（3）反射改变:腱反射消失能反映相应脊髓节段的病变,腱反射亢进则反映其节段以上锥体束的损害,并伴有锥体束征,相应肢体有上运动神经元性瘫痪,根据这些体征可推断病变的部位。浅反射消失可反映相应节段脊髓病变,或其节段上有锥体束病变,故浅反射消失亦可为判断病变部位提供重要依据。

（4）运动障碍:如出现四肢瘫痪,脑神经正常,提示病变在颈段脊髓;出现截瘫提示病变在胸段脊髓。

（5）感觉障碍水平:脊髓病变常引起相应水平以下的感觉障碍(浅感觉及/或深感觉),完全横贯性脊髓损害感觉缺失水平即能提示病变部位,脊髓部分性损害感觉障碍水平常不能确切反映病变部位。

（6）排尿障碍:截瘫或四肢瘫痪的患者主要引起痉挛性膀胱,出现尿频、尿急、尿失禁、膀胱不能排空。圆锥病变则引起无张力性膀胱、尿潴留、充盈性尿失禁。

（7）交感神经麻痹:脊髓侧角病变可引起相应节段所支配的交感神经麻痹,出现排汗障碍、血管舒缩障碍及营养障碍,下颈髓病变时出现 Horner 征。

根据上述诸项要点,通常能从临床上比较准确地作出脊髓病变节段的诊断。

2. 脊髓平面内结构损害的判断　主要根据灰质及白质内各个结构分布的解剖位置及其病变时的临床表现进行判断。

（1）肌肉萎缩:提示有脊髓前角损害。

（2）节段性分离性痛、温觉障碍:单侧提示该侧后角的病变,双侧提示灰质前连合的病变,伴有交感神经麻痹,说明有侧角病变。

（3）反射改变:某一生理反射的消失说明其反射弧受到破坏,再结合其他临床表现来判断是其中哪一部分的病变。

（4）深感觉障碍及感觉性共济失调:说明为后索的病变。

（5）上运动神经元性瘫痪:说明有皮质脊髓束的损害。

（6）水平性的痛、温觉及原始触觉障碍:说明有脊髓丘脑束的损害。

（7）小脑性共济失调:说明有脊髓小脑束的损害。

因此,只要能按照脊髓纵向及横向损害的定位诊断原则进行对病变部位的判断,则作出的定位诊断即会比较准确、可靠。

第六节　脑室系统病变的定位诊断

一、脑室系统的解剖和生理

脑室系统由两个侧脑室、间脑内狭窄的第三脑室,以及脑桥、延髓和小脑之间的第四脑室组成,各脑室之间彼此相通,并通过第四脑室与蛛网膜下腔相通,室腔内表面有室管膜覆盖,室内充满脑脊液(图 5-44、图 5-45)。

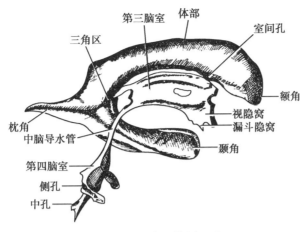

图 5-44　脑室系统侧面观

（一）侧脑室

侧脑室（lateral ventricle）包括四部分：中央部位于顶叶内，前角自室间孔平面向前伸入额叶内，后角伸入枕叶，下角最长，在颞叶内伸向前。两侧脑室经室间孔（Monro 孔）与第三脑室相通，侧脑室脉络丛位于中央部和下角，并与第三脑室脉络丛相连。

（二）第三脑室

第三脑室（third ventricle）位于两侧间脑之间，呈正中矢状位的裂隙，前上方借左、右室间孔与侧脑室相通，后下方经中脑导水管与第四

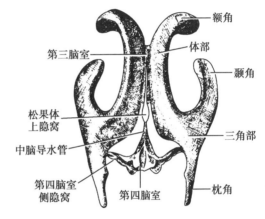

图 5-45　脑室系统顶面观

脑室相通，顶部由脉络组织构成。脉络丛在室间孔处与侧脑室脉络丛相连接，在中线两侧垂直下行。第三脑室底由乳头体、灰结节、漏斗和视交叉形成。

（三）第四脑室

第四脑室（fourth ventricle）位于延髓、脑桥和小脑之间，形似四棱锥体。上连中脑导水管，下续脊髓中央管，经过三个开口与蛛网膜下腔交通，即两个在侧面的第四脑室外侧孔（Luschka 孔）和一个在尾侧的第四脑室正中孔（Magendie 孔）。第四脑室的底为菱形窝，前上壁由小脑上脚及前髓帆（为两小脑上脚之间的薄层白质板）形成，后上壁由后髓帆（为薄层白质）和第四脑室脉络组织形成。

（四）脑脊液

脑脊液充满脑室系统和蛛网膜下腔，为无色透明的液体，总量约 150ml，由脑室脉络丛分泌产生，在蛛网膜下腔内被重吸收入血，如此循环不已，保持动态平衡。脑脊液对脑和脊髓的营养供应及代谢产物的清除有着重要的作用，还能够缓冲外力、减少震荡，发挥保护脑和脊髓的作用。

1. 脑脊液循环　侧脑室脉络丛产生的脑脊液，经两侧室间孔流入第三脑室，与第三脑室脉络丛产生的脑脊液一起经中脑导水管流入第四脑室，再与第四脑室脉络丛产生的脑脊液一起经第四脑室正中孔和外侧孔流入蛛网膜下腔，大部分脑脊液在蛛网膜下腔内被吸收（图 5-46）。

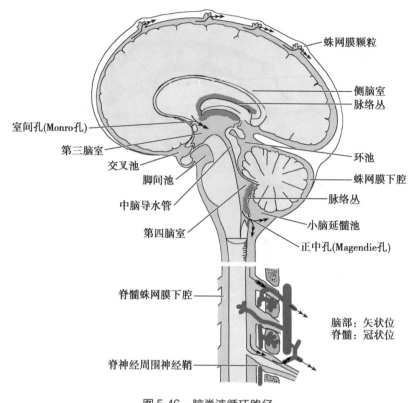

图 5-46　脑脊液循环路径

2. 脑脊液吸收　大部分脑脊液经蛛网膜颗粒吸收进入血液循环,少部分沿着脑神经和脊神经的神经周围鞘被吸收,以及经过室管膜和软脑膜的毛细血管被吸收。

二、脑室系统病变的定位诊断

脑室系统病变主要见于脑脊液分泌、循环或吸收障碍疾病,以及脑室内占位性疾病。

(一)脑脊液分泌、循环或吸收障碍

脑脊液分泌、循环或吸收障碍可产生脑积水和低颅压综合征。脑积水时脑室变大,脑实质变薄,脑沟变浅,脑回变平。通常有以下四种情况:

1. 代偿性脑积水　临床上无脑积水的症状和体征,仅表现为局限性或弥漫性脑容积减少,减少部分被脑脊液充填,即通过增加脑脊液代偿脑容积减少,而维持颅内压正常,常见于先天性大脑发育不全及后天性脑萎缩。脑萎缩以皮质萎缩为主者,表现为脑沟及脑裂增宽;而以皮质下结构萎缩为主者则表现为脑室扩大,影像学上更似脑积水。

2. 高压性脑积水　脑脊液量增加,颅内压力亦增高,临床可出现高颅压症状和体征。高压性脑积水可分为梗阻性脑积水和交通性脑积水两类。①梗阻性脑积水:是指脑室系统或其第四脑室的出口处有阻塞,使部分或全部脑脊液不能流至蛛网膜下腔或脑池,导致脑脊液循环受阻,梗阻部位以上的脑室系统可显著扩大,常见于颅内占位性病变(如肿瘤、梗死和出血,特别是后颅窝病变)和畸形(如导水管狭窄、第三脑室内胶样囊肿)。②交通性脑积水:是指脑室与蛛网膜下腔之间仍然通畅,脑积水的发生是由于脑脊液分泌过多和吸收障碍所致。吸收不良常因蛛网膜下腔出血或脑膜病变后导致的蛛网膜绒毛粘连所致;脑脊液分泌过多所导致的脑积水罕见,如脉络丛肿瘤。

3. 正常压力脑积水　正常压力脑积水指颅内压不超过 1.77~1.96kPa 的交通性脑积

水,常伴脑脊液循环动力学障碍,间歇性地出现脑脊液压力升高。临床特征包括:①三联征:痴呆、步态不稳和尿失禁;②脑脊液压力正常;③脑室扩大。病因不明,常见于蛛网膜下腔出血、脑外伤、脑膜炎等。

4. 低颅压综合征　是由各种原因引起的脑脊液压力降低,特征性的表现为体位性头痛,即站立、坐位和活动时头痛加剧,平卧时头痛减轻或消失。头痛一般位于颞枕部,有时波及全头或向肩、颈部放射,多为钝痛。患者除头痛外,常伴有恶心、呕吐、眩晕、耳鸣等。低颅压综合征分为继发性和自发性两类,前者多见于腰穿术后、颅脑外伤、颅脑手术及休克、脱水等,后者可见于脊髓脑脊液漏,或无明确病因。

（二）脑室内病变

脑室内的脉络丛血管或室管膜下动脉破裂可发生脑室内出血,出血量少时,患者意识清楚,主要表现为脑膜刺激征,预后良好;出血量大时,患者很快进入昏迷,预后差,多迅速死亡。肿瘤也可发生在脑室内,如室管膜瘤、脉络丛乳头瘤、星形细胞瘤、胶质瘤等,主要表现为颅内压增高症状。

第七节　脑（脊）膜病变的定位诊断

一、脑（脊）膜的解剖和生理

脑和脊髓的被膜简称脑脊膜,从外向内分为 3 层:最外层为硬膜（dura mater）,厚而坚韧;中层为蛛网膜（arachnoid）,薄而透明;内层为软膜（pia mater）,紧贴脑和脊髓的表面,富有神经和血管,对脑和脊髓的营养发挥着重要作用。

（一）硬膜

硬膜是一层厚的、致密的、没有弹性的结缔组织膜,位于最外层。由于脑和脊髓的外形和位置不同,它们的被膜在结构方面存在某些差异。包被脑的硬膜,称硬脑膜（cerebral dura mater）;包被脊髓的硬膜称硬脊膜（spinal dura mater）。硬脑膜和硬脊膜在枕骨大孔处相续。

1. 硬脑膜　由两层致密的结缔组织组成,外层紧贴于颅骨,内层为真正的脑膜层,面向狭窄的硬膜下腔。硬脑膜在不同的部位延续后形成新的结构,具有不同的作用,如在视神经孔处,硬脑膜形成视神经鞘包绕视神经,同眼球巩膜相续;硬脑膜内层伸入大脑两半球及大脑小脑之间形成大脑镰（cerebral falx）和小脑幕（tentorium of cerebellum）;硬脑膜在一定部位分为两层,形成腔隙,称硬脑膜窦（sinus of dura mater）,主要的硬脑膜窦有上矢状窦、下矢状窦、直窦、横窦、乙状窦和海绵窦。

2. 硬脊膜　硬脊膜上端附着于枕骨大孔的边缘,与硬脑膜相续,但不与颅腔相通,向下包裹脊髓和脊神经根,下降至尾骨后面同骨膜融合。硬脊膜与椎管的骨膜之间形成硬膜外腔,对脊髓有良好的保护作用。

（二）蛛网膜

蛛网膜位于硬膜的深面,是包裹脑和脊髓的一层透明的结缔组织薄膜。包裹脑的,称脑蛛网膜（cerebral arachnoid mater）;包裹脊髓的,称脊髓蛛网膜（spinal arachnoid mater）。蛛网膜与软膜之间的空隙称蛛网膜下腔（subarachnoid space）,腔内充满脑脊液。

1. 脑蛛网膜　紧贴于硬脑膜内面,并围绕着脑神经的起始处同神经紧密相贴直到出颅腔。脑蛛网膜与软脑膜之间有丰富的蛛网膜小梁,对脑具有支持和固定作用。脑蛛网膜在上矢状窦两侧形成许多颗粒状突起,伸入硬脑膜窦和静脉隐窝,是人类脑脊液回流入血的主要途径。

2. 脊髓蛛网膜 紧贴于硬脊膜的深面,薄而透明,包裹脊髓,并在枕骨大孔处与脑蛛网膜相续。脊髓蛛网膜与软脊膜之间的间隙,称脊蛛网膜下腔。脊髓蛛网膜下腔充满脑脊液,上端同脑蛛网膜下腔相通,下端在第一腰椎下缘平面以下的腔隙内已无脊髓,但有马尾和终丝浸于脑脊液中,此处蛛网膜下隙最大,称终池或腰池,是腰穿抽取脑脊液的常用部位。

（三）软膜

软膜是一层血管膜,紧贴在脑和脊髓的表面,并深入脑和脊髓的沟裂之中,分别称为软脑膜(cerebral pia mater)和软脊膜(spinal pia mater)。

1. 软脑膜 内陷入腔室,形成侧脑室、第三脑室和第四脑室脉络组织。脉络组织中的血管反复分支,形成脉络丛,产生脑脊液。

2. 软脊膜 在脊髓两侧的脊神经前、后根之间向外突出形成三角形的齿状韧带,韧带的尖端向外附着于硬脊膜。软脊膜与脊髓蛛网膜之间有蛛网膜下腔,其内有脑脊液。脊髓由齿状韧带和脊神经所固定,并悬浮于脑脊液中,故一般震荡,脊髓不易受伤。

二、脑（脊）膜病变的定位诊断

脑膜刺激征(meningeal irritation sign)是指脑(脊)髓膜受到刺激并影响到神经根,当牵拉刺激时引起相应肌群反射性痉挛的一种病理反射,包括颈强直、克尼格征(Kernig sign)和布鲁津斯基征(Brudzinski sign)等。颈上节段的脊神经根受刺激引起颈强直;腰骶节段的脊神经根受刺激,则出现克尼格征和布鲁津斯基征;脑膜刺激征多见于脑膜炎、蛛网膜下腔出血、部分脑肿瘤、尿毒症、儿童及青年酮血症或急性糖尿病昏迷,各种原因引起的颅内压增高等,深昏迷时可消失。

病案分析

病案:患者,女性,31 岁,四肢麻木无力 10 天。患者 10 天前无明显诱因下出现双上肢麻木无力,5 天前症状加重,并出现双下肢麻木无力,不能持物,行走困难,伴排尿困难。查体:神清,语利,脑神经无异常;四肢肌张力增高,双上肢肌力 3 级,双下肢肌力 4 级,四肢腱反射(+++),双侧病理征阳性;C_5 以下痛温觉减退,双下肢关节位置觉及振动觉消失;无颈强直,克尼格征阴性。

分析:根据患者四肢瘫痪而脑神经无异常,定位在颈髓,四肢均为上运动神经元性瘫痪,因此病变在高段颈髓;因患者运动和感觉障碍均自上而下发展,早期出现排尿困难,故考虑为髓内病变;患者四肢瘫、病理征阳性、痛温觉及深感觉障碍,考虑损伤累及皮质脊髓束、脊髓丘脑束以及后索,四肢肌力均在 3 级以上,因此损害为非完全性;浅感觉损害平面位于 C_5 水平,皮肤感觉障碍区的上界加 1~2 节提示病灶的上界,故纵向节段定位在高位颈髓的 C_3~C_4 段。因此,横向定位于髓内非完全性横贯性损伤,纵向定位于高颈髓 C_3~C_4 段。

学习小结

1. 学习内容

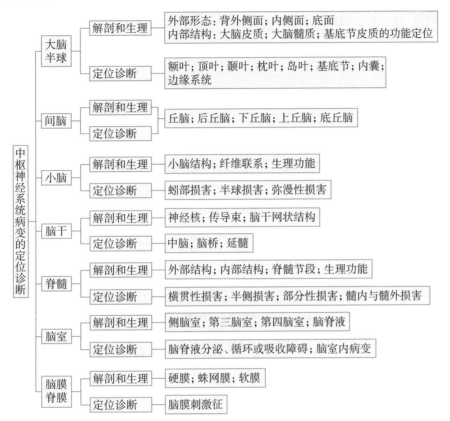

2. 学习方法

本章学习中要注意在回顾解剖结构、理解记忆生理功能的基础上,按不同要求重点把握各部位病变损害后的临床表现和定位诊断。

（王东岩　马 萍　江名芳）

ER-5-4

扫一扫
测一测

复习思考题

1. 简述大脑半球各脑叶的病损表现。
2. 简述基底神经节的病损表现和定位诊断。
3. 简述丘脑的病损表现和定位诊断。
4. 简述颈膨大损害的临床表现及定位诊断。

◆◆◆   第六章   ◆◆◆

脑（脊髓）血管病变的定位诊断

学习目标

掌握脑血管（颈内动脉、大脑中动脉、大脑前动脉、大脑后动脉、椎动脉、基底动脉）、脊髓血管病变的定位诊断。

熟悉脑血管、脊髓血管的解剖、生理特点和病损表现。

了解脑（脊髓）血管病变的早期识别、功能评估与治疗。

脑（脊髓）血管病变有多种病因，缺血性病变或出血性损伤均可使得病变血管供血区受累并出现相应的症状。本章介绍脑血管、脊髓血管的解剖和生理特点，以及以缺血性病变为代表的脑和脊髓血管病变的定位诊断。

第一节　脑血管病变的定位诊断

一、脑血管的解剖和生理

脑是人体最重要的器官，正常成年人的脑平均重量约 1 400g，仅占体重的 2% ~ 3%，但每分钟需氧量约占心搏出量的 20%，而脑组织中几乎无能量储存，其依赖不间断的、充足的有氧血液供应以维持正常的生理功能，对缺血、缺氧性损害十分敏感。当脑血供中断进而引起脑缺氧时，2 分钟后脑电活动停止，5 分钟后脑组织出现不可逆的损伤。因此，完整的脑血液自动调节系统对保证充足的脑血液循环，支持脑的正常生理活动非常重要。脑的血液循环是一个整体，指的是大脑半球、间脑、脑干及小脑的血液循环，包括动脉系统、毛细血管及静脉系统。

（一）脑动脉系统

脑部的血液供应相当丰富，主要来自颈内动脉系统和椎-基底动脉系统（图 6-1~图 6-4）。颈内动脉系统指颈内动脉及其分支，又称前循环，主要供应眼部和大脑半球前 3/5 部分（额叶、颞叶、顶叶和基底节）的血液；椎-基底动脉系统指椎-基底动脉及其分支，又称后循环，主要供应大脑半球后 2/5 部分（丘脑、脑干和小脑）的血液。两系统通过脑底动脉环（Willis 环）相互连通，Willis 环与大脑半球间的吻合支提供侧支循环。

1. 颈内动脉系统　两侧颈内动脉在甲状软骨上缘水平分别由颈总动脉分出，在颈部和面部没有大分支，通过颈动脉管进入颅内。行程中可分为四段：颈部、岩部、海绵窦部和前床

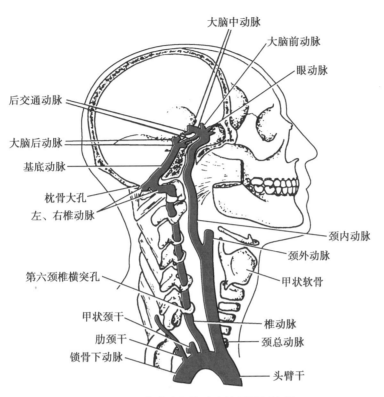

图 6-1 颈内动脉和椎动脉的起源和途径

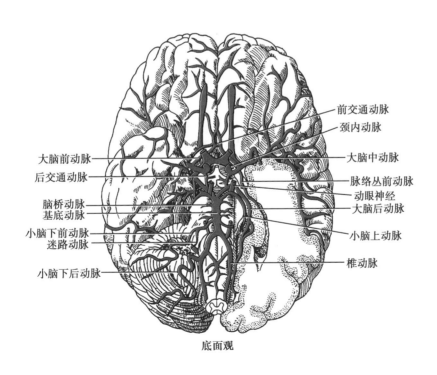

底面观

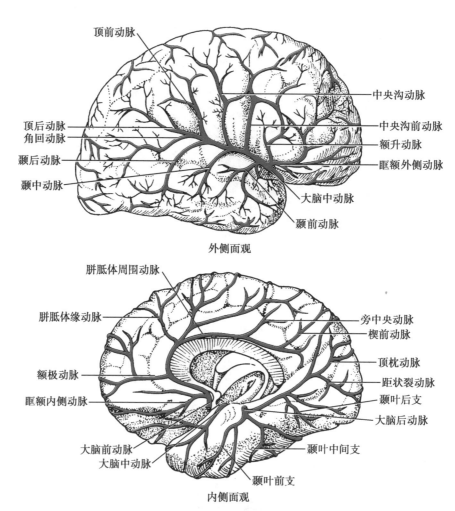

外侧面观

内侧面观

图 6-2 脑的动脉

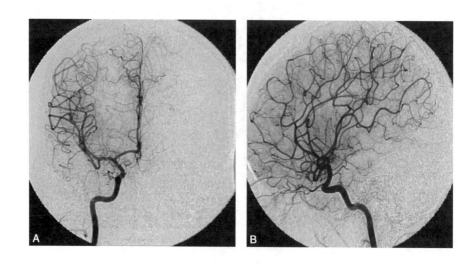

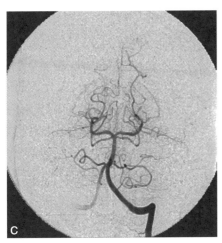
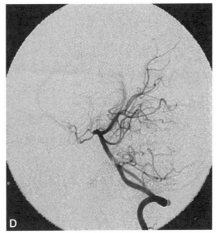

图 6-3　正常脑血管 DSA 影像

A. 颈内动脉及其分支（前后位）；B. 颈内动脉及其分支；C. 椎-基底动脉主要分支（后前位）；D. 椎-基底动脉主要分支

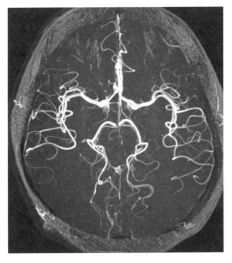

图 6-4　正常脑血管 MRA 影像

突部，后两者合成虹吸部，常弯曲，呈 U 或 V 形，是动脉硬化的好发部位。颈内动脉穿出海绵窦后发出眼动脉，在脑底面的前穿支附近发出后交通动脉和脉络膜前动脉，之后分为大脑中动脉和大脑前动脉。

（1）眼动脉：是颈内动脉入颅后在海绵窦内颈内动脉虹吸弯段发出的第一条重要的较大分支，主要供应眼部的血液。

（2）后交通动脉：在视交叉外方发自颈内动脉，沿灰结节和乳头体外侧，在视束下方向后行，在基底动脉尖外侧约 10mm 处与大脑后动脉近段吻合，是颈内动脉系统和基底动脉系统之间重要的交通路径。

（3）脉络膜前动脉：在后交通动脉稍上方发自颈内动脉，沿视束下面向后行于海马旁回钩与大脑脚之间，入侧脑室下脚形成脉络丛，并与脉络膜后动

脉吻合。沿途发出分支供应外侧膝状体、内囊后肢、大脑脚底的中 1/3 及苍白球等结构，此动脉在蛛网膜下腔行程较长，管腔较小，易发生闭塞。

（4）大脑中动脉（图 6-5）：为颈内动脉的最大分支，呈水平向前外横越前穿质，进入外侧裂，包括皮质支和深穿支，皮质支即浅支，包括眶额外侧动脉、额升动脉、中央沟前动脉、中央沟动脉、顶前动脉、顶后动脉、角回动脉、颞叶前动脉、颞叶中动脉和颞叶后动脉，主要供应大脑半球背外侧面的前 2/3，包括额叶、顶叶、颞叶和岛叶，内有躯体运动区、躯体感觉区和语言中枢；深穿支也称豆纹动脉，供应内囊膝部和后肢前 2/3、纹状体，豆纹动脉呈 S 形弯曲，因血流动力关系，在高血压动脉硬化时容易破裂，又称为出血动脉。

（5）大脑前动脉：是颈内动脉的终支，在视交叉上方折入大脑纵裂，于大脑内侧面延伸，也可分为皮质支与深穿支，皮质支包括眶额内侧动脉、额极动脉、胼胝体缘动脉、胼胝体周围动脉等，主要供应大脑半球内侧面前 3/4 和额顶叶背外侧面上 1/4 皮质及皮质下白质。深穿支主要供应尾状核、豆状核前部和内囊前肢。左右大脑前动脉转入正中裂之前，在中线处

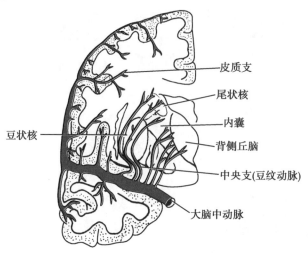

图 6-5 大脑中动脉的皮质支和中央支

借前交通动脉相连。

（6）前交通动脉：不直接发自颈内动脉，为连接双侧大脑前动脉的短干动脉，位于视交叉上面的前方，是脑底动脉环重要的组成部分。

2. 椎-基底动脉系统 两侧椎动脉均由锁骨下动脉根部发出，少数情况下左侧椎动脉直接由主动脉弓分出，两侧椎动脉向上穿行 5~6 个颈椎横突孔，经枕骨大孔入颅，在脑桥与延髓交界处的腹侧面，左右椎动脉汇合成一条基底动脉。

（1）椎动脉：主要分支：①脊髓前、后动脉：由椎动脉发出，详见脊髓血管章节。②小脑下后动脉：为椎动脉最大的分支，供应小脑底面后部和延髓后外侧部，该动脉行程弯曲易形成血栓。

（2）基底动脉：由两条椎动脉在脑桥下缘汇合而成，居左、右展神经根之间，沿脑桥基底沟上行，止于脑桥与中脑交界处，供应脑桥、部分中脑和部分小脑。基底动脉全长约 3cm，其主要分支如下：

1）小脑下前动脉：自基底动脉下端 1/3 处发出，经展神经、面神经和前庭蜗神经的腹侧达小脑下面，供应小脑被盖外侧部、小脑中下脚下部、小脑半球前下部等。

2）脑桥动脉：是基底动脉向脑桥分出的小动脉，易破裂出血，是脑干出血最常见的部位，依据长短和供应脑桥的远近分为三组：旁正中动脉，供应脑桥基底部中线两旁的楔形区域；短旋动脉，供应脑桥基底外侧区和小脑中、上脚；长旋动脉，供应脑干及小脑半球。

3）迷路动脉（内听动脉）：多数发自小脑下前动脉，少数发自基底动脉下段的细小分支动脉，在脑桥延髓交界沟外侧，与面神经、前庭蜗神经伴行进入内耳道，供应内耳迷路。

4）小脑上动脉：自基底动脉终点发出，经动眼神经根绕过大脑脚至中脑背侧，经结合臂到小脑，分为蚓支和半球支。供应中脑被盖外侧部、脑桥上段被盖部、小脑结合臂、小脑半球上面、上蚓部、小脑齿状核等。

5）大脑后动脉：是基底动脉的终末支，分为皮质支（顶枕动脉、距状裂动脉、颞叶后支、颞叶中间支和颞叶前支等）和深穿支（丘脑膝状体动脉、丘脑穿通动脉、中脑脚间支等）。皮质支供应大脑半球后部，包括枕叶和颞叶内侧部、底部，深穿支供应脑干、丘脑、海马和膝状体等。大脑后动脉起始部与小脑上动脉根部之间夹有动眼神经，当颅内压升高时，海马旁回移至小脑幕切迹下方，使大脑后动脉向下移位，压迫并牵拉动眼神经，致动眼神经麻痹。

3. 脑动脉侧支循环 当某支脑动脉狭窄或闭塞时，良好的侧支循环可使其血液供应得到代偿，避免脑组织因缺血而发生梗死。脑动脉主要的侧支循环如下：

（1）颈内动脉系统与椎-基底动脉系统之间的侧支循环：最重要的侧支循环是脑底动脉环（Willis 环）（图 6-6），Willis 环由前交通动脉、大脑前动脉、颈内动脉、后交通动脉、大脑后动脉组成，前交通动脉使两侧大脑前动脉互相沟通，后交通动脉使颈内动脉与大脑后动脉沟通。该环对颈内动脉系统与椎-基底动脉系统之间，以及两侧大脑半球的血液供应有重要的调节和代偿作用。

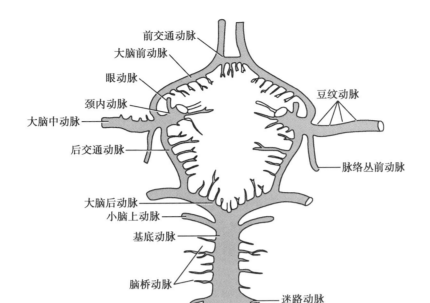

图 6-6　Willis 动脉环

（2）颈内动脉与颈外动脉之间的侧支循环：通过面动脉或颞浅动脉以及眼动脉建立侧支循环（颈外动脉-面动脉-眼动脉-颈内动脉；颈外动脉-颞浅动脉-眼动脉-颈内动脉）。

（3）颈外动脉与椎动脉之间的侧支循环：通过枕动脉建立侧支循环（颈外动脉-枕动脉-椎动脉）。

（4）大脑前动脉、大脑中动脉、大脑后动脉之间的侧支循环：通过大脑前、中、后动脉的软脑膜分支互相吻合建立侧支循环。

📖 知识链接

"中风 120"口诀

脑卒中是人类致死、致残的重大疾病之一。我国脑卒中的发病率逐年上升，2016年我国缺血性脑卒中发病率为 276.75/10 万，出血性脑卒中发病率为 126.34/10 万。目前，脑卒中已成为我国国民的第一位死亡原因，2017 年，我国城市居民脑卒中死亡率为 126.48/10 万，农村脑卒中死亡率为 157.00/10 万。2022 年世界卒中日（10 月 29日），国家卫生健康委员会的宣传主题是"识别卒中早一秒，挽救大脑恢复好"。"中风120"口诀是一种适用于民众的迅速识别脑卒中和即刻行动的策略：

"1"代表"看到 1 张不对称的脸"；

"2"代表"查两只手臂是否有单侧无力"；

"0"代表"聆（零）听讲话是否清晰"。

时间就是生命。及时发现脑卒中的早期症状极其重要，越早发现，越早治疗，效果也就越好。患者在发病后立即送达有救治能力的卒中中心或医院，得到规范的治疗，可增加恢复机会，提高生活质量。

（二）脑静脉系统

脑静脉系统包括脑部静脉和静脉窦。脑部静脉包括大脑浅静脉和大脑深静脉，在脑表面或髓质内两组静脉间有吻合支，其特点为：①无同名的动脉伴行；②管壁薄，无肌肉及弹力纤维，缺乏弹性；③无静脉瓣。静脉窦是硬脑膜围成的管道系统，脑静脉血和脑脊液经静脉窦回流至颈内静脉，是脑静脉血和脑脊液回流的必经之路。

1. 大脑浅静脉（图 6-7）　位于脑表面，主要收集大脑半球皮质和皮质下髓质的静脉血。从皮质及皮质下穿出的小静脉互相连接，至皮质表面形成软膜静脉网，之后再合并成几条大静脉，分别注入静脉窦。以外侧沟为界，分为以下静脉：①大脑上静脉：在外侧沟以上，沿脑沟上行，向上注入上矢状窦，收集大脑半球上外侧面上部和内侧面上部的血液；②大脑中浅静脉：沿外侧沟走行，注入海绵窦，收集半球上外侧面近外侧沟附近的静脉；③大脑下静脉：在外侧沟以下，沿脑沟走行，注入横窦和大脑大静脉，收集大脑半球上外侧面下部和半球下面的血液。

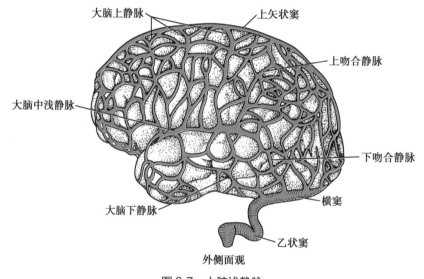

外侧面观

图 6-7　大脑浅静脉

2. 大脑深静脉（图 6-8）　包括大脑大静脉、大脑内静脉和基底静脉，主要收集大脑半球深部髓质、间脑、基底核、内囊和脑室脉络丛的静脉血。每侧大脑半球深部的静脉汇合成一条大脑内静脉，左右两侧的大脑内静脉在胼胝体压部的后下方合成一条大脑大静脉。大脑前静脉与大脑中深静脉汇合成基底静脉，基底静脉汇入大脑大静脉，最后注入直窦。

3. 静脉窦　也称硬膜窦、硬膜静脉窦，是体内唯一独特的静脉。它是硬脑膜内外两层在某些部位分离形成的管状空隙，位于颅骨下硬膜的骨膜层和脑膜层之间。其外层是致密的胶原纤维，坚韧而无弹性，无瓣膜；内面为一层内皮细胞。静脉窦收集所有的颅内静脉血，是颅内静脉血的回流通道，最后经颈内静脉流入心脏。颅内静脉窦主要包括上矢状窦、下矢状窦、直窦、横窦、乙状窦、窦汇、海绵窦、岩上窦、岩下窦（图 6-9、图 6-10）。

（1）上矢状窦：位于大脑镰的上缘，前起自颅骨的鸡冠部，至枕骨内粗隆处注入窦汇。主要接受大脑上静脉回流的血液和通过蛛网膜绒毛或颗粒回流的脑脊液。

（2）下矢状窦：位于大脑镰下缘后 2/3 处，前端较小，呈向上弓形后行至小脑幕前缘，与大脑大静脉汇合延为直窦。主要收集大脑镰静脉及部分大脑内侧面和胼胝体的静脉血。

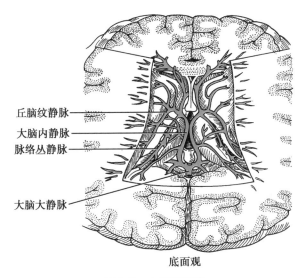

图 6-8　大脑深静脉

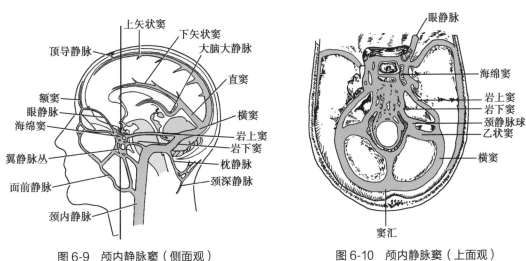

图 6-9　颅内静脉窦（侧面观）

图 6-10　颅内静脉窦（上面观）

（3）直窦：位于大脑镰与小脑幕连接处，由下矢状窦与大脑大静脉汇合而成，向后下行注入窦汇。主要收集大脑大静脉和下矢状窦的血液。

（4）横窦：位于颅骨内面横窦沟内，左右各一，连于窦汇和乙状窦之间，为最大的静脉窦之一。除收集来自窦汇的血液外，还收集来自岩上窦、小脑下静脉、大脑下静脉等的血液。

（5）窦汇：由上矢状窦、直窦和左右横窦汇合而成，是上矢状窦和直窦的血液向两侧横窦流经之处。

（6）乙状窦：为横窦向下的延续，左右各一，位于颞骨乳突部的乙状沟内，向前行于颈静脉孔处续为颈内静脉。主要收集两侧横窦的血液，注入颈内静脉。

（7）海绵窦：位于蝶鞍两侧的两层硬脑膜之间，左右各一，其内有众多的结缔组织小梁将其分为若干相互交通的小腔，呈海绵状，故称海绵窦。海绵窦与颅内外静脉有广泛吻合，海绵窦及与其相连的颅内静脉均无瓣膜，血液可以逆流。

（8）岩上窦：位于颞骨岩部上缘的岩上沟内，左右各一，起于海绵窦后上部。收集大脑下静脉和小脑上静脉的血液汇入横窦。

（9）岩下窦：左右各一，起自海绵窦后下部，收集小脑下静脉的血液，汇入颈内静脉。

二、脑血管病变的定位诊断

脑血管病变的定位诊断需首先确定是否是脑血管病，如突然或快速起病，并伴有局灶神经系统体征，多考虑脑血管疾病；然后确定是哪个脑血管发生病变，如一侧偏瘫且上下肢瘫痪程度相近，多考虑对侧大脑中动脉深穿支病变；若偏瘫以下肢为重，多考虑对侧大脑前动脉病变；若偏瘫上肢重，下肢轻，多考虑对侧大脑中动脉皮质支病变；如有失语，多考虑优势侧大脑中动脉病变；如表现眩晕、眼震、共济失调，多考虑椎-基底动脉病变。症状的严重程度，与累及的血管、侧支循环供应情况、受累脑区的神经元对缺血的耐受性等有关。下面拟对前、后循环不同血管及脑静脉系统病变后的定位诊断进行详细介绍。

（一）颈内动脉系统病变的定位诊断

1. 颈内动脉病变　临床表现多样，严重程度差异大，主要取决于侧支循环状况。在眼动脉分出之前闭塞，其典型症状是眼动脉交叉瘫，即病灶侧视觉障碍及对侧的偏瘫、偏身感觉障碍。如果脑底动脉环完整，而且眼动脉与颈外动脉吻合良好，可以完全代偿其供血，临床上无任何症状；如果脑底动脉环代偿不全，影响大脑中动脉、大脑前动脉的供血，可表现为大脑中动脉或（及）大脑前动脉缺血症状，或分水岭梗死症状（大脑前动脉与大脑中动脉之间、大脑中动脉与大脑后动脉之间）；如果颈内动脉近端闭塞影响眼动脉，可出现同侧一过性视力障碍，偶见永久性视力障碍（视网膜动脉缺血）或 Horner 征（颈上交感神经节节后纤维受损）。

🔍 知识链接

颈内动脉狭窄或闭塞的诊断

颈内动脉高度狭窄或闭塞时，颈部颈内动脉触诊发现搏动减弱或消失，听诊可闻及血管杂音，但血管完全闭塞时杂音消失；颞浅动脉额支扩张充血，搏动增强；同侧视网膜动脉压下降；多普勒超声提示除颈内动脉狭窄或闭塞外，可见颞浅动脉血流呈逆向运动，对诊断本病有较大意义；脑血管造影可明确诊断。

2. 大脑中动脉病变（图 6-11）　主干闭塞相对少见，常发生于大脑中动脉起始部，皮质支及深穿支的供血均发生障碍，引起大脑半球大面积梗死。临床上"三偏"明显，即病灶对侧偏瘫（包括中枢性面舌瘫和肢体瘫痪）、偏身感觉障碍和同向性偏盲，伴双眼向病灶侧凝视，急性期还可出现头转向对侧和视线向对侧凝固（同向偏斜）；优势半球受累可出现完全性失语，计算、书写不能，运动性、结构性失用，非优势半球受累可出现体象障碍；患者多有不同程度的意识障碍，大面积脑梗死伴发的脑水肿可致颅内压升高引发脑疝，甚至死亡。

（1）皮质支病变：主要皮质分支有眶额外侧动脉、额升动脉、中央沟前动脉、中央沟动脉、顶前动脉、顶后动脉、角回动脉和颞后动脉等，不同分支病变的临床表现如下：

1）眶额外侧动脉、额升动脉：供应额叶眶部外侧、背外侧面的额下回。闭塞时，优势半球病变可有运动性失语。

2）中央沟前动脉、中央沟动脉、顶前动脉：供应中央前回和中央后回、顶间沟的上下缘。

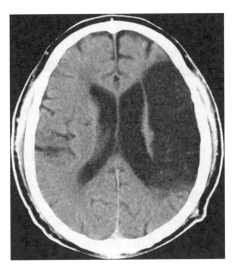

图 6-11 左侧大脑中动脉闭塞所致左侧额顶叶陈旧性脑梗死
CT 平扫示左额顶叶大片低密度区，边界清晰，密度与脑脊液相似，左侧脑室扩大，中线结构无移位

闭塞时，表现为对侧中枢性偏瘫，以面部和上肢为重，下肢症状轻，足部不受累；对侧偏身感觉障碍，主要是皮质感觉（辨别觉、定位觉、实体觉）障碍；优势半球病变可有运动性失语，非优势半球病变可有体象障碍。

3）顶后动脉、角回动脉：供应角回、缘上回及顶叶。闭塞时，表现为对侧皮质感觉障碍；对侧下象限盲；优势半球病变出现格斯特曼综合征（左右失定向、手指失认、失写、失算）、失读、失用，非优势半球病变可有体象障碍。

4）颞后动脉：供应颞上回、颞中回。闭塞时，表现为对侧上象限盲或偏盲；优势半球病变时，出现感觉性失语和命名性失语。

（2）深穿支病变：深穿支主要供应纹状体和内囊。闭塞时，表现为病灶对侧的均等性偏瘫（面舌和上下肢体瘫痪程度均等）、对侧偏身感觉障碍，可伴有对侧同向性偏盲。优势半球病变可出现基底节性失语，表现为自发性语言受限、音量小、语调低、语音持续时间短暂。

3. 大脑前动脉病变（图 6-12） 由于前交通动脉的代偿，单侧大脑前动脉近段闭塞可完全无症状。若侧支循环代偿不良或大脑前动脉的远端（前交通动脉发出后）闭塞，可引起大脑半球内侧和前面梗死，临床上可出现以下症状：①对侧中枢性偏瘫，下肢重于上肢；②轻度感觉障碍，以辨别觉和本体觉减退明显，而痛温觉和触觉受损相对较轻；③尿失禁；④对侧抓

图 6-12 左侧大脑前动脉闭塞致左侧额上回脑梗死
CT 平扫示左侧额上回长条状低密度区（白箭头所示），边界较清，有轻度占位表现

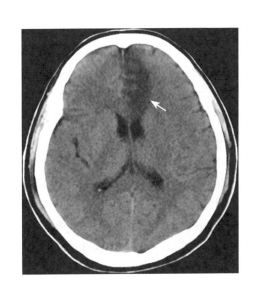

握等原始反射；⑤对侧肢体额叶性共济失调；⑥精神和人格改变；⑦优势半球病变可有运动性失语。

（1）皮质支病变：主要皮质分支有眶额内侧动脉、额极动脉、胼胝体缘动脉、胼胝体周围动脉等，不同分支闭塞时的临床表现如下：

1）眶额内侧动脉、额极动脉：供应额叶眶部内侧、额极。闭塞时，表现为对侧肢体短暂性额叶性共济失调；对侧抓握等原始反射；精神和人格改变。

2）胼胝体缘动脉、胼胝体周围动脉：供应大脑半球内侧面前 3/4 和额顶叶背外侧面上 1/4 皮质及皮质下白质、胼胝体。闭塞时，表现为病灶对侧中枢性下肢瘫，可伴感觉障碍、尿失禁、精神症状；主侧半球病变可有运动性失语，对侧肢体失用。

（2）深穿支病变：深穿支主要供应尾状核、豆状核前部和内囊前肢。闭塞时主要是内囊膝部和部分内囊前肢受损，主要表现为对侧中枢性面舌瘫及上肢轻瘫；肌张力增高，呈强直性。

（二）椎-基底动脉系统病变的定位诊断

1. 椎动脉病变 临床表现复杂，若双侧椎动脉发育完整，一侧椎动脉闭塞可不引起明显的临床症状。约 10% 的人一侧椎动脉细小，脑干依赖另一侧椎动脉供血，若供血椎动脉闭塞，等同于双侧椎动脉或基底动脉闭塞，症状严重（见基底动脉主干闭塞）。椎动脉的主要分支有脊髓前动脉、脊髓后动脉、小脑下后动脉等，其病变的临床表现如下：

（1）脊髓前动脉：供应脊髓横断面的前 2/3 区域，症状取决于损伤平面的高度。闭塞在延髓中部，表现为病灶侧舌下神经周围性瘫痪（舌下神经延髓内纤维受损）、对侧中枢性偏瘫（锥体束受损）；闭塞在延髓下部，由于锥体交叉受累而表现为四肢中枢性瘫痪；在延髓锥体交叉处左右脊髓前动脉汇合成一条脊髓前动脉，因而汇合前的一侧脊髓前动脉闭塞不影响高颈髓的血供。

（2）脊髓后动脉：供应脊髓横断面的后 1/3 区域，损伤后可导致后索、后根和后角区域的症状，还可累及锥体侧束。表现为受损脊髓以下水平精细触觉和本体感觉障碍。后根损伤导致损伤平面节段性感觉障碍；累及锥体侧束导致痉挛性下肢轻瘫。

（3）小脑下后动脉：供应延髓背外侧和小脑下部。闭塞较常见，表现为瓦伦贝格综合征，是脑干梗死最常见的一种类型。临床表现：①眩晕、恶心、呕吐和眼球震颤（前庭神经核受损）；②构音障碍、吞咽困难、饮水呛咳、病灶侧软腭低垂和咽反射消失（疑核、舌咽和迷走神经受损）；③交叉性感觉障碍，即病灶侧面部痛、温觉缺失（三叉神经脊束核受损），对侧偏身痛、温觉减退或缺失（脊髓丘脑侧束受损）；④病灶侧 Horner 征（交感神经下行纤维受损）；⑤病灶侧共济失调（绳状体、脊髓小脑束、部分小脑半球受损）。

2. 基底动脉病变 主干闭塞表现为眩晕、恶心、呕吐及眼球震颤、复视、构音障碍、吞咽困难、共济失调等；病情常迅速进展而出现深昏迷、四肢瘫痪、针尖样瞳孔、中枢性高热及中枢性呼吸困难，病情危重常导致死亡。基底动脉主要分支有小脑下前动脉、脑桥动脉、迷路动脉、小脑上动脉和大脑后动脉，其病变的临床表现如下：

（1）小脑下前动脉：供应小脑半球下部的前外侧、下部脑桥和上部延髓的被盖外侧部。小脑下前动脉梗死少见，若发生则多见于脑桥部。可表现为：①病灶侧共济失调（绳状体受损）；②眩晕、眼球震颤（前庭神经核受损），病灶侧听力减退（蜗神经受损），病灶侧周围性面瘫（面神经核受损）；③交叉性感觉障碍（三叉神经脊束核及脊髓丘脑束受损）；④病灶侧 Horner 征（交感神经下行纤维受损）。

（2）脑桥动脉：供应脑桥中线旁结构的旁正中动脉闭塞时,可出现福维尔综合征,表现为：①病灶侧眼球不能外展（展神经）及周围性面瘫（面神经核）；②双眼向病灶对侧凝视（脑桥侧视中枢和内侧纵束）；③对侧中枢性偏瘫（锥体束）。供应脑桥基底部外侧区的短旋动脉闭塞时,可出现米亚尔-居布勒综合征,表现为：①病灶侧眼球不能外展及周围性面瘫（展神经和面神经核受损）；②对侧中枢性偏瘫（锥体束受损）；③对侧偏身感觉障碍（内侧丘系和脊髓丘脑束受损）。

（3）迷路动脉（内听动脉）：供应内耳。闭塞后表现为病灶侧耳鸣、听力减退,眩晕、呕吐、眼球震颤。

（4）小脑上动脉：供应小脑半球上部、上部脑桥和下部中脑的被盖部。闭塞发生率较小脑下前动脉高,可出现小脑、脑桥和中脑3组临床综合征。在小脑可表现为：①病灶侧肢体小脑性共济失调；②小脑性语言。在脑桥可表现为：①对侧偏身浅感觉障碍；②同侧咀嚼肌麻痹；③病灶侧 Horner 征；④病灶侧肢体小脑性共济失调。在中脑可表现为：①病灶侧肢体小脑性共济失调；②震颤、舞蹈样动作。

（5）大脑后动脉（图6-13）：供应大脑半球的枕叶和颞叶底部、脑干和丘脑等。主干闭塞的临床表现变异大,疾病的严重程度取决于动脉闭塞的位置和 Willis 环的功能,典型症状为病灶对侧同向性偏盲、偏瘫、偏身感觉障碍,丘脑综合征,优势半球受累可伴有失读及命名性失语。

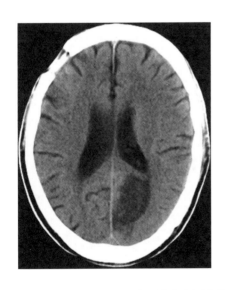

图6-13 左侧大脑后动脉闭塞致左侧枕叶脑梗死
CT 平扫示左侧枕叶低密度区,未见明显占位表现

1）皮质支：闭塞时,表现为对侧同向性偏盲或象限盲,而黄斑视力保存（黄斑回避）,上部视野受累较下部视野更常见；优势半球受累可有失读、命名性失语,不伴失写,非优势半球受累可有体象障碍。双侧大脑后动脉皮质支闭塞,表现为皮质盲,记忆力损害,可伴有视幻觉、视觉失认等。

2）深穿支：不同分支闭塞表现为不同的临床综合征。①丘脑膝状体动脉闭塞出现丘脑综合征,表现为对侧偏身感觉障碍,以深感觉障碍为主,自发性疼痛,感觉过度；轻偏瘫；共济失调；舞蹈症、手足徐动症等。②丘脑穿通动脉闭塞出现红核丘脑综合征,表现为病灶侧舞蹈样不自主运动、意向性震颤、小脑共济失调,对侧偏身感觉障碍。③中脑脚间支闭塞出现韦伯综合征,表现为同侧动眼神经麻痹,对侧偏瘫；或贝内迪克特综合征,表现为同侧动眼神经麻痹,对侧不自主运动。

知识链接

基底动脉尖综合征

　　基底动脉尖综合征:基底动脉尖端分出小脑上动脉和大脑后动脉,闭塞后导致眼球运动障碍及瞳孔异常、觉醒和行为障碍,可伴有记忆力丧失、对侧偏盲或皮质盲。中老年卒中,突发意识障碍并较快恢复,出现瞳孔改变、动眼神经麻痹、垂直凝视麻痹,无明显运动和感觉障碍,应考虑该综合征的可能,如有皮质盲或偏盲、严重记忆障碍更支持该诊断。CT及MRI显示双侧丘脑、枕叶、颞叶和中脑多发病灶可确诊。

（三）脑静脉系统病变的定位诊断

　　脑静脉系统病变由多种病因导致,发生率低,包括颅内静脉窦血栓形成和脑静脉血栓形成,以前者多见。

　　1. 海绵窦血栓形成　多由眶周、鼻部及面部的化脓性感染或全身性感染所致。主要表现为:①脑神经受损症状:多有动眼神经、滑车神经、展神经,以及三叉神经第1和第2支受损表现;②眼静脉回流受阻症状:眼睑、眶周、球结膜水肿,眼球突出等;③全身中毒症状:发热、头痛、恶心、呕吐、意识障碍等。

　　2. 上矢状窦血栓形成　上矢状窦是非感染性静脉窦血栓形成的最常见部位。多发生于1~3周的产妇,严重脱水的婴幼儿或老年人,妊娠、口服避孕药妇女等。最主要的临床表现为颅内高压症状,包括头痛、呕吐、视乳头水肿;部分病例可伴视力锐减、瘫痪、癫痫、感觉障碍等。

　　3. 横窦或乙状窦血栓形成　常为急性或慢性化脓性中耳炎所引起。主要表现为:①化脓性中耳炎或乳突炎的感染和中毒症状:发热、寒战、患侧耳乳突部红肿热痛、静脉怒张等;②颅内高压症状:头痛、呕吐、视乳头水肿,是最主要的症状;③脑神经受累症状:可累及展神经而出现复视,累及舌咽神经、迷走神经、副神经而出现吞咽困难、饮水呛咳及声音嘶哑等。

　　4. 直窦血栓形成　多与海绵窦、上矢状窦、横窦和乙状窦血栓形成同时发生,单独发生者少见,病情重,可因急剧的颅内高压出现昏迷、抽搐和去大脑强直。

病案分析

　　病案:患者,男性,66岁,因"突发右侧肢体无力伴言语障碍2小时"入院,既往"高血压""糖尿病"病史。2小时前无明显诱因、安静状态下突发右上肢不能上举,右下肢不能行走,伴有右侧肢体麻木,言语不流畅,可理解他人讲话。查体:神清,BP 170/100mmHg,双侧颈内动脉可触及,未闻及血管杂音,运动性失语,双眼右侧同向性偏盲,右侧面部痛觉减退,右侧鼻唇沟浅,伸舌右偏,余脑神经无异常;右上肢肌力2级,右下肢肌力3级,右侧肌张力减低、腱反射减弱,右侧巴宾斯基征阳性;右侧肢体深、浅感觉减退;左侧肢体运动、感觉检查正常。

　　分析:定位在左侧大脑中动脉。定位诊断思路:根据患者病史、症状和体征,首先考虑为脑血管病变;根据右侧偏瘫（面舌瘫和肢体瘫痪）、右侧偏身感觉障碍,运动性失语,右侧偏盲,定位于左侧颈内动脉系统的大脑中动脉病变。诊断依据:①右侧肢体无力、肌张力降低、腱反射迟钝,右侧巴宾斯基征阳性;②右侧鼻唇沟浅,伸舌右偏;③右侧面部痛觉减退,右侧肢体深、浅感觉减退;④运动性失语;⑤双眼右侧同向性偏盲。

第二节 脊髓血管病变的定位诊断

脊髓血管病（vascular diseases of the spinal cord）发病率低于脑血管病,但因脊髓内部结构紧密,因此较小的血管损害即可出现明显症状,导致严重后果。

一、脊髓血管的解剖和生理

（一）脊髓的动脉
脊髓的动脉供应主要有三个来源,即脊髓前动脉、脊髓后动脉和根动脉（图6-14）。

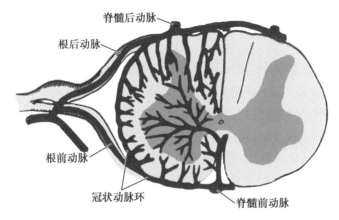

图6-14 脊髓动脉供应

1. 脊髓前动脉　起源于两侧椎动脉的颅内部分,左、右脊髓前动脉在延髓腹侧的锥体交叉处合成一支,沿脊髓前正中裂下行,每1cm左右分出3~4支沟连合动脉,左右交替深入脊髓,供应脊髓横断面的前2/3区域。

2. 脊髓后动脉　起源于同侧椎动脉的颅内部分,左右各一根,沿脊髓全长后外侧沟下行,其分支供应脊髓横断面的后1/3区域。脊髓后动脉并未形成一条完整连续的纵行血管,略呈网状,分支间吻合较好,极少发生供血障碍。

3. 根动脉　根动脉在颈段主要发自椎动脉、甲状腺下动脉、颈升动脉,在胸段、腰段、骶段分别发自肋间动脉、腰动脉、髂腰动脉和骶外动脉。这些动脉的分支各节段沿脊神经根进入椎管,故称根动脉。它们进入椎间孔后分为前后两股,即根前动脉与根后动脉,分别与脊髓前动脉、脊髓后动脉吻合,构成围绕脊髓的冠状动脉环。冠状动脉环围绕脊髓表面分出无数小分支供应脊髓表面结构,并发出小穿通支进入脊髓,供应脊髓实质外周部分。大多数根动脉细小,C_6、T_9、L_2三处根动脉较大。

脊髓前动脉主要供应脊髓灰质前角、侧角、灰质连合、后角前半部以及白质前索、前连合及侧索深部;脊髓后动脉主要供应灰质后角浅表部分、白质后索和白质侧索浅表部分。同时还分别接受来自根前动脉、根后动脉的血供补充,因此,脊髓动脉血流十分丰富。

根据脊髓血供特点,沟连合动脉为脊髓前动脉的终末支,易发生缺血。T_4与L_1位于相邻的两条根动脉分布区交界处,循环相对不充分,最易发生缺血性改变,出现脊髓前动脉综合征。

（二）脊髓的静脉
脊髓的静脉主要由脊髓前静脉和脊髓后静脉引流至椎静脉丛,向上与延髓静脉相通,在胸段与胸腔内奇静脉及上腔静脉相通，在腹部与下腔静脉、门静脉及盆腔静脉相通。椎静脉丛压力很低，且无静脉瓣，血流方向随胸腔、腹腔压力变化（如咳嗽、举重、排便等）而改变，可能是感染及恶性肿瘤侵及脊髓和颅脑的途径。

二、脊髓血管病变的定位诊断

脊髓血管病变主要包括缺血性血管病、出血性血管病和血管畸形。其发病率远低于脑血管病，但脊髓内部结构紧密，因此较小的血管病变即可导致严重后果。

（一）脊髓缺血性病变的定位诊断

1. 脊髓前动脉病变的定位诊断　供应脊髓前 2/3 区域的脊髓前动脉闭塞可导致脊髓前动脉损害，出现病灶水平以下的上运动神经元性瘫痪，早期可因脊髓休克而表现为弛缓性瘫痪；分离性感觉障碍，痛温觉缺失，因后索不受累而深感觉保留；膀胱直肠括约肌功能障碍。又称脊髓前动脉综合征。

2. 脊髓后动脉病变的定位诊断　供应脊髓后 1/3 区域的脊髓后动脉梗死，可导致脊髓后动脉损害，出现病变水平以下深感觉障碍、不同程度的上运动神经元性瘫痪，轻度尿便障碍等，又称脊髓后动脉综合征。由于脊髓后动脉侧支循环丰富，极少发生闭塞；即使出现症状，因侧支循环良好而表现较轻，恢复较快。

3. 根动脉病变的定位诊断　根动脉损害可出现病变水平相应节段以下的下运动神经元性瘫痪、肌张力减轻、肌萎缩，多无感觉障碍和锥体束损害，又称中央动脉综合征。

（二）出血性病变与血管畸形的定位诊断

脊髓出血多因外伤或动脉瘤引起，可出现截瘫、病变水平以下感觉缺失、括约肌功能障碍等急性横贯性脊髓损害表现。脊髓动静脉畸形可由于占位效应出现脊髓压迫症状，出现病灶水平以下的运动、感觉或括约肌功能障碍。也可破裂发生局灶性或弥漫性出血，出现脊髓局部损害症状或横贯性脊髓损害的表现。

学习小结

1. 学习内容

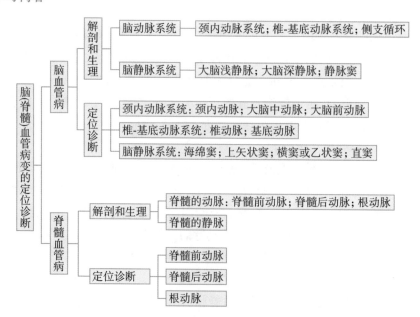

2. 学习方法

熟悉颈内动脉系统和椎-基底动脉系统各血管的供血区域,结合第五章所学的中枢神经病变的定位诊断,就容易掌握血管病变的定位诊断。

（裘 涛）

ER-6-2

扫一扫
测一测

复习思考题

1. 阐述大脑中动脉闭塞综合征的临床表现。
2. 试述基底动脉主干闭塞的临床表现。
3. 试述脊髓前动脉闭塞的临床表现。

◆◆◆ 第七章 ◆◆◆

周围神经系统病变的定位诊断

> 📝 **学习目标**
>
> 　　掌握脑神经病变的定位诊断;脊神经损害的一般特征与运动性神经系统、感觉性神经系统损伤的联系;桡神经、尺神经、正中神经、坐骨神经病变的临床表现和诊断。
>
> 　　熟悉颈丛、臂丛、腰丛、骶丛神经病变的定位诊断;交感和副交感神经的生理功能。
>
> 　　了解自主神经的解剖、生理及其病变的定位诊断。

　　周围神经(peripheral nerve)是指位于脊髓及脑干软脑膜以外所有的神经结构,即除嗅、视神经以外的所有脑神经和脊神经。其中,与脑相连的部分为脑神经(cranial nerve),与脊髓相连的为脊神经(spinal nerve)。根据分布的对象不同,周围神经分为躯体神经和内脏神经。自主神经(autonomic nervous)是内脏神经的传出纤维,即内脏运动神经,支配心肌、平滑肌和腺体的活动,它不受人的主观意志控制,故又称植物神经。

　　在脑神经、脊神经和内脏神经中,各自都含有感觉和运动成分。感觉传入神经由脊神经后根、脊神经节细胞及其周围突,以及脑神经节细胞及其周围突组成,将皮肤、关节、肌腱和内脏神经的冲动由感受器传向中枢神经系统。运动传出神经由脊髓前角细胞和侧角细胞发出的轴突,以及脑干运动核发出的轴突构成,将神经冲动由中枢神经系统传出到周围效应器。分布于体表、骨、关节和骨骼肌的为躯体神经,分布于内脏、平滑肌、血管和腺体的为内脏神经。本章分别介绍脑神经、脊神经、自主神经的解剖及生理特点,以及病变的定位诊断。

第一节　脑神经病变的定位诊断

　　脑神经为与脑相连的周围神经,共12对,分别用罗马数字按次序命名。脑神经的排列序数以它们出入脑的前后次序而定,第Ⅰ、Ⅱ对脑神经是大脑和间脑的组成部分,故不属于周围神经;第Ⅲ～Ⅻ对脑神经属周围神经,均起自或止于脑干(图7-1),从颅底有关的裂、孔、管出入颅腔(图7-2)。其中,第Ⅲ、Ⅳ对脑神经核位于中脑,第Ⅴ、Ⅵ、Ⅶ、Ⅷ对脑神经核位于脑桥,Ⅸ、Ⅹ、Ⅺ、Ⅻ对脑神经核位于延髓。多数周围神经为混合神经,一般运动核靠近中线,感觉核在其外侧(图7-3)。

　　脑神经按功能不同分为运动性神经(第Ⅲ、Ⅳ、Ⅵ、Ⅺ、Ⅻ对)、感觉性神经(第Ⅰ、Ⅱ、Ⅷ对)和混合性神经(第Ⅴ、Ⅶ、Ⅸ、Ⅹ对),所含的纤维成分有:一般躯体感觉纤维、一般内脏感觉纤维、特殊躯体感觉纤维、特殊内脏感觉纤维、一般躯体运动纤维、一般内脏运动纤维和特殊内脏运动纤维,共7种纤维成分。其中,第Ⅲ、Ⅶ、Ⅸ、Ⅹ对脑神经含有副交感神经纤维(一

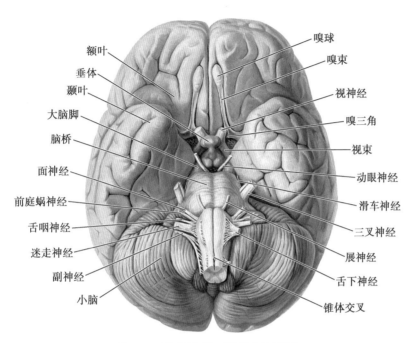

图 7-1　脑底面 12 对脑神经示意图

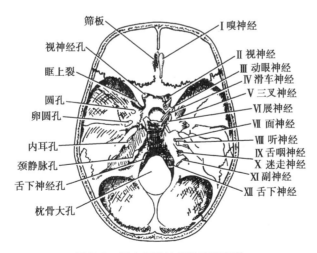

图 7-2　颅底各脑神经的穿出部位

笔记栏

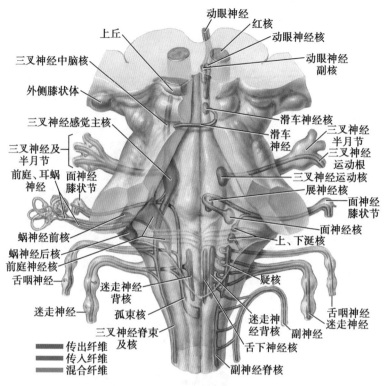

图 7-3　脑干背面脑神经分布

般内脏运动纤维）。12 对脑神经中,除面神经核下部及舌下神经核只受对侧皮质核束支配外,其余脑神经的运动核均受双侧支配。

一、嗅神经病变的定位诊断

（一）解剖和生理

嗅神经(olfactory nerve,Ⅰ)为特殊内脏感觉神经,传导气味刺激所产生的嗅觉冲动。

嗅神经起源于鼻腔上部(并向上鼻甲及鼻中隔上部延伸)嗅黏膜内的嗅细胞,其中枢突集合成嗅丝,穿过筛板的筛孔和硬脑膜进入颅前窝,终止于嗅球。嗅球发出纤维组成嗅束,向后行于两侧直回外侧嗅沟的表面,终止于胼胝体下回及前穿质,从胼胝体下回及前穿质再发出神经纤维终止位于颞叶钩回、海马回前部及杏仁核的嗅中枢。胼胝体下回及前穿质与同侧和对侧的皮质区均有联系,因此,当一侧嗅觉皮质中枢损害时,不出现明显的嗅觉障碍(图 7-4)。其中,传导嗅觉的通路是唯一一个不在丘脑换元,而是将冲动直接传导到皮质的感觉通路。

（二）病损表现和定位诊断

1. 嗅觉减退或丧失　双侧嗅觉减退或丧失常见于严重的呼吸道感染和慢性鼻炎,在神经定位诊断上没有重要的意义。一侧嗅觉减退或丧失见于嗅丝、嗅球或嗅束任何一个部位的损害,如颅前窝颅底骨折或颅前窝中线部位肿瘤、帕金森病的早期等;而一侧嗅觉皮质中枢病变不引起嗅觉丧失,因左右两侧有较多的联络纤维。

2. 嗅觉过敏　即对气味刺激敏感性增加,多见于癔症、妊娠恶阻、偏头痛等。

3. 幻嗅　没有相应嗅觉刺激时,能闻到特定的气味,引起不愉快的情绪体验,多见于嗅觉皮质中枢的刺激性病变。患者常发作性地嗅到特殊的气味,如臭皮蛋、烧胶皮的气味。常

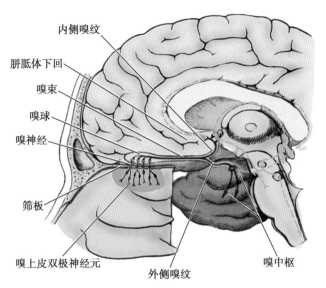

图7-4　嗅觉传导径路

见于颞叶癫痫的先兆期和颞叶海马附近的肿瘤等。

二、视神经病变的定位诊断

（一）解剖和生理

视神经（optic nerve，Ⅱ）为特殊的躯体感觉神经，是由视网膜神经节细胞的轴突聚集而成，主要传导视觉冲动。视神经通路上含有视网膜、视神经、视神经交叉、视束、外侧膝状体、视放射和视觉皮质中枢（参见图2-3）。视神经无周围神经的鞘膜结构，因此不属于周围神经。

1. 视网膜　视网膜内含有三层神经细胞，外层为视杆细胞和视锥细胞，它们是视觉感受器，中层为双极细胞，内层为神经节细胞，神经节细胞的轴突在视乳头处形成视神经。黄斑位于视乳头的颞侧，是视觉最敏感的区域，只分布有视锥细胞。

2. 视神经　视神经自视乳头经视神经孔进入颅中窝，在蝶鞍上方形成视交叉。

3. 视交叉　两侧视神经在蝶鞍上方的脑基底池处会合组成视交叉，这种交叉为部分性交叉，即来自视网膜鼻侧的纤维交叉至对侧，来自颞侧的纤维不交叉，继续在同侧走行，并与来自对侧眼球的交叉纤维结合成视束。

4. 视束及外侧膝状体　在视束中通过的纤维包括来自同侧视网膜颞侧和对侧视网膜鼻侧的纤维，视束绕过大脑脚，大部分纤维终止于外侧膝状体，一小分支止于上丘和顶盖前区，参与完成瞳孔对光反射。

5. 视放射　视放射为外侧膝状体换神经元后发出的纤维，经内囊后肢构成视放射，止于枕叶视皮质中枢（距状裂两侧的楔回和舌回）。

6. 视皮质中枢　视皮质中枢位于两侧大脑半球枕叶的内侧面，距状裂上下方的纹状区（楔回、舌回）。每一侧的纹状区与两眼同侧一半的视网膜相联系，即一侧纹状区接受对侧视网膜鼻半侧的纤维和同侧视网膜颞半侧的纤维。

视神经是在胚胎发育过程中脑向外突出形成视器的一部分，故视神经外面包有三层脑膜延续而来的三层被膜，脑蛛网膜下腔亦随之延续到视神经周围。因此，当颅内压增高时，常出现视乳头水肿；若视神经周围的蛛网膜下腔因炎症粘连等原因闭塞，则不出现视乳头

笔记栏

水肿。

（二）病损表现和定位诊断

由于视觉径路经视网膜至枕叶，自前向后贯穿全脑，视觉径路不同部分的损伤，可产生不同程度的视力障碍、不同类型的视野缺损及眼底改变。

1. 视力障碍　在没有眼内疾患的情况下，单眼视力下降或消失多提示同侧视神经本身病变、受压或由高颅压引起，常见于视神经乳头炎、眼动脉或视网膜中央动脉闭塞等病变；双眼视力减退或消失多为一侧眼视力减退后，再累及另一眼，视力减退的程度不一，常见于球后视神经炎、多发性硬化、视神经脊髓炎、视神经萎缩等。

2. 视野缺损　视神经通路中不同部位的损害产生不同的视野缺损（参见图 2-3）。

（1）视神经病变：一侧视神经的完全性损害引起同侧全盲，见于视神经炎、肿瘤压迫等；一侧视神经的不完全性损害可引起不规则的视野缺损，见于视神经压迫性病变。

（2）视交叉病变：多数视交叉损害是压迫性的。视交叉正中部病变，可造成双眼颞侧偏盲，多见于垂体瘤、颅咽管瘤；视交叉外侧部病变，引起同侧眼鼻侧视野缺损，见于颈动脉严重硬化压迫视交叉外侧部；整个视交叉损害，可引起全盲，多见于垂体瘤卒中。

（3）视束及外侧膝状体病变：一侧视束病变出现病灶对侧同向偏盲，偏盲侧瞳孔对光反射消失。常见于颞叶肿瘤压迫引起。一侧外侧膝状体的完全性损害引起对侧同向偏盲，由于司瞳孔对光反射的纤维不进入外侧膝状体，所以外侧膝状体以后的损害不伴有瞳孔对光反射的改变。

（4）视辐射病变：视辐射病变时主要表现为双眼对侧同向性偏盲或象限盲。一侧视辐射完全性损害，出现双眼对侧视野的同向性偏盲，与视束性偏盲不同，多伴有黄斑回避现象，即黄斑视力不受影响，患者常无自觉视力障碍，见于病变累及内囊后肢；一侧视辐射部分损害时出现象限盲，视辐射下部损害，出现双眼对侧视野的同向上象限盲，见于颞叶后部病变；视辐射上部损害，出现双眼对侧视野的同向下象限盲，见于顶叶病变。

（5）枕叶视中枢病变：一侧枕叶距状裂以上的楔回病变时，可出现双眼对侧下象限盲；距状裂以下的舌回病变，可出现双眼对侧上象限盲；一侧枕叶视皮质中枢完全损害引起对侧同向偏盲，但偏盲侧对光反射存在，并且常有黄斑回避。双侧视皮质中枢损害引起双眼全盲（皮质盲），多见于枕叶血管性病变，亦可见于枕叶肿瘤、枕叶萎缩等。枕叶视皮质中枢刺激性损害可使对侧视野出现闪光、暗影、色彩等幻视现象，顶枕颞交界区病变可出现视物变形，见于癫痫先兆。

3. 眼底改变

（1）视乳头水肿：视乳头水肿是神经系统疾病较为常见的体征，一般见于颅内压增高。视神经是间脑的一部分，神经纤维周围包有脑膜延续而来的三层被膜，与脑蛛网膜下腔相通，颅内压增高时视网膜中央静脉和淋巴回流障碍引起视乳头水肿，临床表现为暂时性阵发性视力模糊，视力早期多正常；眼底检查见视乳头充血、变红，边缘模糊、隆起，生理凹陷消失和静脉淤血。见于颅内占位性病变、脑血管病、颅内感染等。视乳头水肿尚需与视神经乳头炎、假性视乳头水肿、高血压性眼底改变等眼部疾病相鉴别。

（2）视神经萎缩：视神经萎缩是外侧膝状体以前视神经纤维变性的结果，外侧膝状体后和视辐射的病变不会出现视神经萎缩。视神经萎缩表现为视力减退或消失，瞳孔扩大，对光反射减弱或消失。根据眼底检查的不同分为原发性和继发性两种。原发性视神经萎缩眼底检查见：视乳头苍白，边缘清楚，生理凹陷和筛板清晰可见，见于视神经、视交叉或视束的肿瘤压迫、多发性硬化、球后视神经炎及变性疾病等;继发性视神经萎缩眼底检查见:视乳头苍白,但边缘模糊不清,生理凹陷和筛板不清晰,见于视神经乳头炎的晚期、视乳头水肿等。

三、动眼神经、滑车神经和展神经病变的定位诊断

（一）解剖和生理

1. 眼球运动神经　动眼神经、滑车神经和展神经共同管理眼球的运动,合称眼球运动神经,简称眼动神经(图7-5~图7-7)。

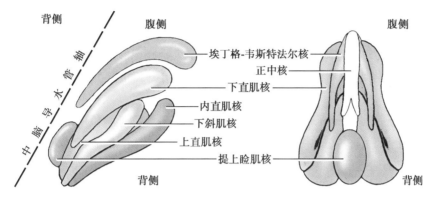

图 7-5　动眼神经各亚核示意图

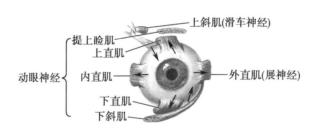

图 7-6　眼外肌的神经支配

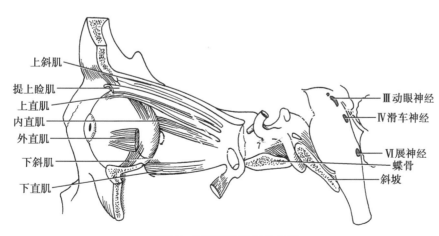

图 7-7　眼球运动神经的走行

（1）动眼神经(oculomotor nerve,Ⅲ):含有运动纤维和副交感纤维两种成分,为支配眼肌的主要运动神经。动眼神经起自位于中脑上丘水平的动眼神经核,该核由外侧核、正中核和埃丁格-韦斯特法尔核(Edinger-Westphal nucleus,E-W核)组成。外侧核:为运动核,左右

各一,位于中脑四叠体上丘水平的导水管周围腹侧灰质中;发出动眼神经纤维走向腹侧,经过红核组成动眼神经,由中脑脚间窝出脑,在大脑后动脉与小脑上动脉之间穿过,向前与后交通动脉伴行,穿过海绵窦之侧壁经眶上裂入眶,支配上睑提肌、上直肌、内直肌、下斜肌、下直肌。正中核:位于中线上两侧 E-W 核之间,不成对,发出动眼神经的副交感纤维到达两眼内直肌,主管两眼辐辏运动。E-W 核:位于正中核的背外侧,中脑导水管周围的灰质中,发出动眼神经的副交感神经节前纤维入睫状神经节,其节后纤维支配瞳孔括约肌和睫状肌,司瞳孔缩小及晶状体变厚而视近物,参与缩瞳和调节反射。

(2) 滑车神经(trochlear nerve,Ⅳ):为运动性神经,起自位于中脑下丘水平导水管周围腹侧灰质中的滑车神经核,紧靠动眼神经核的下端,其神经根环绕中央灰质的侧方,在顶盖与前髓帆交界处交叉至对侧,经下丘下方出脑,再绕大脑脚至腹侧脚底,穿过海绵窦外侧壁,与动眼神经伴行,经眶上裂入眶,支配上斜肌,司眼球向下和稍向外转。它是唯一从脑干背侧发出的脑神经。

(3) 展神经(abducent nerve,Ⅵ):为运动性神经,起自位于脑桥中部被盖中线两侧的展神经核,其纤维行于脑桥基底中线两侧,从脑桥延髓沟出脑后,在基底动脉两旁的蛛网膜下腔上行,在斜坡前通过硬脑膜下间隙进入海绵窦,在海绵窦内与动眼神经、滑车神经伴行,并与三叉神经第一、二分支及颈内动脉紧邻,最后展神经在颅底经较长的行程后,由眶上裂入眶,支配外直肌,司眼球外展。

眼球运动是一项精细而又协调的工作,在眼外肌中只有外直肌和内直肌呈单一水平运动,其他肌肉都有向几个方向运动的功能,既可互相抵消,又可互相协调,以完成眼球向某一方向的运动,保证影像投射在两侧视网膜的确切位置。

2. 眼球协同运动的神经结构　眼球的协同运动包括随意运动和反射运动,主动注视为随意运动,突然的光或声刺激使眼球不自觉地转向光或声的一侧为反射运动。这些运动都是在侧视中枢、垂直运动中枢和内侧纵束的协调下共同完成的。

(1) 侧视中枢:侧视中枢包括皮质侧视中枢和皮质下侧视中枢,皮质侧视中枢位于额中回后部,Brodmann 大脑皮质分区的 8 区,左右各一;头的转动中枢位于 6 区,两区十分接近,故往往一起发生病变。额中回后部发出纤维下行至脑干交叉到对侧,支配对侧脑桥的皮质下侧视中枢(副展神经核),后者发出纤维支配同侧的展神经核和对侧的动眼神经内直肌核,共同完成两眼侧视协同运动。

(2) 垂直运动中枢:垂直运动中枢包括皮质垂直运动中枢和皮质下垂直运动中枢,皮质垂直运动中枢与皮质侧视中枢位于大脑的同一部位,该区的上部代表向下运动和侧视运动,而该区下部代表向上运动。从该区发出的纤维经内囊、止于上丘。皮质下垂直运动中枢位于四叠体上丘,上丘的上半部司眼球的向上运动,其发出纤维至双侧动眼神经核;上丘的下半部司眼球的向下运动,其发出纤维至动眼神经核及滑车神经核。

(3) 内侧纵束:两眼的共同运动永远是同时的、协调的,两侧眼球的协同运动,要求与眼球运动有关的所有神经核团紧密联系,完成这一功能是通过内侧纵束来实现的。内侧纵束左右各一,位于脑干中线两侧,上自中脑背盖、下至颈髓上端,它是一组轴突束,含有不同来源的上行纤维和下行纤维,终止于不同区域,是动眼神经核、滑车神经核和展神经核的主要中央连接。它与脑桥侧视中枢相连,实现眼球的水平同向运动。内侧纵束还接受来自颈髓、前庭神经核、网状结构以及皮质和基底节的神经冲动,与皮质下四叠体的上丘、下丘(视觉中枢和听觉中枢)联系,完成视听刺激,引起头及眼向刺激侧不随意的反射性转动。

3. 调节瞳孔的结构 瞳孔是虹膜的游离缘所形成的孔,虹膜含有两组作用相反的平滑肌,即瞳孔括约肌和瞳孔扩大肌。瞳孔括约肌受副交感神经支配,使瞳孔缩小;瞳孔扩大肌受交感神经支配,使瞳孔扩大。

(1) 对光反射:对光反射的传导径路:光线→视网膜→视神经→视交叉→视束→上丘臂→上丘→中脑顶盖前区→两侧 E-W 核→动眼神经→睫状神经节→瞳孔括约肌(图 7-8)。传导径路上任何一处损害均可引起瞳孔对光反射消失和瞳孔散大。由于该反射弧无需皮质参与,瞳孔对光反射是无意识的。

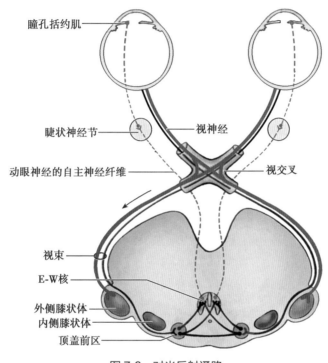

图 7-8 对光反射通路

(2) 调节反射:调节反射的传导径路:冲动→视网膜→视神经→视交叉→视束→外侧膝状体→枕叶距状裂皮质→顶盖前区→动眼神经 E-W 核和正中核→动眼神经→瞳孔括约肌、内直肌。

(二) 病损表现和定位诊断

1. 眼球运动神经损害

(1) 眼球运动神经核上性损害:由于动眼神经、滑车神经、展神经均为两侧大脑皮质支配,因而一侧的核上性损害多无临床症状。

(2) 眼球运动神经核性及核下性损害:临床表现为眼肌麻痹,包括眼球运动受限、复视、斜视。

1) 动眼神经损害:①核性损害:由于动眼神经核的分布比较分散,因而发生病变时常表现为动眼神经的不全麻痹,即动眼神经核支配的个别眼肌麻痹,称为分离性眼肌麻痹。因为动眼神经核紧靠中线部位,病变时常为双侧动眼神经核的部分受累,引起双侧眼球运动障碍。②核下性损害:一侧动眼神经完全损害时患侧表现为上睑下垂;外斜视,眼球向外下斜;眼球不能向上、向下、向内转动,双侧眼球不能聚合;瞳孔扩大,对光反射及调节反射均消失;上视、下视、向内侧视时出现复视。常见于颅内动脉瘤、结核性脑膜炎、颅底肿瘤等。

2）滑车神经损害：①核性损害：滑车神经核病变时，对侧表现为上斜肌瘫痪，较为少见。②核下性损害：一侧滑车神经损害时，患侧表现为眼球向外下方活动受限，下视时复视。极少单独损伤，多合并动眼神经麻痹。

3）展神经损害：①核性损害：常引起脑干邻近结构的损害，如展神经核在面神经丘内被面神经纤维所环绕。因此，展神经核发生病变时，多合并面神经损害，表现为患侧展神经瘫痪，常合并同侧面神经周围性瘫痪。②核下性损害：一侧展神经损害时，患侧表现为眼球内斜视，不能向外运动，向外侧视时伴有复视。常见于鼻咽癌颅内转移、动脉硬化、脑底动脉瘤等。

如果支配患眼的三条运动神经都受损，眼肌全部瘫痪，眼球只能直视前方，不能向任何方向转动，瞳孔散大，对光反射消失。常见于海绵窦血栓、脑膜炎及眶上裂综合征等。

2. 眼球协同运动障碍，又称为核上性眼肌麻痹，是指由于大脑半球额中回后部的皮质侧视中枢、脑桥侧视中枢及其传导束受损，出现双眼同向注视运动障碍。核上性眼肌麻痹有三个特点：①同时累及双眼；②无复视；③因为颞叶纤维与动眼神经、滑车神经、展神经联系的缘故，虽然双眼不能随意向一侧运动，但该侧突然出现声响时，双眼可反射性转向该侧，即反射性运动仍然保存。

（1）水平侧凝视麻痹：位于额中回后部的皮质侧视中枢损害，如发生破坏性病变（如脑出血）时，双眼向病灶侧共同凝视；刺激性病变（如癫痫）时，双眼向病灶对侧共同凝视。皮质下侧视中枢位于脑桥展神经核附近的副展神经核及旁中线网状结构中，其发出的纤维到达对侧的动眼神经内直肌核及同侧的展神经核，支配双眼向同侧注视。脑桥侧视中枢破坏性病变时，可造成双眼向病灶对侧共同凝视，常见于脑桥的血管病变；脑桥侧视中枢病变表现为刺激性症状者，甚为少见，可有短暂的双眼向病灶侧共同凝视。

（2）垂直凝视麻痹：上丘即眼球垂直同向运动的皮质下中枢，上丘的上半部司眼球的向上运动，上半部损害时，则双眼向上同向运动不能，称帕里诺综合征，也称四叠体综合征，常见于松果体区肿瘤。当上丘上半部刺激性病变时，可出现发作性双眼转向上方，称动眼危象，见于脑炎后帕金森综合征或服用吩噻嗪类药物等。上丘的下半部司眼球的向下运动，受损时可引起两眼向下同向注视障碍。

（3）核间性眼肌麻痹：病变位于内侧纵束。内侧纵束损害时，眼球的水平同向运动障碍，表现为前核间性眼肌麻痹、后核间性眼肌麻痹和一个半综合征，常见于脑干血管病、脑干肿瘤及多发性硬化。①前核间性眼肌麻痹：病变位于脑桥侧视中枢与动眼神经核之间的内侧纵束上行纤维（图7-9），表现为双眼向对侧注视时，患侧眼球不能内收，对侧眼球外展时伴有眼震；辐辏反射正常。②后核间性眼肌麻痹：病变位于脑桥侧视中枢与展神经核之间的内侧纵束下行纤维（图7-9），表现为两眼向同侧注视时，患侧眼球不能外展，对侧眼球内收正常；辐辏反射正常。③一个半综合征（one and a half syndrome）：一侧脑桥被盖部病变，累及脑桥侧视中枢和内侧纵束，表现为患者眼球不能内收和外展；对侧眼球不能内收，但可以外展，并伴水平眼震。

3. 瞳孔改变

（1）瞳孔缩小：见于颈上交感神经径路受损。一侧颈上交感神经径路损害多见于霍纳（Horner）综合征，除病变侧瞳孔缩小外，还有眼裂变小、眼球内陷、面部少汗；双侧交感神经径路损害，则出现双侧瞳孔针尖缩小，见于脑桥出血、脑室出血压迫脑干、镇静安眠药中毒等。

ER-7-2

拓展阅读
阿-罗瞳孔
(Argyll Ro-
bertson
pupil)

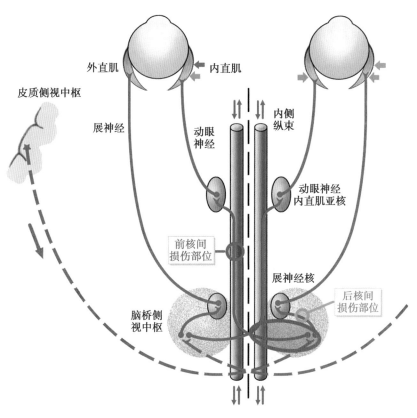

图 7-9 核间性眼肌麻痹

（2）瞳孔散大：见于动眼神经受损。由于动眼神经的副交感神经纤维在神经的表面，颞叶沟回疝时，可首先出现瞳孔散大而无眼外肌麻痹。视神经病变性失明及阿托品类药物中毒时也可见瞳孔散大。

四、三叉神经病变的定位诊断

（一）解剖和生理

三叉神经（trigeminal nerve，Ⅴ）为混合性神经，由眼神经、上颌神经和下颌神经三个分支组成，含有一般躯体感觉和一般特殊内脏运动两种纤维成分，大部分为面部感觉神经纤维，主司面部、口腔及头顶前部的感觉；其余部分支配咀嚼肌的运动神经纤维（图 7-10）。

1. 感觉神经纤维 起自位于三叉神经半月节的假单极神经元，其发出的周围突自上而下分为眼神经、上颌神经和下颌神经三个分支：①眼神经支，接受来自前部头皮、前额、上睑与鼻前半的皮肤，以及鼻腔上部、额窦、角膜与结合膜等处的黏膜感觉，经眶上裂入颅。其是角膜反射的传入纤维。②上颌神经支，分布于眼与口裂之间的皮肤、上唇、上颌牙齿和牙龈、硬腭和软腭、扁桃体窝前部、鼻腔、上颌窦及鼻咽部黏膜等，经圆孔入颅。③下颌神经支，与三叉神经运动支并行，感觉纤维分布于耳颞区和口裂以下皮肤、下颌部的牙齿及牙龈、舌前2/3 及口腔底部黏膜，经卵圆孔入颅。其中枢突进入脑桥，自下而上分别止于三叉神经脊束核、三叉神经感觉主核和三叉神经中脑核。中脑核上达中脑上丘水平，司面部的深感觉；感觉主核位于脑桥网状结构的背外侧部，司触觉；三叉神经脊束核是最长的脑神经核，上至脑桥、下至第2 颈髓后角，核的上部司面部中央区的痛温觉；核的下部司面部周围区的痛温觉。由感觉主核及脊束核发出纤维交叉至对侧组成三叉丘系，上升并止于丘脑腹后内侧核，从丘

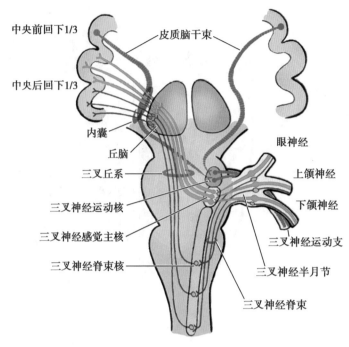

图 7-10　三叉神经传导径路

脑再发出纤维经内囊后肢止于中央后回感觉中枢的下 1/3。

2. 运动神经纤维　起自脑桥三叉神经运动核,运动核发出纤维在脑桥的外侧出脑,经卵圆孔出颅,加入三叉神经的下颌支,支配咀嚼肌(颞肌、咬肌、翼状肌)和鼓膜张肌,司咀嚼运动和张口运动。三叉神经运动核接受双侧皮质脑干束的支配。

3. 角膜反射通路　刺激角膜通过角膜反射通路引起闭眼反应。其通路:角膜→三叉神经眼支→三叉神经半月神经节→三叉神经感觉主核→两侧面神经核→面神经→眼轮匝肌(出现闭眼反应)。

(二) 病损表现和定位诊断

1. 核上性损害　指三叉神经在脑干、丘脑、皮质感觉中枢的核上通路病变,表现为感觉和运动障碍。

(1) 感觉障碍:一侧丘脑及皮质感觉中枢的核上通路损害均可发生病灶对侧面部的感觉障碍,常同时伴有对侧半身各种感觉障碍。脑干型感觉障碍为交叉性感觉障碍。延髓外侧和脑桥下部一侧病变损害脊髓丘脑侧束及三叉神经脊束和脊束核,出现同侧面部和对侧半身分离性感觉障碍(痛温觉缺失而触觉存在),如瓦伦贝格综合征等;而在脑桥上部和中脑,内侧丘系、三叉丘系和脊髓丘脑束已合并在一起,损害时出现对侧面部和半身各种感觉障碍,但多伴有同侧脑神经麻痹,见于炎症、脑血管病、肿瘤等。

(2) 运动障碍:因三叉神经运动核接受双侧皮质核束支配,一侧核上性损害时,不产生明显瘫痪。

2. 核性损害　主要指三叉神经脊束核、三叉神经感觉主核和三叉神经运动核病变,表现为感觉和运动障碍。

(1) 感觉障碍:一侧三叉神经脊束核损害时,表现为同侧面部"洋葱皮"样分离性感觉障碍。常具有以下特点:①洋葱皮样分布:三叉神经脊束核很长,脊束核上部损害引起同侧口鼻周围痛温觉障碍;下部损害引起同侧面部周边区痛温觉障碍。②由于三叉神经感觉主核未受累,所以痛、温觉丧失而触觉存在,又称为分离性感觉障碍。常见于延髓空洞症、瓦伦贝格综合征及脑干肿瘤。

(2)运动障碍:一侧三叉神经运动核损害时,表现为同侧咀嚼肌无力、瘫痪、萎缩,下颌不能咬合,张口时下颌向患侧偏斜。常见于脑桥肿瘤。

3. 核下性损害 包括三叉神经半月节、三叉神经根和三个分支的病变,分为刺激性症状和破坏性症状。

(1)刺激性症状:表现为三叉神经痛,其特征为三叉神经分布区暴发性的、撕裂样的、短暂的阵发性剧痛,常有触发点,洗脸、刷牙等可诱发,一侧上颌神经或下颌神经分布区多见。

(2)破坏性症状:表现为三叉神经分布区感觉减退或消失,病变在三叉神经根,多伴有面神经、前庭蜗神经及同侧小脑损伤的症状及体征,多见于桥小脑角的听神经瘤;病变在半月神经节,常合并三叉神经痛,并伴发带状疱疹;由于三叉神经眼支在角膜反射通路上,当病变在眼神经,可合并角膜反射减弱或消失;由于三叉神经运动纤维出颅后走行于下颌神经内,当病变在下颌神经可合并同侧咀嚼肌无力或瘫痪,张口时下颌向患侧偏斜。

五、面神经病变的定位诊断

(一)解剖和生理

面神经(facial nerve,Ⅶ)为混合性神经,其主要成分为运动神经纤维,主司面部的表情运动;次要成分为中间神经,含有感觉神经纤维、副交感神经纤维,主司味觉和腺体(泪腺、唾液腺)的分泌,以及内耳、外耳道等处的皮肤感觉(图7-11)。

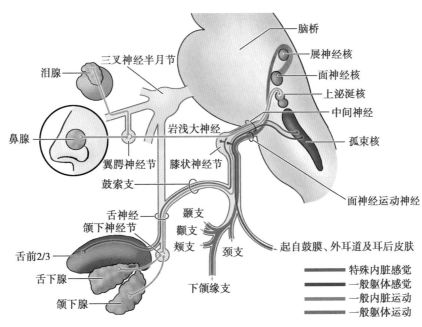

图 7-11 面神经分布示意图

1. 运动神经纤维 起自位于脑桥下部被盖腹外侧的面神经核,绕过展神经核,再向前下行,在脑桥下缘邻近听神经处出脑,随后一起进入内耳孔,在内耳道两者分离后在面神经管下行,在面神经管转弯处横过膝状神经节,沿途分出镫骨肌神经和鼓索神经,最后在茎乳孔出面神经管,分布于面部,支配除咀嚼肌和提上睑肌以外的面肌、颈阔肌和镫骨肌等。

笔记栏

面神经的核上纤维起自大脑皮质中央前回下 1/3，经皮质核束、内囊膝部、大脑脚到达脑桥，大部分神经纤维交叉至对侧，支配对侧面神经核的全部，小部分纤维不交叉，支配同侧面神经核的上半部。所以，上部面肌(额肌、皱眉肌及眼轮匝肌)的神经元受双侧皮质脑干支配，下部面肌(颧肌、颊肌、口轮匝肌、颈阔肌等)的神经元仅受对侧皮质核束支配。

2. 中间神经　面神经的感觉纤维为中间神经，包括味觉纤维和一般躯体感觉纤维。

(1) 味觉纤维：属于特殊内脏感觉，其胞体位于颞骨岩部面神经管转折处的膝状神经节，周围突分布于舌前 2/3 黏膜的味蕾，中枢突终止于脑干孤束核上部，司舌前 2/3 味觉。

(2) 一般躯体感觉纤维：有少量感觉纤维起自膝状神经节，接受来自耳后、外耳道、鼓膜、内耳的感觉，经中间神经传至三叉神经核群，这些纤维有病变时则产生耳痛。

(3) 副交感神经纤维：起自脑桥上泌涎核的副交感神经，经中间神经、鼓索神经、舌神经至颌下神经节，其节后纤维支配舌下腺及颌下腺的分泌。起自脑桥泪腺核的副交感神经纤维，经中间神经、膝状神经节、岩浅大神经，至翼腭神经节，节后纤维支配泪腺的分泌。

(二) 病损表现和定位诊断

面神经损害按病变部位和临床表现分为中枢性和周围性，前者病变位于面神经核以上的神经通路，后者病变位于面神经核或核以下的周围神经(图 7-12)。

1. 中枢性面神经麻痹　一侧中央前回下部或皮质延髓束的病变都会引起中枢性面神经麻痹，表现为病变对侧下面部表情肌瘫痪，即鼻唇沟变浅、口角轻度下垂，而上部面肌不受累，皱眉、皱额和闭眼动作不受影响。常见于脑血管病。

2. 周围性面神经麻痹　以一侧损害较为常见，是面神经损害的最常见类型，表现为同侧上、下部面瘫，即患侧额纹变浅或消失，眼裂变大，眼睑闭合无力，口角下垂，不能皱眉、示齿、蹙额、鼓腮、噘嘴。当用力闭眼时眼球向上外方转动，暴露出白色巩膜，称为贝尔(Bell)征。还可根据伴发的症状和体征，进一步确定病变的具体部位。

(1) 茎乳孔以外损害：只表现同侧周围性面神经麻痹。

(2) 面神经管内损害：除同侧周围性面神经麻痹外，由于鼓索神经受损，尚有舌前 2/3 味觉丧失，唾液腺分泌障碍；若镫骨肌神经分支以上受损，还伴有听觉过敏。

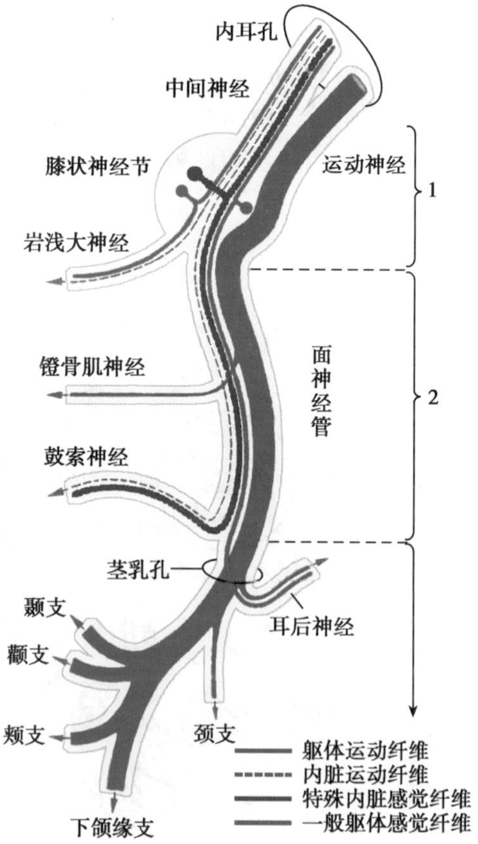

(3) 膝状神经节损害：表现为同侧周围性面神经麻痹，舌前 2/3 味觉丧失，泪腺、唾液腺分泌障碍，听觉过敏，外耳道和鼓膜疱疹，耳后部剧烈疼痛，又称亨特综合征(Hunt syndrome)，见于膝状神经节带状疱疹病毒感染。

(4) 面神经核损害：除表现同侧周围性面神经麻痹外，常伴有邻近结构的损害如同侧展神经麻痹及对侧偏瘫，病变在脑桥，常见于脑干血管病及肿瘤。

图 7-12　面神经各节段损害示意图

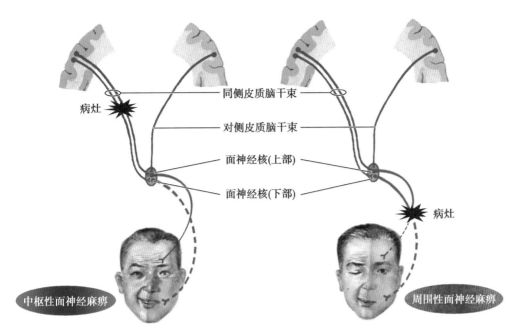

图7-13　面神经麻痹

　　面神经麻痹的定位诊断,首先要区别是周围性面神经麻痹,还是中枢性面神经麻痹(图7-13)。如为周围性面神经麻痹,还要区分是脑干内还是脑干外。这种明确的定位对疾病的定性诊断具有重要价值。

病案分析

　　病案:患者,男性,40岁,因"左侧眼睑闭合不全,伴口角歪斜2天"前来就诊。既往体健。2天前受凉后晨起发现左侧面部不适,渐出现左眼闭合不全,流泪,口角歪斜,逐渐加重,耳后疼痛,无头痛、头晕、发热、复视等,精神尚可,纳食二便调。查体:左侧额纹消失,眼裂变大,左侧角膜反射消失,左眼闭合不能,左侧鼻唇沟变浅,口角下垂,鼓腮左侧口角漏气,不能皱眉、示齿、蹙额、噘嘴。面部感觉正常,咀嚼肌有力无萎缩,味觉正常,伸舌居中,四肢肌力5级,肌张力正常,全身深浅感觉均正常,四肢腱反射(++),双侧病理征未引出。

　　分析:定位在面神经管内段茎乳孔以外。定位诊断思路:根据患者左侧上部面肌(额肌、皱眉肌及眼轮匝肌)、下部面肌(颧肌、颊肌、口轮匝肌)均受累,确定属于周围性面神经麻痹;根据患者无同侧展神经麻痹和肢体瘫痪,病理征未引出,且味觉无障碍,确定病变应在茎乳孔以外。定位诊断依据:①左侧面部不适,左眼闭合不全,流泪,口角歪斜,耳后疼痛;②左侧额纹消失,眼裂变大,左侧角膜反射消失,左眼闭合不能,左侧鼻唇沟变浅,口角下垂,鼓腮左侧口角漏气,不能皱眉、示齿、蹙额、噘嘴。

六、前庭蜗(位听)神经病变的定位诊断

(一)解剖和生理

前庭蜗神经(vestibulocochlear nerve,Ⅷ)又称位听神经,为特殊躯体感觉神经,由蜗神经

笔记栏

和前庭神经组成。

1. 蜗神经(cochlear nerve) 起自内耳螺旋神经节的双极神经元(Ⅰ级神经元),其周围突接受内耳螺旋器(Corti 器)毛细胞的冲动,中枢突进入内听道形成蜗神经,通过内耳孔到脑桥小脑角入脑,止于脑桥尾端的蜗神经前后核(Ⅱ级神经元)。这两个核发出纤维,一部分横穿脑桥经斜方体至对侧,一部分在同侧上行,形成外侧丘系,止于四叠体的下丘(听反射中枢)及内侧膝状体(Ⅲ级神经元),内侧膝状体再发出纤维经内囊后肢形成听辐射,终止于颞横回皮质听觉中枢。蜗神经主要传导听觉(图 7-14)。

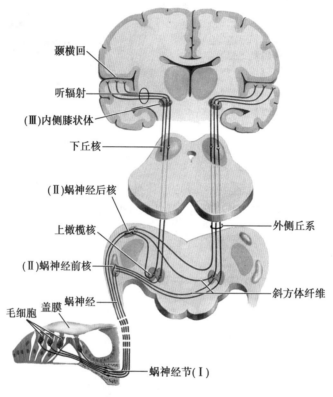

图 7-14 蜗神经传导径路

2. 前庭神经(vestibular nerve) 起自内耳前庭神经节的双极神经元(Ⅰ级神经元),其周围突终止于三个半规管的壶腹、椭圆囊和球囊,感受身体和头部的空间移动。中枢突形成前庭神经,和蜗神经一起通过内耳孔到脑桥小脑角入脑,终止于脑桥和延髓的前庭神经核群(Ⅱ级神经元):内侧核、外侧核、上核和脊髓核。前庭神经核发出的纤维:①外侧核发出的纤维构成前庭脊髓束,止于脊髓同侧的前角细胞;②内侧核、上核和脊髓核发出的纤维加入内侧纵束,与眼球运动神经核和上颈髓联系;③通过前庭丘脑皮质径路,止于颞上回,前庭的皮质投射是双侧的,以对侧为主;④与脑干的自主神经中枢、网状结构、迷走神经核相联系。此外,一小部分前庭神经纤维直接经小脑下脚止于小脑的绒球小结叶。前庭神经主要传导平衡觉冲动,反射性调节机体的平衡,以及调节机体对各种加速度的反应(图 7-15)。

(二) 病损表现和定位诊断

1. 蜗神经 损害时主要表现为感觉神经性耳聋和耳鸣。

(1) 感觉神经性耳聋:也称为感音性耳聋,听力损害以高音频为主,常同时伴有眩晕,Rinne 试验气导大于骨导,Weber 试验音响偏向健侧。

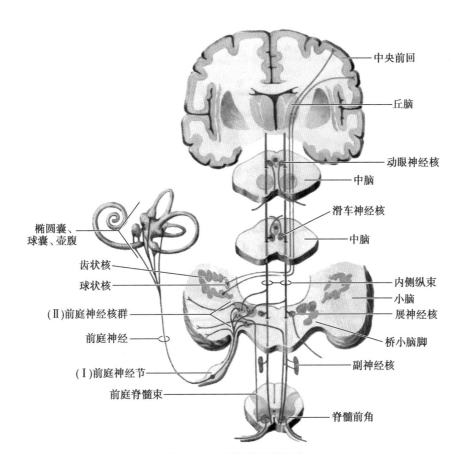

图 7-15　前庭神经传导径路

1）核上性病变：包括外侧丘系和大脑皮质听觉中枢病变。一侧外侧丘系损害时，表现为对侧耳听力障碍较同侧耳重，常见于脑干肿瘤；大脑皮质听觉中枢损害时多先有幻听、耳鸣，之后出现双侧听力不全性损害，以病灶对侧明显，同时伴有颞叶损害的其他症状，常见于颞叶病变等。

2）核性和核下性病变：表现为病灶侧听力障碍，常见于听神经瘤、迷路炎等。

（2）耳鸣：表现为高音调耳鸣。（可参见第二章第七节）

2. 前庭神经　损害时主要表现为眩晕、眼球震颤及平衡障碍。病变部位不同，临床表现有所差异（可参见表 2-3）。

（1）前庭神经颅内段、核性及核上性病变：①中枢性眩晕：真性眩晕，症状轻，持续时间长（可数周到数年），与头位或体位变化无关；②中枢性眼震：眼震幅度大，形式多变（水平、垂直或旋转），持续时间长，快相向健侧；③平衡障碍：站立和行走不稳，倾倒方向不定，与头位无关，可有指鼻试验不准，手指向患侧偏斜；④伴随症状：常伴有瘫痪和抽搐等，少有或无明显恶心、呕吐、全身大汗和面色苍白等自主神经症状，听觉障碍不明显。见于脑干血管性病变、炎症、肿瘤等。

（2）前庭神经颅外段及内耳前庭感受器病变：①周围性眩晕：真性眩晕，发作性，症状重，持续时间短（通常数分钟到数日），与头位或体位变化有关；②周围性眼震：眼震幅度小，多水平或水平加旋转，持续时间短，快相向健侧；③平衡障碍：站立和行走不稳，向病侧倾倒，与头位有关；④伴随症状：常伴有明显的恶心、呕吐等自主神经症状，常有明显的耳鸣、听力减退等听觉障碍。见于内耳性眩晕、迷路炎、前庭神经损伤等。

病案分析

　　病案:患者,女性,41岁,既往体健。因反复发作眩晕1周就诊,每次发作持续20~30分钟,转头或体位变换时加重,站立和行走不稳,伴眼球震颤、恶心、呕吐、出汗、面色苍白,不敢睁眼,有明显的耳鸣、听力减退,无头痛、发热、抽搐。查体:血压120/80mmHg,眼震幅度小,为水平加旋转,双侧瞳孔等大等圆,对光反射正常,双侧鼻唇对称,伸舌居中,四肢肌力5级,肌张力正常,指鼻试验准,全身深浅感觉均正常,角膜反射、腹壁反射正常,四肢腱反射(++),双侧病理征未引出。

　　分析:定位在前庭神经颅外段及内耳前庭感受器。定位诊断思路:①患者眩晕1周,为发作性,症状明显,持续时间短,发作与头位及体位变化有关,符合周围性眩晕表现;②患者眼震幅度小,为水平加旋转,而非形式多变,持续时间短,符合周围性眼震表现;③患者平衡障碍方面,表现为站立和行走不稳,与头位有关,指鼻试验准,伴有明显的恶心、呕吐、出汗等自主神经症状,且有明显的耳鸣、听力减退等听觉障碍,无偏瘫、抽搐,符合前庭神经颅外段及内耳前庭感受器表现。定位诊断依据:①反复发作眩晕1周,每次发作持续20~30分钟,转头或体位变换时加重,站立和行走不稳,伴眼球震颤、恶心、呕吐、出汗、面色苍白,不敢睁眼,有明显的耳鸣、听力减退;②查体:血压120/80mmHg,眼震幅度小,为水平加旋转,双侧瞳孔等大等圆,对光反射正常,双侧鼻唇对称,伸舌居中,四肢肌力5级,肌张力正常,指鼻试验准,全身深浅感觉均正常,角膜反射、腹壁反射正常,四肢腱反射(++),双侧病理征(-)。

七、舌咽神经病变的定位诊断

(一)解剖和生理

　　舌咽神经(glossopharyngeal nerve,Ⅸ)为混合性神经,含有感觉、运动、副交感神经纤维。舌咽神经与迷走神经有共同的神经核(疑核和孤束核)及共同的走行和分布特点。舌咽神经起自位于延髓的三叉神经脊束核、疑核、下泌涎核、孤束核,出脑后与迷走神经、中间神经、副神经伴行,由颈静脉孔出颅,颈静脉孔处有两个神经节:舌咽神经上神经节(颅内)、下神经节(颅外),舌咽神经在颈内动脉和颈内静脉之间走行至茎突咽肌,然后至舌根部,主要分布在咽黏膜、扁桃体和舌后1/3区域(图7-16)。

　　1. 感觉神经纤维

　　(1)一般躯体感觉纤维:其胞体位于上神经节,周围突分布于耳郭、外耳道皮肤,中枢突止于三叉神经脊束核,接收耳部皮肤的一般感觉。

　　(2)一般内脏感觉纤维:其胞体位于下神经节,周围突接收舌后1/3、扁桃体、咽、咽鼓管和鼓室等处黏膜的感觉,中枢突止于孤束核。分布于颈动脉窦和颈动脉球的纤维(窦神经),与血压、脉搏、呼吸的调节有关。

　　(3)特殊内脏感觉纤维:其胞体位于下神经节,周围突分布于舌后1/3的味蕾,中枢突止于孤束核,传导味觉。

　　2. 特殊内脏运动神经纤维　起自延髓疑核,经颈静脉孔出颅,支配同侧茎突咽肌,使软腭上提,与迷走神经共同完成吞咽动作。

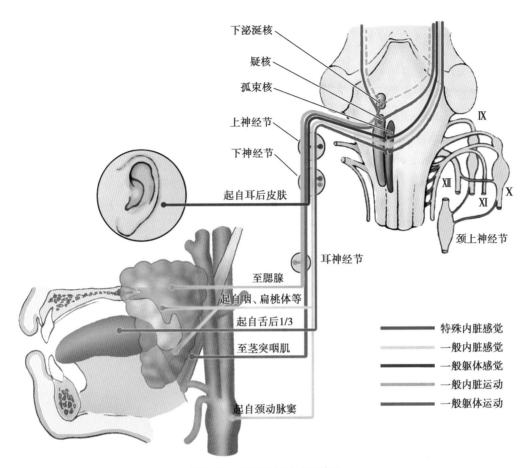

图 7-16　舌咽神经分布示意图

3. 副交感神经纤维　为一般内脏运动神经纤维,起自下泌涎核,经鼓室神经、岩浅小神经至耳神经节,其节后纤维分布于腮腺,司腮腺分泌。

（二）病损表现和定位诊断

1. 核上性损害　舌咽神经运动核受双侧皮质核束支配,一侧的核上性损害,不产生临床症状。双侧大脑皮质或双侧皮质脑干束损害,表现为吞咽困难,软腭抬举无力,咽反射存在,属于假性延髓麻痹的一部分。

2. 核性及核下性损害　舌咽、迷走神经彼此邻近,有共同的起始核,常同时受累。出现舌咽神经单独受损症状,而无脑干受损的长束体征,提示脑干外神经根病变。一侧舌咽神经损害,表现为同侧舌后 1/3 味觉缺失,咽上部、扁桃体和舌根部感觉丧失,轻度咽下困难,腭弓麻痹,催吐反射和腭反射减退或消失。常见于颅底骨折、颅后窝肿瘤、进行性延髓麻痹、延髓空洞症等;两侧舌咽神经损害,表现为两侧腭弓麻痹,出现明显的吞咽困难,言语带鼻音。

3. 舌咽神经痛　其发病率约为三叉神经痛的万分之一,临床表现类似于三叉神经痛,表现为阵发性闪电样的剧烈刺痛,疼痛多起于舌根、扁桃体或软腭区,并放射至耳部或鼻咽部,常因咀嚼、吞咽、咳嗽和说话而诱发。因害怕疼痛,患者不敢进食而很快消瘦,一般在 6 个月以内自行缓解,如果疼痛持续存在,必须排除其他原因,如咽部恶性肿瘤等。

八、迷走神经病变的定位诊断

（一）解剖和生理

迷走神经（vagus nerve，Ⅹ）为混合性神经，含有感觉、运动、副交感神经纤维。起自位于延髓的疑核、孤束核、迷走神经背核、三叉神经脊束核，与舌咽神经、副神经伴行，经颈静脉孔出颅，颈静脉孔处有迷走神经上、下神经节。迷走神经出颅后形成神经干，沿颈内动脉和颈总动脉下行，右侧迷走神经经右锁骨下动脉前方进入胸腔，当其越过右锁骨下动脉时发出右喉返神经。左侧迷走神经下行至主动脉弓前方时发出左喉返神经，该喉返神经绕过主动脉返至颈部，分布于喉肌。两侧迷走神经走行均与食管紧邻，右侧神经在食管背面，左侧神经在食管前方，二者共同构成食管神经丛，终末支沿食管裂孔进入腹腔。迷走神经是行程最长、分布范围最广的脑神经（图 7-17）。

1. 感觉神经纤维

（1）一般躯体感觉纤维：其胞体位于上神经节（颈静脉神经节）内，周围突分布于外耳

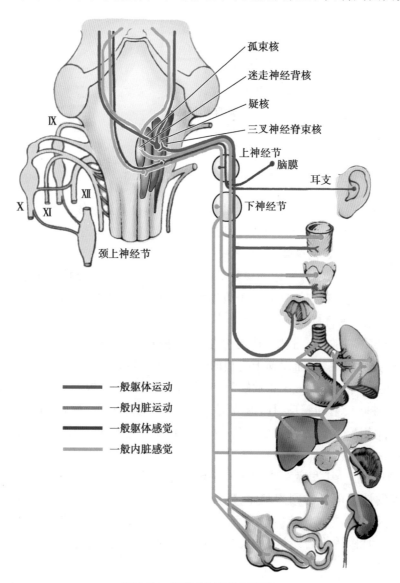

图 7-17 迷走神经分布示意图

道、耳郭凹面的一部分皮肤及硬脑膜,中枢突止于三叉神经脊束核。

（2）一般内脏感觉纤维:其胞体位于下神经节（结状神经节）内,周围突分布于咽、喉、气管、食管及胸腹腔内诸器官,包括心、肺、胃、肝、脾、小肠、肾和一部分结肠（升结肠和横结肠）,中枢突止于孤束核。

2. 特殊内脏运动神经纤维　起自延髓疑核,由橄榄体的背侧出延髓,经颈静脉孔出颅,支配软腭、咽及喉部的横纹肌。

3. 副交感纤维　为一般内脏运动神经纤维,起自迷走神经背核,其纤维终止于迷走神经丛的副交感神经节,发出的节后纤维分布于胸腹腔诸器官,控制平滑肌、腺体、心肌的活动。

（二）病损表现和定位诊断

1. 核上性损害　因迷走神经为双侧大脑皮质支配,一侧核上性病变多无症状;两侧核上性病变则表现为言语不清、吞咽困难。

2. 核性及核下性损害　一侧迷走神经病变,发生软腭、咽、喉部运动障碍,表现为:患侧软腭下垂,张口时可见悬雍垂向健侧偏;构音困难,言语不清,声音嘶哑,有鼻音,吞咽困难,咽反射消失。双侧迷走神经病变表现为软腭和咽喉完全瘫痪,严重的吞咽困难及失音;呼吸困难,气管痉挛;心率快及心律失常;呕吐,腹痛,胃肠扩张而失去张力等。

舌咽神经、迷走神经常同时受损。核性及核下性损害表现为:声音嘶哑、吞咽困难、饮水呛咳、咽反射消失,称为真性延髓麻痹;核上性损害表现为:声音嘶哑、吞咽困难、饮水呛咳、咽反射存在,称为假性延髓麻痹。两者的鉴别见表7-1。

表7-1　真性延髓麻痹与假性延髓麻痹的鉴别

	真性延髓麻痹	假性延髓麻痹
病变部位	疑核,舌咽、迷走神经（一侧或两侧）	双侧皮质核束
常见疾病	吉兰-巴雷综合征、瓦伦贝格综合征	两侧大脑半球脑血管疾病
下颌反射	消失	亢进
咽反射	消失	存在
强哭强笑	无	有
舌肌萎缩	可有	无
双侧锥体束征	无	常有

九、副神经病变的定位诊断

（一）解剖和生理

副神经（accessory nerve,XI）为运动神经,由延髓支和脊髓支组成,延髓支起自延髓迷走神经核旁的疑核,在颅内其神经元紧靠迷走神经的神经元,与迷走神经共有神经核且功能相似,故副神经的颅内部分实际上可看作是迷走神经的一部分,在延髓外侧迷走神经根的下方出脑。脊髓支起自颈髓第1~5节前角腹外侧细胞柱,其纤维从脊神经前后根之间出脊髓,在椎管内上行,通过枕大孔入颅。在颅内脑外,延髓支和脊髓支结合到一起走行一段行程,通过颈静脉孔出颅后,延髓支加入迷走神经,构成喉返神经,支配喉肌、咽肌及腭肌,支配声带运动;脊髓支支配同侧胸锁乳突肌（使头转向对侧）和斜方肌（支配耸肩动作）。副神经受双侧大脑皮质支配,但一侧转颈运动的皮质中枢支配同侧的胸锁乳突肌（图7-18）。

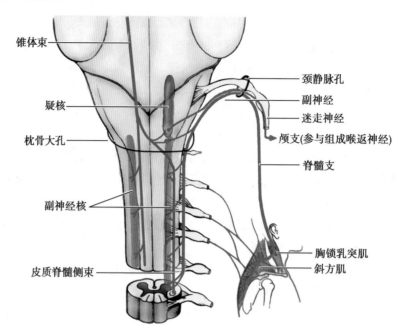

图 7-18　副神经分布示意图

（二）病损表现和定位诊断

1. **核上性损害**　副神经受双侧大脑皮质支配,但主要是对侧支配,因而脑出血或脑梗死时会产生对侧胸锁乳突肌和斜方肌痉挛性轻瘫。胸锁乳突肌接受同侧大脑皮质支配,因此一侧大脑皮质、内囊和脑干上部的损害,引起头部向损害对侧转动的力量减弱。

2. **核性及核下性损害**　一侧副神经核或核下性损害表现为:同侧胸锁乳突肌和斜方肌萎缩,患者向病变对侧转颈困难,患侧肩下垂,肩胛骨偏向外下方,耸肩无力。双侧损害时,还表现为头直立困难,仰卧时不能抬头。

单纯副神经损害少见,常与舌咽神经、迷走神经损害同时出现,见于肌萎缩侧索硬化、枕骨大孔区或颅底肿瘤、脊髓空洞症等。

十、舌下神经病变的定位诊断

（一）解剖和生理

舌下神经(hypoglossal nerve, XII)为躯体运动神经,起自位于延髓下部中线两旁舌下神经三角深处的舌下神经核,其轴突在橄榄体与锥体之间出延髓,经舌下神经管出颅,分布于同侧舌肌,主要为颏舌肌,支配舌肌运动。舌向外伸出主要是颏舌肌向前牵拉的作用,舌向内缩主要是舌骨舌肌的作用。舌下神经的核上纤维起自中央前回的最下端,经皮质核束、内囊止于舌下神经核,舌下神经只受对侧皮质核束支配(图7-19)。

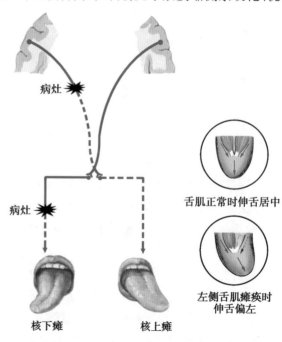

图 7-19　舌下神经分布示意图

（二）病损表现和定位诊断

1. 核上性损害　一侧病变时，表现为病灶对侧舌肌瘫痪，伸舌偏向偏瘫侧，无舌肌萎缩及舌肌震颤，常伴有偏瘫及其他脑神经损害的症状。常见于脑血管病等。

2. 核性及核下性损害　一侧病变时，表现为患侧舌肌瘫痪，伸舌偏向患侧，舌肌萎缩；双侧病变时，伸舌受限，轻者构音不清，重者不能说话。核性病变时可伴有肌纤维震颤。见于运动神经元病、延髓空洞症等。

第二节　脊神经病变的定位诊断

脊神经（spinal nerve）与脊髓相连，共有 31 对，其中包括颈神经（cervical nerve）8 对、胸神经（thoracic nerve）12 对、腰神经（lumbar nerve）5 对、骶神经（sacral nerve）5 对和尾神经（coccygeal nerve）1 对。脊髓通过 31 对脊神经连接躯干和肢体的各部分。C_1 神经从寰椎和枕骨底之间穿出，$C_2 \sim C_7$ 从同序数颈椎上方的椎间孔穿出，C_8 从第 7 颈椎下方的椎间孔穿出，胸神经和腰神经均从相应序数椎骨下方的椎间孔穿出，$S_1 \sim S_4$ 前支和后支从同序数的骶前孔和骶后孔穿出，S_5 和尾神经从骶管裂孔穿出。

每一对脊神经均由脊髓的前根和后根组合而成，前根起源于脊髓的前角细胞、$C_8 \sim L_2$ 侧角神经元及 $S_2 \sim S_4$ 骶髓副交感神经元，是传出神经，包含躯体神经传出纤维（躯体运动纤维）及内脏神经传出纤维（内脏运动纤维）；后根起源于椎间的脊神经节细胞，是传入神经，包含躯体神经传入纤维（躯体感觉纤维）及内脏神经传入纤维（内脏感觉纤维）。前根离开脊髓后和后根逐渐靠近，在脊神经节前脊髓前根和后根合成脊神经根，在脊神经节后称之为脊神经干，脊神经干从椎间孔穿出后立即分成前支、后支、脊膜支和交通支。前支粗大，分布于躯干腹侧面及四肢的皮肤和肌肉，胸神经前支形成肋间神经，而颈、腰、骶神经的前支分别形成颈丛、臂丛、腰丛和骶丛，由丛再发出神经，分布于相应的区域；后支细小，分布于项、背、腰和臀部的皮肤及肌肉；脊膜支分布于脊髓被膜；交通支为连于脊神经与交感干的细支（图 7-20）。

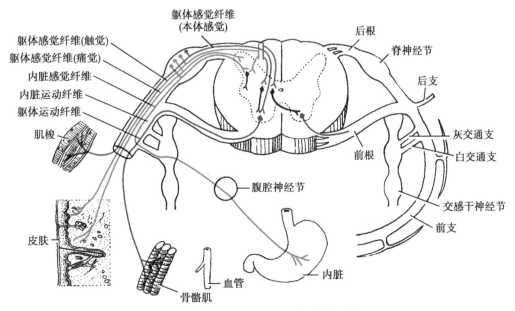

图 7-20　脊神经的组成、分支和分布示意图

脊神经含有躯体感觉纤维、内脏感觉纤维、躯体运动纤维、内脏运动纤维,为混合神经,脊神经损伤的症状可表现为运动、反射、感觉的障碍,以及血管运动、营养等自主神经功能障碍。

1. 运动障碍 表现为下运动神经元性瘫痪,瘫痪范围依损伤部位而不同,神经近端损伤时,它支配的一切肌肉运动功能丧失;神经远端损伤时,仅损伤以下的神经支配肌肉运动功能丧失。

2. 反射障碍 表现为所支配的反射减弱或消失。

3. 感觉障碍 可表现为刺激性症状、抑制性症状或二者兼有。疼痛较常见,正中神经、胫神经等损伤时,常有剧烈的疼痛,甚至灼性神经痛。

4. 自主神经障碍 在某些神经,如正中神经、胫神经损伤时常见,主要表现为:神经支配区皮肤发绀、发凉、无汗或多汗、肌肉萎缩或皮肤萎缩、指甲干燥,甚至皮肤溃疡。

一、颈丛病变的定位诊断

(一) 解剖和生理

颈丛(cervical plexus)是由 $C_1 \sim C_4$ 的前支组成,位于颈侧部,胸锁乳突肌上部的深面,发出至皮肤的皮支和至肌肉的肌支(图 7-21)。

1. 皮支

(1) 枕小神经(lesser occipital nerve):由 C_2 组成,为感觉神经,分布于枕部及耳郭后面上 1/3 的皮肤。

(2) 耳大神经(great auricular nerve):由 $C_2 \sim C_3$ 组成,为感觉神经,分布于耳郭及其周围的皮肤。

(3) 颈横神经(transverse nerve of neck):由 $C_2 \sim C_3$ 组成,为感觉神经,分布于颈部皮肤。

(4) 锁骨上神经(supraclavicular nerve):由 $C_3 \sim C_4$ 组成,为感觉神经,分布于颈侧部、胸壁上部和肩部的皮肤。

2. 肌支 膈神经(phrenic nerve)是颈丛中最重要的分支。由 $C_3 \sim C_5$ 组成,为混合神经。经胸廓上口入胸腔,沿肺根前方、心包的两侧下行至膈。膈神经的运动纤维支配同侧膈肌,感觉纤维分布于胸膜、心包膜和膈下中央部腹膜。右侧膈神经的感觉纤维还分布于肝、胆囊和肝外胆道表面的腹膜。

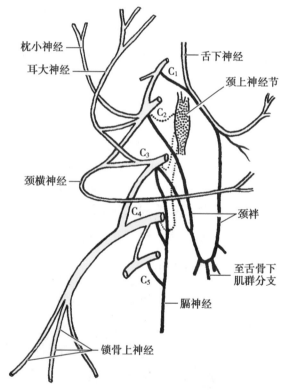

图 7-21 颈丛构成示意图

(二) 病损表现和定位诊断

颈丛的损害较少见,个别神经的损伤可由颈椎病变、外伤等引起。

1. 运动障碍 颈丛支配多组肌肉,破坏性病变时出现肌肉麻痹。两侧颈肌麻痹时,头无力而前倾,患者不能抬头。膈神经损伤可造成膈肌麻痹,表现为呼吸困难,咳嗽无力。由于膈肌受双侧膈神经支配,并且膈神经接受锁骨下神经的吻合支,因而一侧膈神经损伤时膈肌麻痹症状轻微或缺如。膈神经受刺激可出现膈肌痉挛,表现为呃逆,伴有向肩、颈、胸膜的放射性疼痛。

2. 感觉障碍　表现为受损神经分布区感觉障碍,常有疼痛。枕大神经、枕小神经和耳大神经损伤引起枕部持续性钝痛并向头顶(枕大神经)、乳突(枕小神经)及外耳(耳大神经)放射,可阵发性加剧或间歇性发作,活动、咳嗽、用力时疼痛加重,亦称枕神经痛。

二、臂丛病变的定位诊断

(一)解剖和生理

臂丛(brachial plexus)的解剖可概括为"五根、三干、六股、三束、五支"(图 7-22)。①五根:由 $C_5 \sim C_8$ 和 T_1 神经根的前支组成,位于斜角肌间隙内。②三干:C_5、C_6 神经根组成上干,C_7 神经根组成中干,C_8、T_1 神经根组成下干,位于锁骨上窝内。③六股:上、中、下干各自分为前、后两股,位于锁骨后。④三束:上干和中干的前股组成外侧束,下干前股形成内侧束,上、中、下三干的后股组成后束,位于锁骨下窝内。⑤五支:各束在喙突平面分成神经支,即上肢五大神经(肌皮神经、正中神经、尺神经、桡神经、腋神经)。外侧束发出肌皮神经及正中神经外侧根,内侧束发出正中神经内侧根、尺神经、臂和前臂内侧皮神经,后束发出桡神经和腋神经,支配上肢的感觉和运动(图 7-22)。

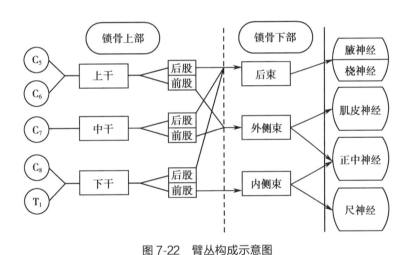

图 7-22　臂丛构成示意图

1. 肌皮神经(musculocutaneous nerve)　由 $C_5 \sim C_7$ 神经根组成的混合神经,运动支支配喙肱肌(使上臂前屈及内收)、肱二头肌(屈前臂并可使前臂旋后)、肱肌(屈前臂)。感觉支分布于前臂外侧皮肤。

2. 正中神经(median nerve)　由 $C_6 \sim C_8$ 和 T_1 神经根组成的混合神经。运动支支配旋前圆肌、旋前方肌(使前臂屈曲、旋前)、桡侧腕屈肌、掌长肌(使腕屈曲并外展)、指浅和指深屈肌、拇短和拇长屈肌等(使手指和掌指关节屈曲)、拇短展肌、拇对掌肌(使拇指外展、对指)。感觉支分布于手部桡侧 3 个半手指(拇指、示指、中指、环指桡侧半)的掌面及末节指背的皮肤。另外,正中神经有大量交感神经纤维(图 7-23)。

3. 尺神经(ulnar nerve)　由 C_8 和 T_1 神经根组成的混合神经。运动支支配尺侧屈腕肌(掌屈)、指深屈肌、蚓状肌、小指短屈肌(使第四、五指屈曲和部分第三指屈曲)、骨间肌(手指的分开与并拢)、拇收肌(内收拇指)。感觉支分布于手部尺侧 1 个半手指(小指、环指尺

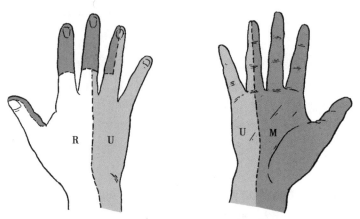

图 7-23　正中神经、尺神经和桡神经的感觉支在手部的分布
M:正中神经;U:尺神经;R:桡神经

侧)的掌面皮肤及 2 个半手指(小指、环指、中指尺侧)的背面皮肤(除外环指末节的桡侧及中指末节)(图 7-23)。

4. 桡神经(radial nerve)　主要由 C_7 神经根(部分由 C_5、C_6、C_8 和 T_1)组成的混合神经。运动支支配肱三头肌、肘肌(伸直前臂)、桡侧腕伸肌、尺侧腕伸肌(伸腕)、指总伸肌、拇长伸肌、拇短伸肌(伸指)、旋后肌(前臂旋后)、拇长展肌(拇指掌部外展)、肱桡肌(前臂屈曲)。感觉支分布于上臂后面的皮肤(臂后皮神经)、前臂背面的皮肤(前臂背侧皮神经)、手部桡侧 2 个半手指(拇指、示指、中指桡侧)的背面皮肤(除外末节)(图 7-23)。

5. 腋神经(axillary nerve)　由 C_5、C_6 神经根组成的混合神经。运动支支配三角肌(前臂外旋)、小圆肌(前臂外展)。感觉支分布于三角肌的皮肤。

(二)病损表现和定位诊断

对臂丛损伤定位,除了区分锁骨上或锁骨下损伤外,应进一步明确锁骨上的根或干损伤,以及锁骨下的束或支损伤。通常按上肢五大神经分类后进行组合诊断。

1. 臂丛神经根

(1)上臂丛:上臂丛包括 C_5~C_7 神经根,病损特点是上肢近端麻痹,手及手指功能保留。表现为上肢近端肌肉萎缩,以三角肌和肱二头肌最为明显;肩关节外展与外旋障碍,肘关节屈曲障碍,腕关节虽能屈伸但肌力减弱,前臂旋转亦有障碍,手指活动正常;上肢外侧皮肤感觉大部缺失,拇指感觉有减退。

(2)下臂丛:下臂丛包括 C_8 和 T_1 神经根,病损特点是手及手指功能障碍,而肩和肘关节活动正常。表现为手部肌肉萎缩,以骨间肌为著,呈爪形手,手和手指的功能严重障碍或丧失,掌指关节可伸直,屈腕障碍,肩、肘活动尚好;手部尺侧、上肢内侧皮肤感觉缺失;患侧常出现 Horner 征。

2. 臂丛神经干

(1)臂丛上干:C_5~C_6 神经根构成上干,上干损伤又称 Erb-Duchenne 瘫痪,表现为上肢近端瘫痪,上肢外侧感觉障碍,肱二头肌反射及桡骨膜反射减弱或消失,其临床症状及体征与上臂丛损伤相似。

(2)臂丛中干:C_7 神经根构成中干,其独立损伤极少见,仅造成 1~2 周左右的上肢伸肌群无力,无明显症状和体征。

(3)臂丛下干:C_8~T_1 神经根构成下干,下干损伤又称 Dejerine-klumpke 瘫痪,表现为上肢远端瘫痪,上肢内侧感觉障碍,其临床症状及体征与下臂丛损伤类同。

3. 神经束

（1）外侧束:损伤表现为肌皮神经及正中神经外侧根损害症状及体征。

（2）内侧束:损伤表现为尺神经及正中神经内侧根损害症状及体征,与臂丛下干损害类同。

（3）后束:损伤表现为腋神经及桡神经损害症状及体征。

4. 全臂丛　全臂丛神经损害很少见,表现为整个上肢呈下运动神经元性瘫痪,感觉缺失,自主神经障碍（皮肤温度低,肢体远端肿胀）,并出现 Horner 征,耸肩运动存在（斜方肌支配）,臂内侧近腋部感觉存在（肋间臂神经支配）;晚期肌肉显著萎缩,各关节因关节囊挛缩而致被动运动受限,尤以肩关节与指关节严重。

5. 五大神经

（1）肌皮神经

1）运动障碍:前臂外旋时不能屈肘,旋后无力,并逐渐发生肌萎缩。

2）感觉障碍:前臂外侧感觉消失。

3）反射缺失:肱二头肌腱反射消失。

在锁骨上窝损害时,与腋神经同时受损。在锁骨下窝损害时,同时有正中神经外侧根受损。

（2）正中神经

1）运动障碍:主要表现为握力和前臂旋前肌力减弱或丧失。①上臂受损致正中神经完全损伤时,前臂旋前不能,腕外展屈曲不能,拇指、示指、中指屈曲不能,握拳无力,拇指不能外展、对掌及屈曲。肌肉萎缩以大鱼际最明显,呈扁平状,拇指内收,呈"猿手样"（图 7-24）。②前臂中1/3 或下 1/3 损伤时,运动障碍仅限于拇指不能外展、屈曲和对掌。

2）感觉障碍:主要是桡侧的手掌及 3 个半手指（拇指、示指、中指、环指桡侧半）的掌面及末节背面感觉减退或消失（图 7-23）。正中神经损伤,特别是部分损伤时,常伴剧烈的灼性神经痛。

3）反射缺失:桡骨膜反射减弱或消失。

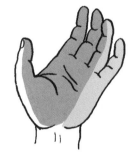

图 7-24　猿手样

4）自主神经障碍:较多见,表现为皮肤呈青紫色或苍白、干燥发冷,指甲无光泽、易断,汗分泌障碍,皮肤角化过度,毛发过多及溃疡等。

（3）尺神经

1）运动障碍:主要表现为手部小肌肉运动功能减退或丧失,影响手指精细动作。①上臂受损致尺神经完全损伤时,手掌屈曲力减弱、向桡侧偏斜;环指和小指屈曲力丧失,中指屈曲力减弱;手指不能分开与并拢（尤其环指和小指）;拇指外展位、不能内收;手指基底关节过伸,中、末指关节不能伸直呈屈曲位;手部肌肉萎缩,骨间肌、小鱼际肌高度萎缩,形成"爪形手"（图 7-25）。②前臂中 1/3 和下 1/3 受损时,仅见手部小肌肉麻痹。

2）感觉障碍:主要是尺侧的手掌及 1 个半指（小指、环指尺侧）,尺侧的手背及 2 个半指（小指、环指、中指尺侧）的皮肤感觉减退或缺失（除外环指末节的桡侧及中指末节）（图 7-23）。

3）自主神经障碍:小鱼际及小指的皮肤干燥、发冷及有时变色,小指指甲变脆及畸形,易因外伤产生顽固性溃疡,久治不愈。

（4）桡神经

1）运动障碍：典型症状是臂上举时垂腕（图 7-26），部位不同表现不同。①高位，即发出肱三头肌分支以上部位损伤致桡神经完全受损时，表现为上肢各伸肌完全瘫痪，肘、腕、掌指关节不能伸直；前臂伸直时不能旋后；因肱桡肌麻痹，前臂在旋前位时屈曲力减弱；因腕关节不能固定，而握力减退；拇指不能外展。②肱骨中 1/3，即发出肱三头肌分支以下受损时，肱三头肌功能保留。③肱骨下端或前臂上 1/3 受损时，肱桡肌、旋后肌、伸腕肌功能保留。④前臂中 1/3 以下受损时，仅伸指瘫痪。⑤接近腕关节处受损，由于各运动分支均已发出，可不产生桡神经损伤表现。

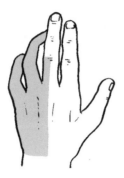

图 7-25　爪形手

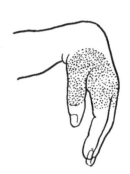

图 7-26　垂腕征

2）感觉障碍：依损伤部位而定，高位损伤时，感觉障碍累及上臂和前臂的背侧面，桡侧的手背及 2 个半手指（拇指、示指、中指桡侧，除外末节）；前臂上 1/3 以下受损时，仅桡侧的手背及 2 个半手指感觉减退或消失（除外末节）（图 7-23）。

3）反射缺失：肱三头肌反射及桡骨膜反射减弱或消失。

（5）腋神经

1）运动障碍：上臂向外平举不能；三角肌瘫痪，逐渐发生萎缩，肩部呈方形。

2）感觉障碍：上臂外侧皮肤感觉障碍。

3）反射缺失：三角肌反射减弱或消失。

三、胸神经病变的定位诊断

（一）解剖和生理

胸神经为混合神经，由 T_1~T_{12} 神经根组成，共有 12 对。除 T_1 的大部分参与颈丛、T_{12} 的小部分参与腰丛外，其余皆不成丛。胸神经出椎间孔后分为前支和后支。后支的运动纤维支配背部肌肉，感觉纤维分布于背部皮肤。前支为肋间神经，上 6 对肋间神经的运动纤维支配参与呼吸运动的胸廓肌肉（前锯肌、提肋肌、肋间肌、肋下肌和胸横肌），下 6 对肋间神经的运动纤维支配腹壁诸肌（腹直肌、腹斜肌和腹横肌）；肋间神经的感觉纤维分布于胸腹部的前面和外侧面的皮肤，也分布于胸膜和腹膜。

（二）病损表现和定位诊断

胸神经受损时所支配区域出现相应的运动障碍和感觉障碍。

1. 运动障碍　胸神经受损时运动障碍往往不甚显著。下 6 对肋间神经损害时，腹壁反射减弱或消失，腹壁肌肉不全麻痹。多数胸神经后支损害时，背部长肌肉（棘肌等）不全瘫痪，可出现脊柱前凸、躯干运动困难。

2. 感觉障碍 主要表现为肋间神经痛,可有感觉减弱或消失,呈环形(双侧的)或半环形(单侧的)分布;如脊神经节受损时,可能出现带状疱疹。

四、腰丛病变的定位诊断

腰丛由 T_{12} 前支的一部分、$L_1 \sim L_3$ 前支和 L_4 部分前支组成,位于腰大肌深面,腰椎横突之前。从腰丛发出的神经主要有股神经、闭孔神经、股外侧皮神经和生殖股神经(图7-27)。

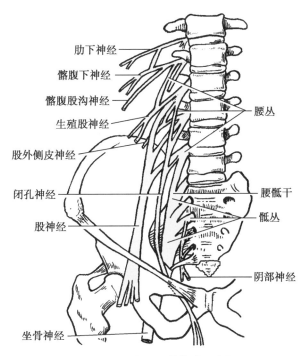

图 7-27 腰丛、骶丛构成示意图

（一）解剖和生理

1. 股神经(femoral nerve) 由 $L_2 \sim L_4$ 神经根组成,为混合神经,是腰丛中最大的一根神经。运动支支配髂腰肌、耻骨肌(屈髋、髋内收、内旋)、缝匠肌(屈髋和大腿外旋外展)、股四头肌(屈髋和伸小腿)。感觉支分布于大腿前面下 2/3 的皮肤(股前皮神经)和小腿前内侧面的皮肤及足内侧缘皮肤(隐神经)。

2. 闭孔神经(obturator nerve) 由 $L_2 \sim L_4$ 神经根组成,为混合神经。运动支支配大收肌、短收肌、长收肌、股薄肌和闭孔外肌(使大腿内收、外旋和屈曲)。感觉支分布于大腿内侧下 2/3 的皮肤。

3. 股外侧皮神经(lateral femoral cutaneous nerve) 由 $L_2 \sim L_3$ 神经根组成,为感觉神经,分布于大腿外侧面皮肤。

（二）病损表现和定位诊断

腰丛病变主要表现为股神经和闭孔神经的损害。

1. 股神经

（1）运动障碍:表现为大腿不能向腹部屈曲(屈髋无力),仰卧时不用手撑不能坐起,小腿伸直肌力减弱。患者步态特殊,患肢拖曳前行,上楼困难。

（2）感觉障碍:大腿前面下 2/3、小腿内侧面及足内侧缘感觉障碍。股神经损害(尤其是不全损伤)的主要表现是神经刺激症状,表现为烧灼样疼痛,伴局部压痛。令患者仰卧,竖直抬起患肢则疼痛加重,称为 Wasserman 征。

（3）反射缺失:膝腱反射消失。

2. 闭孔神经

（1）运动障碍:表现为大腿不能内收,患腿不能放在健腿上,腿外旋困难。

（2）感觉障碍:大腿内侧下 2/3 感觉减退,不全损害时可出现疼痛。

3. 股外侧皮神经 损伤时仅表现为大腿外侧面皮肤感觉障碍,主要是感觉异常,如"蚁走"感、"麻木"感、刺痛、烧灼痛,且感觉迟钝,偶有感觉过敏,称为股外侧皮神经炎,或称感觉异常性股痛症,也称罗特(Roth)病。

五、骶丛病变的定位诊断

骶丛主要由 L_4 前支的一部分、L_5、S_1、S_2 和 S_3 前支的一部分组成。骶丛位于骶骨及梨状肌前面,髂内动脉的后方,其分支分布于骨盆壁、臀部、会阴、股后部、小腿及足的肌群和皮肤。从骶丛发出的神经主要有坐骨神经、臀上神经、臀下神经和阴部神经,坐骨神经本干发出肌支支配大腿后群肌之后,分为胫神经和腓总神经 2 大终支(图 7-27)。

（一）解剖和生理

1. 坐骨神经(sciatic nerve) 由 $L_4 \sim S_3$ 神经根组成,为混合神经,是人体最粗最长的神经,经梨状肌下孔出骨盆,发出分支支配闭孔内肌、孖肌和股方肌(使大腿外旋);过坐骨结节与股骨大转子之间至大腿后面,在股二头肌深面下降达腘窝,在腘窝上角附近分为胫神经和腓总神经两终支。临床上,坐骨神经的各个压痛点以其走行的表面投影而选定,其疼痛的放射路径也与其走行大体相当。

2. 胫神经(tibial nerve) 是坐骨神经干的直接延续,为混合神经。运动支支配腓肠肌和比目鱼肌(提足跟、屈小腿)、蹞长和蹞短屈肌、趾长和趾短屈肌等(使足趾屈曲)、胫骨后肌(使足内翻)。感觉支分布于小腿后面、足和足趾的跖面及足趾末节的背面,足外侧缘。

3. 腓总神经(common peroneal nerve) 由坐骨神经发出,为混合神经,自腘窝上方下降至腘窝外侧,走向浅表,在腓骨小头下方分出腓深神经和腓浅神经。运动支支配足的伸肌(胫骨前肌)、趾的伸肌(趾长伸肌和蹞长伸肌),及使足外翻的肌肉(腓骨肌)。感觉支分布于小腿外侧的皮肤、足和足趾的背面。

4. 臀上神经(superior gluteal nerve) 由 $L_4 \sim S_1$ 神经根组成,为运动神经,支配臀中肌、臀小肌和阔筋膜张肌(使大腿外展)。

5. 臀下神经(inferior gluteal nerve) 由 $L_5 \sim S_2$ 神经根组成,为运动神经,支配臀大肌(使大腿向后伸展,当身体处于前倾位置时使躯干挺直)。

6. 阴部神经(pudendal nerve) 由 $S_2 \sim S_4$ 神经发出,主要包括肛神经,支配肛门外括约肌(括约肛门)、肛管下部及肛门周围皮肤;会阴神经,肌支分布至尿道外括约肌(控制排尿)、全部会阴肌(承托盆底),皮支分布于阴囊(或大阴唇)的皮肤;阴茎(或阴蒂)背神经,分布于阴茎(或阴蒂)的皮肤。

（二）病损表现和定位诊断

1. 坐骨神经

（1）运动障碍:除出现胫神经和腓总神经功能障碍外,大腿外旋能力减弱,小腿不能屈曲,行走时膝关节僵直,拖曳前行。

（2）感觉障碍:表现为沿坐骨神经走行的放射痛（臀部、大腿后面、小腿外侧面、足外侧缘）,呈持续性钝痛或灼性痛;拉塞格征（Lasègue sign）阳性;坐骨神经分布区内出现各种感觉减弱和消失。坐骨神经痛又分为根性和干性,其鉴别见表7-2。

表7-2　根性坐骨神经痛和干性坐骨神经痛的鉴别

	根性坐骨神经痛	干性坐骨神经痛
病变部位	多为一侧或双侧椎管内脊神经根处	多为一侧椎管外沿坐骨神经走行部
疼痛部位	自腰向一侧臀部、大腿后侧、小腿外侧直至足背外侧放射	腰痛不明显、臀部以下沿坐骨神经走行疼痛
压痛点	腰骶部、脊柱部有固定而明显的压痛、叩痛	坐骨孔上缘、坐骨结节与大转子之间、腘窝中央、腓骨小头下、外踝等有压痛
加重因素	腹压增加则疼痛加重	腹压增加对疼痛无影响
感觉障碍	小腿外侧及足背感觉减退	小腿外侧及足背感觉减退,较根性明显
腱反射	膝腱反射及跟腱反射减退或消失	跟腱反射减退或消失
肌肉检查	伸踇趾和屈踇趾肌力减弱,无萎缩	支配区肌肉松弛、无力、轻度萎缩
牵拉坐骨神经试验	克尼格征、拉塞格征、屈颈试验和颈静脉压迫试验均（+）	拉塞格征（+）,克尼格征、屈颈试验和颈静脉压迫试验均（-）
常见疾患	腰椎间盘突出、腰椎管狭窄、椎管内肿瘤、脊柱炎、脊柱裂（结核）等	盆腔出口狭窄、梨状肌综合征、骶髂关节炎、髋关节炎、臀部损伤等

（3）自主神经功能障碍:皮肤干燥水肿,足底皮肤过度角化,稍受外伤则难以治愈。

（4）反射缺失:跟腱反射减弱或消失。

2. 胫神经

（1）运动障碍:足和足趾不能跖屈,足内翻力弱,不能以足尖站立。由于小腿前外侧群肌过度牵拉,致使足呈背屈及外翻位,称为"钩状足"（图7-28）。

（2）感觉障碍:小腿后面、足和足趾的跖面及足趾末节的背面,足外侧缘的皮肤感觉减退或消失,且往往引起灼痛。由于腓总神经完好,深部感觉正常。

（3）自主神经障碍:小腿后肌群及足底肌群明显萎缩,血管运动、分泌及营养障碍。

（4）反射缺失:跟腱反射减弱或消失。

3. 腓总神经

（1）运动障碍:足和足趾不能背屈,不能用足跟站立,足下垂内翻,称为"马蹄内翻足"（图7-29）,行走时高举足,足尖先落地,呈跨阈步态。

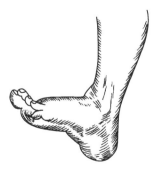

图7-28　钩状足

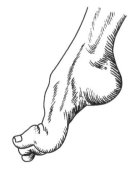

图7-29　马蹄内翻足

（2）感觉障碍：小腿外侧面及足背的皮肤感觉减退或消失。

4. 臀上神经 损伤时表现为运动障碍，大腿外展困难。如两侧臀上神经同时受损则行走不稳，呈"鸭步"步态。

5. 臀下神经 损伤时表现为运动障碍，大腿向后伸展困难，立位前倾时，躯干不能挺直，因而上楼梯、由坐位起立时困难。

6. 阴部神经 损伤时表现为尿便障碍、会阴部痛温觉障碍，伴有肛门反射的消失。

六、尾丛病变的定位诊断

（一）解剖和生理

尾丛主要由 S_5 和尾神经的干支构成，肌支分布至肛提肌（提肛），感觉支有 3~5 支细小的肛尾神经分布于尾骨区及肛周皮肤。

（二）病损表现和定位诊断

尾丛损伤主要表现为尾神经丛痛，临床上多见，尤其好发于臀部着地跌倒后。

不同神经损伤对应的特征性表现见表 7-3。

表 7-3 不同神经损伤对应的特征性表现

损伤的神经	正中神经	尺神经	桡神经	胫神经	腓总神经
特征性表现	猿手样	爪形手	垂腕征	钩状足	马蹄内翻足

🩺 病案分析

病案：李某，男，38 岁，羽毛球教练。主诉：腰部及右下肢疼痛 2 年，加重 2 周。患者 2 年前因训练过度，兼感受风寒，出现腰骶部及右下肢放射性疼痛，咳嗽、抬腿时疼痛加重。2 周前因去外地出差长时间驾车，即感腰痛加剧，并向右下肢大腿后侧、腘窝及小腿外侧放射，且腰部活动受限，坐卧不安，咳嗽、行走时痛甚。查体：腰部活动明显受限，臀、腘、踝点压痛明显，颈静脉压迫试验阳性，直腿抬高 30° 受限，右下肢膝腱反射、跟腱反射减弱。

分析：定位在坐骨神经（根性）。定位诊断思路：根据患者病史、症状和体征，首先考虑为坐骨神经病变；再根据腹压增加腰痛加剧，疼痛部位、压痛点、腱反射、体征，考虑为根性疼痛。定位诊断依据：①腰痛，并向右下肢大腿后侧、腘窝及小腿外侧放射。②查体：臀、腘、踝点压痛明显；颈静脉压迫试验阳性，直腿抬高 30° 受限，右下肢膝腱反射、跟腱反射减弱。③影响因素：腹压增加（咳嗽）时疼痛加重。

第三节 自主神经病变的定位诊断

周围神经按功能分为躯体神经和内脏神经，自主神经（autonomic nerve）是内脏神经中的运动传出神经，支配平滑肌、腺体、心脏和血管的活动，不受意识直接指挥，又称植物神经。自主神经系统是完整的神经系统中的一个重要组成部分，人体内环境在很大程度上受自主神经和内分泌腺体的综合调节。

一、自主神经的解剖和生理

自主神经分为中枢部分和周围部分。中枢自主神经存在于大脑皮质、下丘脑、脑干的核及脊髓各节段的侧角区;周围自主神经根据其解剖形态和生理功能,分为交感神经(sympathetic nerve)和副交感神经(parasympathetic nerve)。

（一）中枢自主神经

1. 大脑皮质　是自主神经的最高级中枢,对下丘脑、脑干及脊髓的自主神经功能起到调节作用。大脑皮质各区均有自主神经的代表区,如旁中央小叶与膀胱、肛门括约肌的调节有关,岛叶、边缘叶与内脏的活动有关,但各内脏在大脑皮质的代表区尚不完全清楚。

2. 下丘脑　是自主神经的皮质下中枢,位于丘脑腹侧,形成第三脑室的底及侧壁的一部分。从脑底面看,下丘脑前起自视交叉,后止于乳头体,其间包括视束、灰结节、漏斗;由前向后分成前区(视上部)、中区(结节部)和后区(乳头部)。前区是副交感神经代表区,后区是交感神经代表区。

下丘脑对自主神经的调节作用,部分通过神经支配途径,部分通过激素调节途径,即下丘脑-垂体系统。下丘脑调节体温、摄食、水和脂肪代谢、内分泌、睡眠和情绪反应等重要生理过程,其中,前区的视上核与水的代谢有关,室旁核与糖的代谢有关,视前核与体温调节有关;中区的神经核与性功能、摄食、脂肪代谢有关;后区的神经核与产热有关。

3. 脑干　脑干网状结构中的许多神经核团均参与调节各种生命活动。呼吸调节中枢位于脑桥和延髓,心血管运动中枢分布于下位脑干的网状结构,呕吐中枢位于延髓的外侧网状结构,吞咽及吸吮等内脏反射中枢分布于下位脑干。

4. 脊髓　脊髓内的交感神经中枢位于 $C_8 \sim L_2$ 脊髓节段的侧角,副交感神经中枢位于 $S_2 \sim S_4$ 脊髓节段的侧角。

（二）周围自主神经

交感神经和副交感神经均由两级神经元组成,即节前神经元和节后神经元。

1. 交感神经　交感神经的节前神经元位于 $C_8 \sim L_2$ 脊髓的侧角细胞,其轴突(节前纤维)随脊神经的前根离开脊髓并穿出椎间孔,与脊神经前根分离后经白交通支终止于交感神经节,在交感神经节换神经元(节后神经元)后,发出轴突(节后纤维)分布于所支配的内脏等处。交感神经节主要分为两种:

（1）椎旁节:共有 22~24 对,位于脊柱两旁,节间有神经纤维相连,构成交感神经干。交感神经干上自颅底起,下至尾椎止,位于脊柱的腹外侧,分为颈、胸、腰、骶四个节段,各段含有的神经节数目不同。①颈段:共有上、中、下三对交感神经节,即颈上节、颈中节及颈下节(颈下节往往与第1胸节合并形成星状神经节);分布于心脏、眼球(支配瞳孔散大肌、上睑板肌及眼眶肌)、头面部的皮肤及皮下组织(支配腮腺、舌下腺及颌下腺)等。②胸段:有10~12 对交感神经节,排列成行,比较整齐。由各节发出分支至胸神经。③腰段:有 3~4 对神经节,发出分支至腰神经并加入腹主动脉丛。④骶段:有 4~5 对神经节,发出分支至骶神经和尾神经。⑤尾段:只有 1 个单独的尾神经节,分布于尾神经。

（2）椎前节:位于腹腔和盆腔脊椎之前,为数不多,其中最大的有腹腔神经节、肠系膜上神经节及肠系膜下神经节。

2. 副交感神经　副交感神经的节前神经元位于脑干的中脑、延髓及 $S_2 \sim S_4$ 脊髓，节后神经元位于支配器官的壁内（壁内神经节）。副交感神经依据节前神经元的位置分为三组。

（1）中脑组：节前神经元位于动眼神经的 E-W 核内，其节前纤维随动眼神经终止于睫状神经节，更换神经元后其发出的节后纤维形成睫状短神经，分布于瞳孔括约肌和睫状肌。

（2）延髓组：节前神经元分别位于上涎核、下涎核、迷走神经背侧核。

上涎核发出的节前纤维，一部分与面神经的部分纤维构成鼓索神经至颌下神经节，更换神经元后发出的节后纤维终止于颌下腺及舌下腺；另一部分纤维经岩浅大神经至蝶腭神经节，更换神经元后发出节后纤维终止于泪腺。

下涎核发出的节前纤维经舌咽神经和岩浅小神经至耳神经节，更换神经元后发出节后纤维终止于腮腺。

迷走神经背侧核发出的节前纤维很长，经迷走神经到达胸腹腔内的器官（心、肺、气管、食管、胃及横结肠左曲以上的肠管等），在这些器官的终端神经节更换神经元，发出短的节后纤维支配这些器官。

（3）骶髓组：由 $S_2 \sim S_4$ 脊髓的侧角细胞发出的节前纤维，经盆腔神经、腹下下丛、腹下上丛，至结肠左曲以下的肠管、直肠、膀胱、生殖器官等的壁内神经节，更换神经元后发出节后纤维支配这些器官（图 7-30）。

（三）交感神经和副交感神经的区别

交感神经和副交感神经的区别在于：①交感神经由脊髓的 $C_8 \sim L_2$ 发出，又称胸腰神经系统；副交感神经由中脑和延髓的神经核、脊髓的 $S_2 \sim S_4$ 侧角细胞发出，又称脑骶神经系统。②交感神经节位于脊柱两旁（椎旁节）或脊柱前方（椎前节）；而副交感神经节位于脏器壁内（壁内神经节）或附近。③交感神经通常节前纤维短、节后纤维长；而副交感神经则相反，节前纤维长、节后纤维短。④交感神经传导冲动的介质为肾上腺素；而副交感神经传导冲动的介质为乙酰胆碱。⑤交感神经分布范围广泛，几乎支配所有器官和组织；而副交感神经分布范围较小，某些组织和器官没有，如多数血管的平滑肌、肾上腺、输尿管及毛囊的平滑肌等处。

（四）交感神经和副交感神经的生理功能

交感神经和副交感神经的生理功能相互拮抗（表 7-4）。总之，交感神经兴奋表现为机体

表 7-4　交感神经和副交感神经的生理功能

器官	交感神经	副交感神经
循环器官	心率加快，血压上升，腹腔内脏、皮肤以及分布于唾液腺与外生殖器官的血管收缩，脾被膜收缩，肌肉血管可收缩（肾上腺素能）或舒张（胆碱能）	心率减慢，血压降低，部分血管（如软脑膜动脉与分布于外生殖器的血管等）舒张
呼吸器官	支气管平滑肌舒张，黏液分泌减少	支气管平滑肌收缩，黏液分泌增加
消化器官	分泌黏稠唾液，口腔干燥，抑制胃肠运动，分泌物减少，使括约肌收缩，抑制胆囊活动	分泌稀薄唾液，呈水样，促进胃肠运动，分泌物增加，使括约肌舒张，促进胆囊收缩

续表

器官	交感神经	副交感神经
泌尿器官	使逼尿肌舒张和括约肌收缩，阻止排尿	使逼尿肌收缩和括约肌舒张，引起排尿
生殖器官	使怀孕子宫收缩，未孕子宫舒张；促进男性精囊腺和射精管平滑肌收缩，引起射精	使外生殖器的血管舒张，引起充血，阴茎（或阴蒂）勃起；促进男性前列腺和女性阴道腺的分泌活动
眼	使虹膜辐射肌收缩，瞳孔扩大；使上眼睑平滑肌收缩，眼裂增宽，眼球突出	使虹膜环形肌收缩，瞳孔缩小；促进泪腺分泌
皮肤	皮肤发白	皮肤发红
代谢	促进糖原分解，血糖升高；促进肾上腺髓质分泌	促进糖原生成；促进胰岛素和胰高血糖素分泌

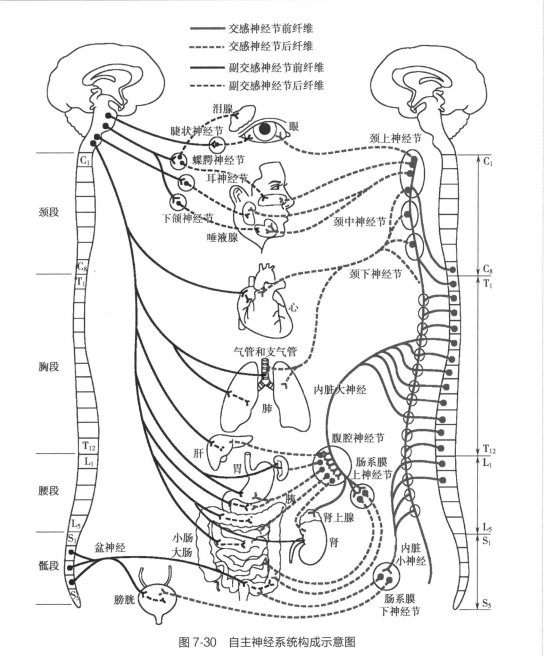

图 7-30　自主神经系统构成示意图

笔记栏

消耗增加,器官功能活动增加;副交感神经兴奋可抑制机体消耗,增加贮存,与交感神经兴奋作用相反,起拮抗作用,两者相互制约,从而维持和调节体内平衡,任何一方面太过或不足均可引起机体功能失调。因此,在大脑皮质和下丘脑影响下,自主神经的功能调节在维持机体的完整、协调中有着极其重要的意义。

二、自主神经病变的定位诊断

自主神经参与多种重要生命活动的调节,其功能异常可导致生命活动出现各种异常的表现,如排汗、排尿、排便、营养、循环等功能障碍。

（一）排汗障碍

控制汗腺的交感神经中枢在脊髓 $C_8 \sim L_2$ 的侧角,其分布与躯体感觉皮肤节段不同,$T_1 \sim T_2$ 支配头和颈部,$T_2 \sim T_6$ 支配上肢,$T_3 \sim T_{10}$ 支配躯干,$T_{10} \sim L_2$ 支配下肢,邻近节段之间相互重叠支配。汗腺的交感神经节后纤维为胆碱能纤维。

排汗障碍表现为排汗增多和排汗减少两种情况。

1. 排汗增多　根据病因不同,排汗增多可分为原发性多汗和继发性多汗,前者仅限于自主神经系统功能异常,后者则因脑、脊髓、周围神经或机体其他系统疾病引起,分述如下:

（1）原发性多汗症:患者在精神高度紧张、情绪异常激动的状况下,大脑皮质常促使下丘脑泌汗中枢兴奋,从而使躯体相应部位大量排汗。

（2）继发性多汗症:可因神经系统疾病或全身系统疾病所致。

1）神经系统疾病:表现为局限性多汗。神经系统病变累及大脑、脑干等关键部位时,可引起其支配部位神经性泌汗增多;周围神经或交感神经节后纤维受刺激时,则该神经支配的皮肤节段多汗。

2）全身系统疾病:表现为全身性多汗。常见于精神紧张、兴奋、恐怖等心理因素及发热时,也可见于高温环境、甲状腺功能亢进、休克等。

3）味觉性多汗:头部的自主神经损伤后,在组织修复过程中,如果交感神经和副交感神经发生解剖位置错误性再生,可导致在正常神经冲动下仅引起胃腺分泌的刺激,却同时引起再生部位的交感神经兴奋而泌汗过多,表现为单侧、局限性出汗,可见于腮腺术后耳颞神经损伤时。

2. 排汗减少或无汗　皮肤病变区域汗腺神经调节通路中任何部位的损害,均可导致患者不能感应正常人体可感应的出汗刺激,出现排汗减少或无汗。由于病损部位的不同,表现为全身性或局限性的少汗或无汗。

（1）全身性少汗或无汗:多为中枢性自主神经功能紊乱,如阿托品应用过量、迷走神经张力过高。也可见于代谢改变引起的自主神经调节紊乱,如中暑。

（2）局限性少汗或无汗:多为局部自主神经受损,根据其出现的部位和伴随症状,对神经定位诊断有一定帮助。引起局限性少汗或无汗的神经系统病变如下:

1）大脑半球或丘脑下部病变:可出现病灶对侧偏身型少汗或无汗,往往伴有运动障碍及感觉异常。

2）颈部交感神经损害:表现为对侧面部少汗或无汗、眼球内陷、瞳孔缩小、眼睑下垂,为颈髓至中脑部交感神经通路中任何部位损伤所出现的临床表现,又称 Horner 征。

3）脊髓病变:脊髓空洞症,表现为相应节段交感神经支配的皮肤区域出现少汗,并伴有节段性分离性感觉障碍、节段性肌无力和肌肉萎缩等表现;脊髓横贯性损害,表现为病变平面以下躯体完全无汗,同时有病变平面以下运动和感觉功能的障碍。

4）周围神经病变:表现为神经支配区域皮肤无汗或少汗,即使用发汗试验也不能使其出汗。多发性神经病患者表现为四肢远端对称性出汗减少或无汗,一般伴有感觉障碍、皮肤营养代谢障碍,如皮肤变薄、皮肤温度改变等表现。

（二）排尿障碍

排尿冲动来自膀胱壁的压力感受器,当贮有一定量的尿液（200~300ml）时,感觉纤维将冲动传入脊髓排尿中枢（$S_2 \sim S_4$）,经后索入脑,经脑干的薄束核、丘脑,至排尿的高级中枢（旁中央小叶）,产生尿意;然后旁中央小叶发出兴奋至 $S_2 \sim S_4$,通过传出神经使膀胱逼尿肌收缩、括约肌松弛而排尿。排尿冲动也可因中枢抑制而不排尿,但当膀胱完全充满（一般成人在 500ml 以上）时,则可引起难以控制的排尿感。

神经系统病变引起的排尿障碍称为神经源性膀胱,神经系统中不同部位损害可引起不同类型的膀胱功能障碍。

1. 骶髓排尿反射弧损害　骶髓排尿反射弧中传入路径、脊髓排尿反射中枢、传出路径受损分别引起感觉障碍性膀胱、自主性膀胱、运动障碍性膀胱。

（1）感觉障碍性膀胱:多由于骶神经后根病变,导致脊髓排尿反射弧的传入路径受损而发生排尿障碍。由于膀胱感觉丧失,患者感觉不到尿意。早期表现为膀胱容量增大（500~600ml,或 600~1 000ml）,但无膨胀感,排尿困难,不能完全排空,残余尿 400~1 000ml。晚期表现为尿潴留或充盈性尿失禁,即尿液充盈至一定程度后出现尿失禁或滴尿。感觉障碍性膀胱也见于脊髓后索病变。膀胱感觉丧失,患者感觉不到尿意。

（2）自主性膀胱:多由于脊髓圆锥病变,导致脊髓排尿反射中枢（$S_2 \sim S_4$）受损而发生排尿障碍。膀胱由于完全脱离感觉和运动神经支配而成为自主器官,又称自律性膀胱。少数患者因为逼尿肌与括约肌松弛无力,尿液进入膀胱后便可滴出,谓之真性尿失禁。多数患者经过一段时间之后,膀胱壁的神经丛开始恢复功能,膀胱颈部肌肉张力较高,膀胱有尿液充盈（容量约 300~400ml）,充满后逼尿肌收缩,可以排尿,但排尿困难,不能完全排空,残余尿 100ml 以上;后期出现尿潴留或充盈性尿失禁。自主性膀胱也见于马尾或盆神经损伤。

（3）运动障碍性膀胱:多由于骶髓前角或前根病变,导致脊髓排尿反射弧的传出路径障碍所致。膀胱冷热感和膨胀感正常,尿意存在。早期表现为膀胱容量增大（400~500ml）伴膨胀感,膨胀严重时有疼痛感,排尿困难,膀胱不能完全排空,残余尿 150~600ml;晚期表现为尿潴留或充盈性尿失禁。

2. 骶髓以上的脊髓横贯性损害　骶髓以上的脊髓横贯性损害时,由于脊髓排尿反射中枢与大脑的联系中断而产生排尿障碍。如为急性病变,临床上常需经过三个阶段:

（1）无张力性膀胱:早期处于脊髓休克状态,膀胱肌肉松弛,膀胱胀满感消失,容量增大,排尿及排空困难,常有大量残余尿,严重者呈尿潴留。

（2）自主性膀胱:约 3~4 周后,脊髓排尿反射虽未恢复,但膀胱壁神经丛的功能开始恢复,出现自主性膀胱。

（3）反射性膀胱：经过时间不定,骶髓排尿反射弧的功能恢复,排尿完全由骶髓排尿中枢控制,又称自动性膀胱。由于从皮质排尿中枢发出至骶髓的神经纤维紧靠锥体束,所以当两侧锥体束病变时,不仅丧失了控制尿道外括约肌的能力,同时引起排尿过程所需的牵张反射亢进。表现为膀胱充盈未达200～300ml时,便可引起反射性排尿,膀胱容量一般小于或接近正常;同时由于括约肌痉挛,每次排尿不能排空,出现尿频、尿急或间歇性尿失禁,并有残余尿100ml以内。

3. 大脑皮质排尿中枢或其传导束的损害 由于脊髓排尿中枢受双侧皮质的支配,故一侧半球或锥体束的损害对膀胱功能不产生严重影响。当两侧半球或一侧优势半球的旁中央小叶或双侧锥体束不全损害时,由于高级中枢对脊髓排尿中枢的抑制作用减弱,出现排尿过程所需的牵张反射增强。表现为患者在排尿时有迫不及待的感觉,膀胱储尿一旦产生尿意就要排出,引起尿急、尿失禁,膀胱容量小于正常,无残余尿。由于随意肌收缩无力,不能控制排尿,故称为无抑制性膀胱。

如果患者意识不清,排尿可失去意识控制或出现尿潴留,但膀胱功能接近正常。

（三）排便障碍

排便冲动来自直肠内的感受器,粪便刺激直肠壁的感受器,其冲动经传入神经至脊髓排便中枢（$S_2 \sim S_4$）,换神经元后经脊髓丘脑束上行至丘脑及排便的高级中枢（旁中央小叶）,产生便意,然后旁中央小叶发出兴奋至$S_2 \sim S_4$,通过传出神经使直肠收缩,肛门内、外括约肌扩张,同时腹肌和膈肌主动收缩,使腹压升高引起排便。

当圆锥以上的脊髓受损时,由于脊髓排便中枢失去了锥体束的控制,即外括约肌管理排便的功能,以及腹肌、膈肌的辅助排便功能均丧失,仅有脊髓的排便反射存在,但这种排便的力量很小,所以不能排空,如果直肠便干则便秘,如果便稀则失禁。

（四）营养障碍

中枢自主神经和周围自主神经的病变均可导致神经营养受损,引起皮肤、皮下组织、骨骼肌等营养障碍,产生相应的临床表现。

1. 压疮 中枢自主神经病变时,病变对侧肢体红晕反应减轻。周围自主神经病变时,同侧病变水平以下的红晕反应可消失。由于这种调节反应减弱和消失,容易引起皮肤营养不良。在神经系统病变时瘫痪侧肢体、躯干的骨性突起部位皮肤营养不良,易于受压,使皮肤出现红晕、水疱,继之糜烂、坏死及溃疡,从而产生压疮。

2. 溃疡 神经系统疾病可造成足底特别是足跟和足趾,以及平卧位时的臀、肘等部位神经发生血液循环障碍,易于损伤并发生溃疡。表现为皮肤充血、组织间液增多,继之产生水疱,皮肤破溃后不易修复而发生溃疡,并常继发感染。

3. 面部偏侧萎缩症 面部偏侧萎缩症（facial hemiatrophy）为一种少见的单侧面部组织的营养障碍性疾病,与自主神经的中枢性和周围性损伤有关。表现为病侧面部皮肤及皮下组织进行性萎缩,严重者可累及骨骼和大脑半球。可见病侧面部缩小、眼球凹陷、面部明显不对称,病侧皮肤变薄、皱褶、失去色泽或有异常色素沉着,常伴脱发、泌汗增加或无汗。

（五）循环障碍

心脏血管的功能活动是在大脑岛叶皮质、下丘脑、脑干及脊髓完整的自主神经系统调控下完成的,其中下丘脑是主要的调节中枢,其接受大脑皮质的冲动,将冲动传递到脑干心血管调节的低级中枢,再通过周围神经的效应而达到对心血管运动的调控。当这些部位发生病变时,可出现以下表现:

1. 血压升高　完全由于自主神经功能紊乱导致的血压异常,为神经源性血压紊乱。延髓的心血管运动中枢功能正常时,若机体出现缺血、缺氧,则其通过交感神经兴奋使血压升高,从而改善延髓缺血状态。而自主神经任何部位损伤时,延髓的心血管运动中枢不能通过交感神经调节血压,可出现血压增高。可见于脑出血、脊髓高位损伤等。

2. 血压降低　由自主神经功能衰竭所致的原发性直立性低血压,又称夏-德综合征(Shy-Drager syndrome)。其病变累及胸腰髓侧角、黑质、苍白球、壳核、小脑、下橄榄核、背侧迷走神经核等。表现为体位性低血压、尿失禁或尿潴留、腹泻或便秘、阳痿、少汗,震颤麻痹,共济失调,吞咽困难等。

3. 周围血管舒缩功能障碍

(1) 动脉痉挛性紊乱

1) 雷诺病(Raynaud disease):一种由周围血管交感神经功能紊乱引起的远端小动脉痉挛性疾病。表现为四肢远端(手指为主)对称性、发作性的皮肤苍白、发绀、继之变红,伴发热及局部疼痛。反复发作后血管壁结构破坏,造成局部营养障碍,皮肤溃疡和坏死。局部低温可诱发,温度升高后能缓解。

2) 肢端发绀(acrocyanosis):又称为手足发绀。交感神经兴奋性增高致小动脉痉挛引起肢端发绀,又称原发性肢端发绀症。表现为手指或足趾遇寒冷刺激时出现发绀,但疼痛及麻木症状不明显,温暖环境中症状可缓解,但不能完全消失。患者手指比足趾更易发生肢端发绀,但无缺血性坏死。症状可在精神紧张、情绪激动时加重。

(2) 动脉扩张性紊乱:如红斑性肢痛症(erythromelalgia),本病可能由于自主神经功能紊乱,使末梢血管运动性功能失调,而致手、足的小动脉过度扩张,局部充血。其特点为肢端(特别是双足)对称性烧灼痛,呈发作性,伴有局部皮肤温度增高,皮肤潮红,血管扩张,而足背血管无变化,温度降低可使疼痛缓解。

(六) 神经血管性水肿

亦称急性神经血管性水肿(acute angioneurotic edema),是指发作性的皮肤或黏膜的局限性水肿,不伴痛、痒等感觉症状及皮肤颜色改变。体表皮肤病变表现为皮肤及皮下组织增厚,边界不清,压之较硬,但无指压痕;皮肤色泽及温度正常,除了有些肿胀或热感外,一般无疼痛和痒等感觉异常;发作时间较长者,其局部可出现毛发脱落。

学习小结

1. 学习内容

周围神经系统病变的定位诊断	脑神经	嗅神经	解剖和生理	病损和定位	嗅觉减退;嗅觉过敏;幻嗅

周围神经系统病变的定位诊断	脑神经	嗅神经	解剖和生理	病损和定位
		嗅神经		嗅觉减退;嗅觉过敏;幻嗅
		视神经		视力障碍;视野缺损;眼底改变
		动眼、滑车、展神经		眼球运动神经损害(动眼、滑车、展神经);眼球协同运动障碍;瞳孔改变
		三叉神经		核上性;核性;核下性
		面神经		中枢性;周围性
		前庭蜗神经		蜗神经(感觉神经性耳聋;耳鸣);前庭神经(颅内段及以上;颅外段)
		舌咽神经		核上性;核及核下性;舌咽神经痛
		迷走神经		核上性;核及核下性
		副神经		核上性;核及核下性
		舌下神经		核上性;核及核下性
	脊神经	颈丛	解剖和生理	病损和定位	
		臂丛		臂丛神经根;臂丛神经干;神经束;全臂丛;五大神经(肌皮神经、正中神经、尺神经、桡神经、腋神经)
		胸神经		
		腰丛		股神经;闭孔神经;股外侧皮神经
		骶丛		坐骨神经;胫神经;腓总神经;臀上神经;臀下神经;阴部神经
		尾丛		
	自主神经		解剖和生理	病损和定位	排汗障碍;排尿障碍;排便障碍;营养障碍;循环障碍;神经血管性水肿

2. 学习方法

　　周围神经的学习首先要熟悉周围神经的解剖和生理,在此基础上掌握不同周围神经损害的临床表现,遵循从症状→体征→定位的诊断过程,脑神经病变定位常从核上性、核性及核下性三个层次进行诊断,脊神经病变常从周围神经(如尺神经、坐骨神经)定位。

(古　联　高燕鲁　张晓明)

ER-7-3

扫一扫
测一测

180

复习思考题

1. 试述臂丛神经的解剖结构。
2. 试述正中神经损伤的病损表现。
3. 根性坐骨神经痛和干性坐骨神经痛如何鉴别？

◆◇◆ 中英文名词对照索引 ◆◇◆

A

埃丁格-韦斯特法尔核　Edinger-Westphal nucleus, E-W
　核　147
奥本海姆征　Oppenheim　48

B

巴宾斯基征　Babinski sign　45
贝内迪克特综合征　Benedikt syndrome　105
背侧丘脑　dorsal thalamus　93
比弗征　Beevor sign　115
闭孔神经　obturator nerve　169
闭锁综合征　locked-in syndrome　106
臂丛　brachial plexus　165
边缘叶　limbic lobe　83
髌阵挛　patellar clonus　46
病觉缺失　anosognosia　89
病史采集　history taking　30
不自主运动　involuntary movement　27
布朗-塞卡综合征　Brown-Sequard syndrome　74,118
布鲁津斯基征　Brudzinski sign　48,124
布罗卡区　Broca's area　10
步态失用　gait apraxia　13
步态异常　abnormal gait　25

C

苍白球　globus pallidus　85
侧副沟　collateral sulcus　83
侧脑室　lateral ventricle　121
查多克征　Chaddock sign　48
痴呆　dementia　9
弛缓性构音障碍　flaccid dysarthria　11
持续性植物状态　persistent vegetative state　7
尺神经　ulnar nerve　165

齿状回　dentate gyrus　83
抽动症　tic　28
触觉失认　tactile agnosia　13
穿衣失用　dressing apraxia　13
传导性耳聋　conductive deafness　17
传导性失语　conduction aphasia　10
重复神经刺激　repetitive nerve stimulation, RNS　60
磁共振成像　magnetic resonance imaging, MRI　57
磁共振血管成像　magnetic resonance angiography, MRA
　58

D

大脑半球　cerebral hemisphere　81
大脑横裂　cerebral transverse fissure　81
大脑镰　cerebral falx　123
大脑纵裂　cerebral longitudinal fissure　81
单瘫　monoplegia　20
岛叶　insular lobe　91
德热里纳综合征　Dejerine syndrome　108
底丘脑　subthalamus　93
骶神经　sacral nerve　163
第三脑室　third ventricle　121
第四脑室　fourth ventricle　121
顶盖脊髓束　tectospinal tract　104
顶叶　parietal lobe　88
动眼神经　oculomotor nerve　147
动作性震颤　kinetic tremor　28
豆状核　lentiform nucleus　85
短潜伏期体感诱发电位　short-latency somatosensory
　evoked potential, SLSEP　8

E

额上回　superior frontal gyrus　82
额下回　inferior frontal gyrus　82

额叶　frontal lobe　87

额中回　middle frontal gyrus　82

耳大神经　great auricular nerve　164

耳聋　deafness　17

耳鸣　tinnitus　17

F

腓总神经　common peroneal nerve　170

辐射冠　corona radiata　84

福维尔综合征　Foville syndrome　106

复视　diplopia　15

副交感神经　parasympathetic nerve　173

副神经　accessory nerve　161

G

感觉　sense　21

感觉倒错　dysesthesia　22

感觉过度　hyperpathia　22

感觉过敏　hyperesthesia　22

感觉减退　hypesthesia　22

感觉缺失　anesthesia　22

感觉神经传导速度　sensory nerve conduction velocity, SNCV　59

感觉神经性耳聋　sensorineural deafness　17

感觉性共济失调　sensory ataxia　25

感觉性失语　sensory aphasia　10

感觉异常　paresthesia　22

感觉障碍　sensory disorder　21

戈登征　Gordon sign　48

格拉斯哥昏迷评分　Glasgow coma scale, GCS　52

格斯特曼综合征　Gerstmann syndrome　89

膈神经　phrenic nerve　164

个人史　personal history　31

跟-膝-胫试验　heel-knee-shin test　42

共济失调　ataxia　24

共济失调性构音障碍　ataxic dysarthria　12

贡达征　Gonda sign　78

钩　uncus　83

构音障碍　dysarthria　11

股神经　femoral nerve　169

股外侧皮神经　lateral femoral cutaneous nerve　169

骨导　bone conduction, BC　37

观念性失用　ideational apraxia　12

观念运动性失用　ideomotor apraxia　12

H

海马　hippocampus　83

海马结构　hippocampal formation　83

海马旁回　parahippocampal gyrus　83

亨特综合征　Hunt syndrome　154

红斑性肢痛症　erythromelalgia　179

红核脊髓束　rubrospinal tract　104

后丘脑　metathalamus　93

滑车神经　trochlear nerve　148

踝阵挛　ankle clonus　47

昏迷　coma　7

昏睡　sopor　6

混合性耳聋　mixed deafness　17

混合性构音障碍　mixed dysarthria　12

霍夫曼征　Hoffmann sign　47

霍纳综合征　Horner syndrome　107

J

肌电图　electromyography, EMG　59

肌皮神经　musculocutaneous nerve　165

肌张力障碍　dystonia　28

基底核　basal nucleus　91

基底神经节　basal ganglia　91

急性神经血管性水肿　acute angioneurotic edema　179

脊神经　spinal nerve　142, 163

脊髓　spinal cord　109

脊髓丘脑束　spinothalamic tract　104

脊髓小脑后束　posterior spinocerebellar tract　104

脊髓小脑前束　anterior spinocerebellar tract　104

脊髓血管病　vascular diseases of the spinal cord　139

脊髓蛛网膜　spinal arachnoid mater　123

计算机体层成像　computed tomography, CT　56

既往史　past history　31

家族史　family history　31

间脑　diencephalon　93

简易精神状态检查量表　mini-mental state examination, MMSE　53

交叉瘫　crossed hemiplegia　21

交感神经　sympathetic nerve　173

角回　angular gyrus　82

结构性失用　constructional apraxia　12

睫脊反射　ciliospinal reflex　55

截瘫　paraplegia　21

经颅多普勒超声　transcranial Doppler, TCD　60

经皮质感觉性失语　transcortical sensory aphasia　10

经皮质运动性失语　transcortical motor aphasia　10

颈丛　cervical plexus　164

颈横神经　transverse nerve of neck　164

颈强直　cervical rigidity　48

颈神经　cervical nerve　163

胫神经　tibial nerve　170

痉挛性构音障碍　spasmodic dysphonia　11

静止性震颤　static tremor　27

距状沟　calcarine sulcus　82

K

壳　putamen　85

克罗伊茨费尔特-雅各布病　Creutzfeldt-jakob disease, CJD　59

克尼格征　Kernig sign　48,124

扣带回　cingulate gyrus　83

库斯莫尔呼吸　Kussmaul respiration　55

L

拉塞格征　Lasègue sign　171

兰伯特-伊顿综合征　Lambert-Eaton syndrome　60

雷蒙-塞斯唐综合征　Raymond-Cestan syndrome　106

雷诺病　Raynaud disease　179

连合纤维　commissural fiber　84

联络纤维　association fiber　84

流利性失语　fluent aphasia　10

龙贝格征　Romberg sign　43

罗索利莫征　Rossolimo sign　47

M

弥散加权成像　diffusion weighted imaging, DWI　58

迷走神经　vagus nerve　160

米亚尔-居布勒综合征　Millard-Gubler syndrome　105

面部偏侧萎缩症　facial hemiatrophy　178

面神经　facial nerve　153

面瘫　facial palsy　16

命名性失语　nominal aphasia, anomic aphasia　10

N

脑电图　electroencephalography, EEG　58

脑干　brain stem　99

脑干听觉诱发电位　brainstem auditory evoked potential, BAEP　60

脑脊液　cerebrospinal fluid, CSF　61

脑膜刺激征　meningeal irritation sign　124

脑桥　pons　105

脑神经　cranial nerve　142

脑死亡　brain death　7

脑蛛网膜　cerebral arachnoid mater　123

内侧丘系　medial lemniscus　99

内侧丘系交叉　decussation of medial lemniscus　104

内侧膝状体　medial geniculate body　94

内侧纵束　medial longitudinal fasciculus　105

内囊　internal capsule　91

颞叶　temporal lobe　89

P

帕里诺综合征　Parinaud syndrome　96,105

旁中央小叶　paracentral lobule　82

皮质脊髓束　corticospinal tract　65

皮质脑干束　corticobulbar tract　65

偏侧投掷症　hemiballismus　28

偏盲　hemianopsia　15

偏瘫　hemiplegia　21

屏状核　claustrum　85

普谢普征　Pussep sign　78

Q

气导　air conduction, AC　37

牵张反射　stretch reflex　75

前庭神经　vestibular nerve　156

前庭蜗神经　vestibulocochlear nerve　155

前庭性共济失调　vestibular ataxia　25

轻度认知障碍　mild cognitive impairment　8

躯体感觉诱发电位　somatosensory evoked potential, SEP　60

去皮质综合征　decorticate syndrome　7

全盲　total blindness　15

R

桡神经　radial nerve　166

认知　cognition　8

认知障碍　cognitive disorder　8

软脊膜　spinal pia mater　124

软膜　pia mater　123

软脑膜　cerebral pia mater　124

S

三叉丘系　trigeminal lemniscus　104

三叉神经　trigeminal nerve　151

上丘脑　epithalamus　93,95

上运动神经元　upper motor neuron　64

舌回　lingual gyrus　83

舌下神经　hypoglossal nerve　162

舌咽神经　glossopharyngeal nerve　158

神经传导速度　nerve conduction velocity,NCV　59

失读　alexia　10

失认　agnosia　13

失写　agraphia　10

失用　apraxia　12

失语　aphasia　9

事件相关电位　event-related potential,ERP　60

视觉失认　visual agnosia　13

视觉诱发电位　visual evoked potential,VEP　60

视乳头水肿　papilledema　35

视神经　optic nerve　145

视神经萎缩　optic atrophy　35

视野缺损　visual field defect　14

嗜睡　somnolence　6

手足徐动症　athetosis　28

数字减影血管造影　digital substraction angiography,DSA　58

四肢瘫痪　quadriplegia　21

锁骨上神经　supraclavicular nerve　164

T

疼痛　pain　22

体象障碍　body image disturbance　14

听觉过敏　hyperacusis　17

听觉失认　auditory agnosia　13

听觉障碍　impairment of hearing　17

头眼反射　oculocephalogyric reflex　55

投射纤维　projection fiber　84

吞咽困难　dysphagia　19

臀上神经　superior gluteal nerve　170

臀下神经　inferior gluteal nerve　170

托德瘫痪　Todd paralysis　68

W

瓦伦贝格综合征　Wallenberg syndrome　107

外侧丘系　lateral lemniscus　104

外侧膝状体　lateral geniculate body　94

完全性失语　global aphasia　11

网状结构　reticular formation　105

微意识状态　minimally conscious state　7

韦伯综合征　Weber syndrome　68,105

韦尼克区　Wernicke's area　10

尾神经　coccygeal nerve　163

尾状核　caudate nucleus　84

纹状体　corpus striatum　84

蜗神经　cochlear nerve　156

无动性缄默症　akinetic mutism　7

舞蹈症　chorea　28

X

下丘脑　hypothalamus　93

下运动神经元　lower motor neuron　66

夏-德综合征　Shy-Drager syndrome　179

现病史　history of present illness　30

象限盲　quadrantanopsia　15

小脑　cerebellum　97

小脑幕　tentorium of cerebellum　123

小脑性共济失调　cerebellar ataxia　25

楔叶　cuneus　83

醒状昏迷　coma vigil　7

杏仁核　amygdala　85

胸神经　thoracic nerve　163

嗅神经　olfactory nerve　144

眩晕　vertigo　18

Y

延髓　medulla oblongata　105

言语失用　apraxia of speech　13

眼前庭反射　oculovestibular reflex　55

腰神经　lumbar nerve　163

液体抑制反转恢复序列　fluid attenuated inversion recovery sequence,FLAIR sequence　58

腋神经　axillary nerve　166

一般项目　general data　30

一个半综合征　one and a half syndrome　150

意识　consciousness　6

意识模糊　confusion　7

意识障碍　disturbance of consciousness　6

意向性震颤　intention tremor　28

阴部神经　pudendal nerve　170

硬脊膜　spinal dura mater　123

硬膜　dura mater　123

硬脑膜　cerebral dura mater　123

硬脑膜窦　sinus of dura mater　123

缘上回　supramarginal gyrus　82

运动过多性构音障碍　hyperkinetic dysarthria　12

运动过少性构音障碍　hypokinetic dysarthria　11

运动神经传导速度　motor nerve conduction velocity,
　MNCV　59

运动性失语　motor aphasia　10

运动诱发电位　motor evoked potential,MEP　60

Z

谵妄　delirium　7

展神经　abducent nerve　148

枕小神经　lesser occipital nerve　164

枕叶　occipital lobe　90

震颤　tremor　27

正中神经　median nerve　165

肢端发绀　acrocyanosis　179

肢体瘫痪　paralysis　20

肢体运动性失用　limb kinctic apraxia　12

植物状态　vegetative state　7

指鼻试验　finger-to-nose test　42

中脑　mesencephalon　105

中枢神经系统　central nervous system,CNS　81

中枢性面瘫　central facial palsy　16

中央后回　postcentral gyrus　82

中央前回　precentral gyrus　82

周围神经　peripheral nerve　142

周围性面瘫　peripheral facial palsy　16

蛛网膜　arachnoid　123

蛛网膜下腔　subarachnoid space　123

主诉　chief complaint　30

抓握反射　grasp reflex　78

锥体束　pyramidal tract　104

锥体外系　extrapyramidal system　66

锥体系统　pyramidal system　64

姿势性震颤　postural tremor　28

自主神经　autonomic nerve　172

坐骨神经　sciatic nerve　170

◇◇◇ 主要参考书目 ◇◇◇

1. 张云云. 神经定位诊断学[M]. 2 版. 北京:人民卫生出版社,2018.

2. 吴江,贾建平. 神经病学[M]. 3 版. 北京:人民卫生出版社,2015.

3. 贾建平,陈生弟. 神经病学[M]. 8 版. 北京:人民卫生出版社,2018.

4. 孙红梅,申国明. 神经解剖学[M]. 北京:人民卫生出版社,2016.

5. 孙忠人. 神经定位诊断学[M]. 北京:中国中医出版社,2017.

6. 白人驹,张雪林. 医学影像诊断学[M]. 3 版. 北京:人民卫生出版社,2010.

7. 丁文龙,刘学政. 系统解剖学[M]. 9 版. 北京:人民卫生出版社,2018.

8. 章翔,易声禹. 现代神经系统疾病定位诊断学[M]. 2 版. 北京:人民军医出版社,2008.

9. 饶明俐. 中国脑血管病防治指南[M]. 北京:人民卫生出版社,2007.

10. 张葆樽,安得仲. 神经系统疾病定位诊断[M]. 3 版. 北京:人民卫生出版社,2006.

11. 毛永军. 图解临床神经解剖、生理与定位诊断[M]. 呼和浩特:内蒙古人民出版社,2014.

12. 朱长庚. 神经解剖学[M]. 2 版. 北京:人民卫生出版社,2009.

13. 贝尔,佛罗切尔. 神经系统疾病定位诊断学:解剖、生理、临床[M]. 刘宗惠,徐霓霓,译. 3 版. 北京:海洋出版社,
2021.

14. STEPHEN L. HAUSER. 哈里森神经内科学[M]. 王拥军,主译. 北京:科学出版社,2022.

复习思考题
答案要点

模拟试卷